작업치료에 대한 문서화된 매뉴얼

SOAP 노트 작성하기

개정 4판

양 영 애 외 옮김

FOURTH EDITION

Documentation Manual for Occupational Therapy Writing SOAP Notes

Crystal A. Gateley
Sherry Borcherding

영 문 출 판 사

■ **옮긴이** (가나다 순)

김시은 동주대학교 작업치료과 겸임교수
김영아 인제대학교 작업치료학과 외래교수
김한나 Song아동발달센터
백지수 부산대학교 의학연구원
양영애 인제대학교 작업치료학과 교수
이륜재 대구보건대학교병원 작업치료사
이민영 정읍아산병원 작업치료사
이예진 좋은애인병원 작업치료사
이혜진 춘해보건대학교 작업치료과 교수
장하리 인제대학교 일반대학원 작업치료학과
전 영 유원대학교 작업치료학과 외래교수
최현세 분당서울대병원 작업치료사

Documentation Manual for Occupational Therapy Writing SOAP Notes **4ed**
by Crystal A. Gateley and Sherry Borcherding
The Original English language work has been published by The SLACK, INC. Thorofare, New Jersey, U.S.A.

작업치료에 대한 문서화된 매뉴얼
SOAP 노트 작성하기(개정 4판)

2019년 10월 08일 초판인쇄
2019년 10월 15일 초판발행

지은이 : Crystal A. Gateley & Sherry Borcherding
옮긴이 : 양영애 외
발행인 : 박병조
발행처 : 도서출판 영문출판사
등 록 : 1987년 12월21일 제2-419호
주 소 : 서울시 강남구 삼성동 69-1
전 화 : (02) 514-5590, 776-5590
팩 스 : (02) 756-8943
홈페이지 : www.ymsbook.net
E-mail : yeongmunsa@empas.com
정 가 : 25,000원
ISBN 978-89-7224-459-2 93510

※ 파본은 교환해 드립니다.

헌 정 사

이 책은 제가 훌륭하고 보람 있는 경험을 가르치는, 과거, 현재, 그리고 미래의 모든 학생들을 위한 것입니다. 이 책이 독자 분의 클라이언트들에게 친절한 보살핌을 제공하고 작업치료사의 혜택을 전달하기 위해 노력할 수 있는 최선의 노력이 되었으면 합니다.

Crystal A. Gateley, PhD, OTR/L

이 책은 작업치료에 관해 제게 많은 것을 알려준 학생들, 학부, 분야의 종사자들, 그리고 집안 가풍에 따라 작업치료에 종사하고 있는 제 손자 Jan에게 바칩니다.

Sherry Borcherding, MA, OTR/L

목 차

감사의 글

나는 Sherry Borcherding 가 지난 20년간 학생으로서 지지와 격려를 받는 방법을 가르쳐 준 것에 대해 감사한다. 그리고 나는 이 프로젝트에 대한 신뢰를 저버리지 않았다. 나는 또한 Brien Cummings와 나를 개정 과정을 통해 Sherry와 나를 지지하는 SLACK사의 직원들에게 감사한다.

나는 미주리(Missouri)대학의 모든 부서 동료들의 지지를 받아 준 것에 대해 감사한다. 교직원들과 교직원들이 필요할 때 추가적인 책임감을 발휘함으로써 교육을 지원하는 부서에서 일하는 것은 멋진 일이다.

많은 학생들을 가르치기 위해 이 책에서 그들의 노트를 사용하도록 허락해 준 미주리(Missouri)대학의 많은 학생들에게 큰 감사를 표한다. 특히 2013년, 2014년, 2015년, 2016년, 그리고 2017년에 개정된 제안에 대해 감사한다. 나는 Vic Zuccarello, David McSpadden, Shelia Tenny, Joe Sadewhite, Patty Daus, Kathy Nelson, Stephanie Schmidt, Shawna Dunnaway, Michelle Wheeler, Kayla Harmon, 그리고 Melanie Cook의 기여에 감사한다. 나는 또한 Karthik Rao와 Sanjay Global Services의 Karthic Reducer, Karry Bondand Nicon Solderquestris, 그리고 Chessic Hawking의 도움을 받았다.

가장 중요한 것은, 제 남편 Curt와 제 두 딸, Katrina와 Lauren이 제 삶에 영감을 주고 격려하는 것에 대해 감사한다. 내가 이 책의 마지막 판을 작업했을 때, Katrina와 Lauren은 여전히 중학생이었다. 그 이후로, 나는 그들이 아름답고, 총명하고, 뛰어난 젊은 여성들로 성장하는 것을 지켜봤다. 앞으로 몇 년간 그들이 무슨 삶을 살게 될지 기다릴 수가 없다.

Crystal A. Gateley, PhD, OTR/L

많은 사람들이 이 매뉴얼의 개발에 기여했다. 먼저, 3판부터 시작하여 저와 함께 공동 저자를 맡아 주신 크리스탈 게이츠에게 감사한다. 그녀는 매뉴얼에 대한 업그레이드로 또 다른 수준으로 올라갔다. 나는 다이애나 볼드윈에게 가르쳐 주는 법을 가르쳐 준 것에 대해 감사한다. 그녀의 양육과 지원이 없었다면, 나는 완전히 다른 길을 택했을 것이다. Fred Dittrich덕분에 저를 만족스럽고 빠르게 정보화할 수 있게 된 Fred Dittrich 덕분에 비디오 편집을 위해 Fred Dittrich와 Boden Dattrich를 모두 소개했다. 편집에 기여해주고, 사랑스러운 우정과 지원을 해준 Sandy Matsuda에게 감사한다. 수년 전에 저에게 기본적인 교재 재료를 소개한 Dolis O'Hara 덕분에, Leanna Gallison은 "여신"이라는 별명을 갖게 되었다. 무엇보다도, 나는 그들의 노트를 다른 사람들에게 가르쳐 주는 것을 허락한 미주리 대학교의 작업치료학과에 감사한다.

Sherry Borcherding, MA, OTR/L

저자에 관하여

*Crystal A. Gateley, PhD, OTR/L*은 2009년부터 교편을 잡고 있는 콜럼비아 대학에서 교수직을 맡고 있다. 그녀는 임상 병리학, 임상 병리학, 인간 개발 및 작업 I, II, 레벨 I, 그리고 임상 추리, 그리고 임상 추리와 같은 교과 과정을 포함한 커리큘럼 전반에 걸친 다양한 과정을 가르친다.

Crystal 박사는 미주리 대학과 BHS대학을 졸업하고 미주리 대학에서 석사 학위를 취득했으며, 미주리 대학교에서도 교육 리더쉽과 정책 분석을 이수하고 박사 학위를 취득하였다. Crystal은 급성 치료, 입원, 외래 환자 재활 치료, 숙련된 간호, 가정 건강, 외래 소아과, 공립 학교, 보호 시설 등 다양한 작업치료 관행에서 일해왔다.

가르치는 것 외에도, Crystal은 그녀의 딸들의 과외 행사, 특히 축구, 그리고 자주 학교와 지역 사회 단체를 응원하는 시간을 즐긴다. 그녀는 또한 캠핑, 낚시, 카누 타기, 가족과 친구들과의 보트 타기를 좋아한다.

*학사 학위 소지자인, Sherry Borcherding, MA, OTR/L*은 미주리 대학 교수직에서 은퇴했는데, 그곳에서 그녀는 15년간 교편을 잡았다. 그녀는 교수진에 근무하는 동안 장애 인식, 보완 요법, 임상 병리학;정신 병리학, 정신 병리학, 장기 치료, 건강 관리, 의료적 추론을 개발하기 위해 설계된 3학기 현장실습을 배웠다. 그녀의 두 가지 과정은 교정 과정으로 지정되었고, 하나는 컴퓨터와 정보 기술을 위해 꾸며졌다. 현장실습과 문서화 과정의 일환으로, 그녀는 학생들이 교실에서 사용할 수 있도록 모의실험 치료법 중재를 촬영했다. 이 책은 이 책의 삽화가 수록된 12편의 영화들 중 12권이 수록되어 있다.

Sherry는 텍사스 주 출신으로 텍사스 주 Denton 대학에서 근무하며 Denton 대학을 우등생으로 졸업하고, 테네시 주의 George Peabody 대학에서 특별 교수 표창을 받고 석사 학위를 마쳤다. 재활 치료, 가정 보건, 소아과 전문의 등의 직책을 맡고 있는 그녀는 텍사스 주 동부의 Milgore 의료센터, Columbia-Missouri 의료센터, 그레이션 서비스 센터에서 근무하고 있다. 그녀는 또한 수도 지역 의료 센터, 미주리 주의 제퍼슨 시티에서 작업 치료 프로그램을 기획하고 있다.

Sherry는 평생 학습자이다. 그녀의 은퇴 이후, 보완적이고 대체적인 치료법에 전념하는 그녀의 개인적인 관행을 더욱 확장시켰다. 그녀는 Cranger Institute, Palm Beach Garden, 플로리다 주의 이완요법 석사과정을 통해 뇌신경 치료법에서 인증 받았으며 기치료 마스터로 알려져 있다. 여가 시간에 Sherry는 음악, 영어 춤, 그리고 모든 종류의 3차원 예술을 즐긴다. 그녀의 도자기는 지난 몇 년간 여러 지역에 걸쳐 나타났다. 그녀는 지역 사회 비상 대응 팀과 물류를 담당하고 있다.

역자서문

현재 임상 작업치료사는 클라이언트에게 실시하는 치료적 평가 및 중재의 모든 것을 기록한다. 기록을 위해서 임상에서 가장 많이 사용하는 방법 중 하나가 SOAP노트 형식이다. SOAP는 의료기록인 동시에 클라이언트의 예후를 측정하는 방법이다. 의료기록은 정보의 산물로 자료의 내용을 그릇되거나 과장, 왜곡되지 않아야 하며, 정보는 간결하게 명시하고, 짧고 명료한 문장을 사용하는 것이 매우 필요하다.

미래사회에서는 SOAP노트의 중요성이 날로 강조하고 있으며 영구적으로 보존되는 법적 서류인 만큼 매우 중요하다. 본 책에서는 작업치료 문서인 SOAP노트에 관한 전반을 알려주는 책으로 클라이언트들과의 상담 및 면담기록 그리고 치료 단계별 기록을 다루고 있다.

따라서 본 책을 통하여 학생들과 임상가들이 SOAP노트에 대한 내용을 보면 작업치료 과정의 문서화, 건강기록, 배상, 법률 및 윤리적 고려사항, 문서화를 위한 일반적 가이드라인, 작업 기반의 문제점 작성하기, 작업 기반의 목표와 정보를 작성하는 다양한 방법, 중재 계획 및 실행 등을 상세하게 기록하고 있어서 매우 유용하다.

본 책을 위해 수고하신 김영아, 김한나, 이혜진, 전영, 최현세, 김시은, 백지수, 이민영, 장하리, 이륜재, 이예진 선생님께 감사드리며 좋은 책을 발간하여 작업치료발전에 기여하는 영문출판사 박병조 대표님과 편집위원님들께 감사인사를 드린다.

2019년 8월

양 영 애 드림

제 1 장

작업치료 과정의 문서화
(Documenting the Occupational Therapy Process)

만약 당신이 경험 많은 작업치료사가 의무기록부를 작성하는 것을 처음 본다면, 어렵다고 생각할지도 모른다. 전문용어만으로는 모든 상황에 대해 묘사하기 힘들수도 있고 오해의 소지가 있을 수도 있다. 그리고 클라이언트를 관찰하는데 있어서 놀라울 정도의 정밀한 주의력과, 통찰력있는 평가, 치료사의 손끝에서 마법처럼 술술 나오는듯한 계획서들을 보고 있노라면, 저정도의 레벨에 당신이 도달하려면 도대체 얼마나 걸릴까라는 생각이 들수도 있을 것이다.

전문적인 문서 작성 방법은 숙련을 요하는 다른 기술들과 마찬가지로, 배움을 통해 습득 할 수 있다. 이 새로운 기술을 배우기 위해서는 단 두가지가 필요할뿐이다: 교육과 실습. 이 장에서 독자는 매뉴얼을 통해 두가지 과정 모두를 배울수 있을 것이다. 매뉴얼에는 문서화 과정의 각 부분에 대한 정보가 제공되며, 또 독자들이 학습하면서 각 단계를 연습 할 수 있도록 계획표가 고안되었다.

여기에 제시된 자료는 미주리(Missouri)대학의 작업치료학과 학생들의 임상 실습 과정에서 만들어졌다. 현장 테스트를 통해 검증된 이 방법은 독자가 문서화 과정의 근간을 이루는 문서 및 임상적 추론 기술을 배우는데 있어서 이해하기 쉽고 효율적일것임을 확신한다.

작업치료사는 실습 환경에 따라 다른 형식의 문서를 사용한다. 여기 소개된 매뉴얼은 작업치료에 근거한 문제 진술 및 목표를 작성하기 위한 특정 형식에 대해 소개하고 있다. 또한 이 매뉴얼은 SOAP 문서에 관한 체계적인 접근 방식에 대해 제시되있다. SOAP는 의무기록부의 4개 파트에 관한 두문자어다. 각 글자는 각기 *주관적*, *객관적*, *평가* 그리고 *계획*을 나타낸다. 모든 임상 환경에서 SOAP 노트 형식을 사용하는것은 아니지만, SOAP 노트 문서 형식을 기반으로한 임상적 추론 기술은 거의 모든 임상 작업 요법 환경의 인쇄 또는 전자 문서 요구 사항을 충족시킬수 있다.

우리의 진화하는 직업 (Our Evolving Profession)

AOTA (미국작업치료사협회; American Occupational Therapy Association)는 양질의 서비스 제공, 작업치료 서비스에 대한 소비자 접근성 개선, 전문성 개발 촉진등 전문적인 실무의 모든 측면에서 작업치료사와 학생들의 관심과 우려를 대변하는 단체이다(AOTA, 2015a). 다음 성명은 우리 전문직 협회의 가장 중요한 비전을 제공한다:

> AOTA는 작업 치료적용을 통해 개인과 사회의 건강, 생산성 및 삶의 질을 향상시키는데 공헌하는 협회로서 작업치료의 발전에 한몫을 하고 있다(AOTA, 2015a, para. 6).

또한 2016년 4월 AOTA는 향후 10년간 작업치료 전문가의 지침이 되는 새로운 Vision 2025 성명을 발표했다:

작업치료는 일상생활에서의 참여를 용이하게 하는 효과적인 방법을 통해 모든 사람들, 인구 및 지역 사회의 건강, 복지 및 삶의 질을 극대화한다(AOTA, 2016).

이 비전선언문은 문서화를 포함한 전문적인 임상의 모든 측면에 대한 지침 역할을 한다. 현재 작업치료 임상은 다방면에서 어떠한 서비스가 상환 될 수 있는지에 따라 결정되며, 환자 진료의 문서화는 이러한 서비스가 전달되는 수단이 된다(Rexe, Lammi, & von Zweck, 2013). 직업이 급속하게 변화하는 의료 환경의 맥락에서 근거 중심의 임상위주로 변화함에 따라, 문서화된 작업치료서비스를 제공하는 것이 부상예방과 건강 증진을 위한 비용 효율이 높은 해결책으로 인식되고 상환될 가능성이 높다(Rexe, Lammi, & von Zweck, 2013).

작업치료사는 직업에 대해 끊임없이 변화하는 지식 기반과 미래에 대한 지침을 세워야하는 과제를 항상 안고 있다(Boyt Schell, Scaffa, Gillen, & Cohn, 2014): 지도자들은 현대 작업치료 임상을 이끌기 위한 네 가지 원칙을 정의내렸다(Boyt Schell, Scaffa, Gillen, & Cohn, 2014).

1. 클라이언트 중심의 임상
2. 치료사 중심의 임상
3. 증거위주의 임상
4. 문화 중심의 임상

작업치료의 임상 기록에는 이러한 원칙이 반영되어야한다. 작업치료사는 클라이언트가 치료에 적극적으로 참여 할 수 있도록 평가 및 개입 기간 동안 클라이언트와 협력해야하며 공동 치료는 치료 과정 전반에 걸쳐 문서화 되어야한다. 작업치료 개입의 목표와 결과는 의미 있는 작업에 대한 참여의 증가이며, 그 과정에서 문서화된 목표와 중재는 직업을 중심 테마로 해야 한다. 작업치료사는 클라이언트의 특별한 요구를 만족시키기 위해 최선의 증거가 될 수 있는 평가와 개입을 문서화 해야 한다. 마지막으로, 작업치료사는 평가와 개입 과정에 영향을 미치는 문화적 차이를 충분히 고려하고 문서화해야 한다.

진화하는 전문 언어 (Our Evolving Professional Language)

기능 장애 및 건강에 대한 국제 분류 (International Classification of Functioning Disability and Health)

*ICF*로 널리 알려진 *국제기능장애건강분류*(세계보건기구(World Health Organization) WHO, 2002)는 건강 및 장애를 기술 하기 위한 공통 언어 및 틀을 제공하기 위해 WHO에 의해 발행되었다. ICF는 "건강 상태와 문맥적 요인 사이 상호 작용의 결과"로서 기능하고 장애를 간파하는 생물 심리 사회적 모델을 기반으로 한다(WHO, 2002, p.9). 건강 상태에는 질병, 장애 및 상해가 포함된다. 문맥적 요인에는 개인적 요인과 환경 요인이 포함된다.이 모델(그림 1-1)에서 기능은 세가지 레벨로 분류된다:

1. 신체 기능 및 구조
2. 개인 활동
3. 사회 참여

ICF에서 사용되는 표준언어와 세계 이론적 체계는 여러 국가, 분야 인구에 대한 의사소통에 고루 사용가능하다(Pettersson, Pettersson, & Frisk, 2012). 또한 ICF에서 사용되는 개념과 용어는 "학제간 청중들에게 작업치료에 대해 널리 알릴 수 있다"(Mahaffey & Colaianni, 2012, p.8). ICF에서 제시된 개념은 작업치료사 뿐만아니

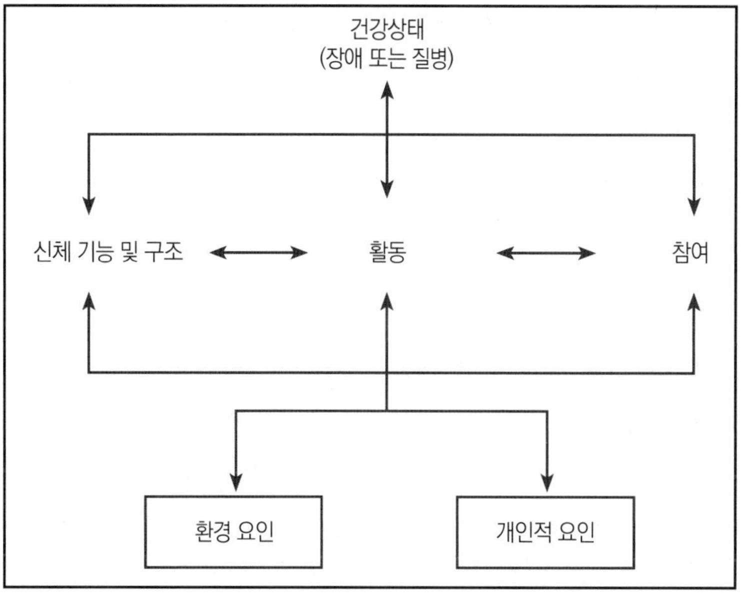

그림 1-1. 장애에 관한 ICF모델(세계보건기구 (World Health Organization: 2002)의 허가로 기능, 장애 및 건강에 대해 공통언어로 재판하였다: ICF. 제네바, 스위스: 저자 http://www.who.int/classifications/icf/training/icfbeginnersguide.pdf.)

라 많은 보건 전문가, 그리고 다른 분야의 팀 구성원 및 자금원과 같은 외부와의 의사소통에도 유용하게 쓰인다. 또한 ICF는 작업치료 임상 실습, 연구 및 교육에 유용한 체제와 어휘를 제공한다(Pettersson et al., 2012).

작업치료 임상 체계: 도메인 및 프로세스 3판
(Occupational Therapy Practice Framework: Domain & Process, 3RD Edition)

ICF가 건강과 장애에 관해 사고하는 작업치료사에게 유용한 도구인건 분명하지만, 그 분류체계만으로는 전문가의 언어로 충분하지 않다(Mahaffey & Colaianni, 2012; Pettersson et al., 2012). 수십년 전부터 이 업계의 지도자들은 통일된 용어 체계의 필요성을 인식해왔다. 원서, 작업치료 제품 산출보고 시스템 및 작업치료 서비스 보고 전문 용어는 Medicare(노인 의료 보험 제도) 및 Medicaid(저소득층 의료 보장 제도) 시스템의 남용 및 오용을 줄이기 위한 공법의 변경에 따라 개발되었다(AOTA, 1989).

이 원서는 여러번에 걸쳐 개정되었으며, 최종적으로 *OTPF-III*(AOTA, 2014a)라고 하는 작업치료 임상 지침: 도메인 및 프로세스, 제 3판이 개발되었다. *OTPF-III*는 모든 작업치료사와 작업치료 보조원(Occupational therapy assistants)의 전문적 임상을 정의하고 안내하는 지침서이다. 보다 구체적으로, *OTPF-III*는 "작업에서의 참여를 통해 개인, 집단 및 인구의 건강과 참여 증진에 대한 작업치료의 뚜렷한 관점 및 기여를 명확히 하기 위해" 개발되었다(AOTA, 2014a, p.2). *OTPF-III*는 "임상에 관한 참고 자료로서 문서 작성에 대해 설명되어 있고, 다른 건강 관리 전문가, 제 3자 납부자 및 소비자를 포함하여 외부 관객에게 작업치료에 대한 정보를 명확히 보여준다(AOTA, 2014a, p.139)." *OTPF-III*는 크게 두 부분으로 나뉜다.

1. *도메인*: 이 부분에서는 작업치료 임상에 대한 개요를 설명하고 작업치료사가 지식과 능력을 가지고 있는 분야에 대해 확인할 수 있다.
2. *프로세스*: 이 부분에서는 직무중심적이고 클라이언트 중심적 임상에 초첨을 맞춘 작업치료 서비스 제공에 중점을 둔다.

작업치료의 영역 (Domain of Occupational Therapy)

작업치료 영역의 측면은 "클라이언트의 직업적 정체성, 건강, 복지 및 삶의 참여"(AOTA, 2014a, p.S4)와 역동적인 상호관계가 있다라고 간주된다. 작업치료의 궁극적인 목표는 의미 있는 작업에 대한 클라이언트의 참여를 지원하는 것이며, 그 영역의 모든 측면은 동등한 가치를 가진것으로 간주된다. 작업치료사들은 모든 측면에서의 관계와 그 직업에 대한 클라이언트의 참여가 미치는 영향을 이해하고 문서화해야 한다 작업치료 영역의 다양한 측면은 다음과 같이 요약된다.

- *작업:* 여기서 작업은 "사람들이 참여하는 일상생활 활동"이며 일상생활, 일상생활의 도구 활동, 휴식과 수면, 교육 직업, 놀이, 여가 및 사회 참여 활동을 포함한다(AOTA, 2014a, p.S4-S6).
- *클라이언트 요인:* 클라이언트 요인은 "특정 능력, 특성 또는 믿음으로 사람들에게 있으며 직업의 성과에 영향을 미친다" 그리고 이것은 가치, 신념 및 영성을 포함 한다; 신체 기능; 신체 구조(AOTA, 2014a, p.S4-S6).
- *성과 기술:* 성과 기술은 "일상 업무에서 소규모 참여로 관찰 할 수 있는 목표 지향적 행동"으로 운동 기능, 과정 기술 및 사회적 상호 작용 기술을 포함한다.
- *성과 패턴:* "성과 패턴은 직종에 종사하는 과정에서 사용되는 습관, 일과, 직무 및 의식을 말한다(AOTA, 2014a, p.S8)."
- *상황 및 환경:* 이 측면에는 직무가 수행되는 물리적 환경 및 사회적 환경뿐만 아니라 직업 성과에 영향을 미치는 문화적, 개인적, 시간적 및 가상 상황의 요소(AOTA, 2014a, p.S8-S9)가 포함된다.

작업치료 서비스 전달 과정 (Process of Occupational Therapy Service Delivery)

작업치료에서 서비스 전달 과정은 평가, 개입 및 결과 타겟팅 (AOTA, 2014a)으로 구성된다. *OTPF-III*는 서비스 제공방식이 선형 방식으로 이루어지지 않고 있다고 말한다. 오히려 역동적이고 유동적인 과정으로 작업치료사는 식별된 결과에 집중하면서 서비스 개발 과정 전반에 걸쳐 지속적으로 새로운 개발 및 통찰력을 반영하고 수용 할 수 있다. 서비스 제공의 모든 단계에서 정확하고 효과적인 임상 문서화는 모든 관련 당사자에게 작업치료의 필요성과 이점을 전달하는데 필수적이다. 작업치료 서비스 제공 과정은 다음과 같이 요약된다(AOTA, 2014a, p.10) :

- **평가 (Evaluation)**
  - *작업 프로필*: 작업치료사는 클라이언트의 직업 경력, 경험, 일상생활 패턴, 관심사, 가치, 필요 사항, 우선순위 및 서비스를 찾는 이유에 대한 정보를 수집 한다.
  - *작업 성과 분석*: 작업치료사는 철저한 작업 프로필을 얻은 후 환자의 성과를 관찰하고 평가함으로써 환자의 강점, 문제점 및 잠재적인 문제를 식별한다.
- **중재 (Intervention)**
  - *중재 계획*: 작업치료사는 환자와 협력하여 실행 계획을 수립하기 위해 관련 기준 및 증거 체계를 사용한다.
  - *중재 실행*: 작업치료사는 실행 계획을 수행하고 클라이언트의 반응을 모니터링한다.
  - *중재 검토*: 작업치료사는 목표에 대한 중재 계획과 과정에 대해 검토 한다.
- ***목표에 대한 결과***: 작업치료사는 결과 평가 정보를 사용하여 클라이언트와의 소통을 계획하고 프로그램 평가를 완료한다.

미국 작업치료 협회의 다른 간행물들
(Other Publications of the American occupational therapy association)

이 매뉴얼에는 OTPF-III에 설명된 현대 작업치료 실습의 영역과 과정이 반영되있다. OTPF-III는 AOTA가 발행한 작업치료 임상 및 문서화에 영향을 준 수많은 공식 문서중 하나 일 뿐이다. 공식 문서는 다음 유형으로 분류 할 수 있다(AOTA, 2014b):

- *지침:* 작업치료 임상 및 교육에 관한 절차의 설명, 예시 또는 권장 사항을 제공하라.
- *직책 발표:* 특정 문제 또는 주제에 대한 AOTA의 공식 입장을 발표하라.
- *기준:* 작업치료 임상과 관련된 주제에 대한 일반적인 설명을 포함한 성능 및 품질에 대한 최소 요구 사항에 대해 정리하라.
- *서술:* 교육이나 실습과 관련된 측면이나 문제를 명확히 설명하라.비록 그들이 AOTA의 공식 입장을 제시하지는 않지만, 서술은 작업치료의 기본 개념과 관련되어있다.

각 AOTA 공식 문서는 AOTA 실무위원회 (AOTA, 2015b)에서 표준 5년 문서 검토 과정을 거친다. 이 설명서는 문서화와 관련된 AOTA공식 문서의 최신버전의 개념 및 지침을 포함 하고 있다. 그러나 치료사는 임상 및 문서화에 영향을 미치는 공식 문서 개정에 대한 정보를 계속 제공해야 한다. 새로 개정된 공식 문서는 매년 "The American Journal of Occupational Therapy"에 게재된다. 또한 모든 AOTA공식 문서는 단체의 웹사이트 (http://www.aota.org)에서 볼 수 있다.

작업치료 교육 인증 위원회(ACOTE)는 작업치료 보조원을 위한 준 학사 학위 및 작업치료사를 위한 석사 및 박사 학위의 교육 프로그램에 대한 인정 기준을 공표한다. 이 매뉴얼은 인증 표준에 명시된 문서화 기술을 습득하기 위한 도구를 제공한다. 기준은 각 교육 수준의 요구 사항에 따라 다르지만, 문서화 표준은 세가지 수준 모두에서 일관된다:

- 표준 B.1.8. "성과, 참여, 건강 및 안녕을 지원하는 기술 사용에 대한 이해를 보여라. 이 기술은 전자 문서화 시스템, 원거리 통신, 가상 환경 및 텔레 헬스 기술을 포함 할 수 있다(ACOTE, 2014, p.19).
- 표준 B.4.10. "서비스 제공의 책임성을 보장하고 적용 가능한 시설, 지방, 주, 연방 및 환급 기관의 요구 사항을 준수하면서 서비스 환급 기준을 충족시키는 작업치료 서비스를 문서화하라. 문서화는 작업치료 서비스에 대한 필요성과 근거를 효과적으로 전달해야 한다(ACOTE, 2014, p.22)."
- 표준 B.5.32. "서비스 제공의 책임성을 보장하고 서비스 환급 기준을 충족시키는 작업치료 서비스를 문서화하라. 문서는 작업치료 서비스에 대한 필요성과 근거를 효과적으로 전달할 수 있어야 하며, 서비스가 제공되는 상황에 적합해야 한다(ACOTE, 2014, p.28)."
- 표준 B.7.4. 사회 및 작업치료의 실천에 영향을 미치는 다양한 상환 시스템(예:연방, 주, 제3자, 개인 지불 기관), 이의 제기 메커니즘 및 문서 요건에 대한 지식을 보여준다(ACOTE, 2014, p.29)."

요약하면, 전체적으로 작업치료사 및 특히 임상 문서에 영향을 미치는 수많은 문서 및 간행물이 있다. 문서화에 영향을 미치는 현재의 문헌, 표준, 그리고 주 및 연방 규정에 대해 숙지하는 것이 작업치료사의 책무이다. 치료사들은 작업치료 실습에 영향을 주는 독창적이고 교정된 작업을 지속적으로 연구하고 출판한다. 모든 전문 간행물을 최신상태로 유지함으로서 치료사들은 증거에 기반한 실습에 참여 할 수 있고, 또한 임상 문서화에 반영시켜야 한다.

개요 (Overview)

이 매뉴얼에 대한 정보는 기본 개념을 먼저 제시하면서 가장 쉽게 배울 수 있는 순서로 정렬되었다. 임상 추론이 개발됨에 따라 이들을 기반으로한 더 복잡한 개념이 성립되기도한다. 2장에서는 의무기록부의 기능, 사용법 및 진료기록등을 포함한 전반적 내용에 대해 소개되었다. 3장에서는 이전 장에서 소개 된 몇가지 이슈들을 확장하고 작업치료 실습에서 문서화를 안내하는 정보에 대한 기초가 소개되었다. 4장에서는 문서의 규칙과 메커니즘에 대해 설명되었다.

5장은 작업치료 중재에 의해 긍정적 영향을 받을 수 있는 기능상의 문제 진술을 개발하는 과정에 대해 논의되었다. 6장에서는 목표와 목표를 작성하기 위한 COAST형식이 소개되었다. 이 형식은 구버전의 책에서도 소개되었으며 이후 AOTA에서 승인되었다. 임상을 위한 계획표가 제공되며, 문제 및 목표 진술에 대한 몇가지 예를 참조용으로 첨부하였다.

7장에서 10장은 1장과 2장에서 소개하고 설명하는 SOAP형식의 4가지 부분(주관적, 객관적, 평가 및 계획)에 대해 설명하였다. 각 섹션마다 여러가지 예가 첨부되었고 임상을 위한 계획표가 또한 제공되었다. 11장에서는 6장에 제시된 기술을 검토하고 그 기술을 다듬기 위한 여러 계획표에 대해 설명되었다. 12장은 평가를 따르고 이 기술을 익히기 위한 계획표를 제공하는 중재 계획 과정에 대해 소개되었다.

이 매뉴얼의 마지막 네장은 작업치료 실습을 문서화하는 방법을 배우는데 참고 할 만하다. 13장은 작업치료 문서화 지침(AOTA, 2013)의 정보를 제공하고 작업치료 과정의 여러 단계의 문서화 사례에 대해 쓰였다. 14장에서는 다양한 환경과 자금 출처에 대한 요구 사항을 설명하고 몇가지 예가 제시되었다. 15장에서는 전자 문서 소프트 웨어의 일반적인 기능중 일부가 소개되었다. 16장은 작업치료 과정의 여러 단계와 다양한 임상 환경 및 환자 집단으로부터 나온 일련의 사례들에 대해 적혔다. 계획표 작성을 위한 제안 사항이 있는 부록도 첨부되었다. 문서화에는 다양한 "올바른" 방법이 있다는 것을 기억하는것이 중요하다. 이 설명서를 읽으면서 부록에 쓰인 답을 보기 전에 계획표를 직접 작성해보는것이 좋을것이다.

참고문헌 (References)

Accreditation Council for Occupational Therapy Education(2014). 2011 Accreditation Council for Occupational Therapy Education standards and interpretive guide: December 2014 interpretive guide version. Retrieved from http://www.aota.org.

American Occupational Therapy Association(1989). Uniform terminology for occupational therapy (2nd ed.). *American Journal of Occupational Therapy, 43*(12), 808-815.

American Occupational Therapy Association(2013). Guidelines for documentation of occupational therapy. *American Journal of Occupational Therapy, 67*(6), S32-S38. doi: 10.5014/ajot.2013.67S32.

American Occupational Therapy Association(2014a). *Occupational therapy practice framework: Domain & process* (3rd ed.). Bethesda, MD: AOTA Press.

American Occupational Therapy Association(2014b). Types of official documents. Retrieved from http://www.aota.org/Practice/Manage/Official/Official-Docs.aspx.

American Occupational Therapy Association(2015a). About AOTA. Retrieved from http://www.aota.org/AboutAOTA.aspx.

American Occupational Therapy Association(2015b). AOTA's Commission on Practice (COP). Retrieved from http://www.aota.org/AboutAOTA/Get-Involved/RA/COP.aspx.

American Occupational Therapy Association(2016). Welcome ceremony. Presentation at the American Occupational Therapy Association 2016 Annual Conference & Expo, Chicago, IL.

Amini, D(2014). Documentation for occupation-based practice. Presentation at the 2014 AOTA Specialty Conference, Alexandria, VA.

Boyt Schell, B. A., Scaffa, M. E., Gillen, G., & Cohn, E. S(2014). Contemporary occupational therapy practice. In B.A. Boyt Schell, Gillen, & Scaffa (Eds.), *Willard & Spackman's occupational therapy* (12th ed., pp. 47-58.) Philadelphia, PA: Lippincott Williams & Wilkins.

Mahaffey, L., & Colaianni, D(2012). Understanding ICF's connection to occupational therapy services. *OT Practice, 17*(7), 7-8.

Pettersson, I., Pettersson, V., & Frisk, M(2012). ICF from an occupational therapy perspective in adult care: An integrative literature review. *Scandinavian Journal of Occupational Therapy, 19*, 260–273. doi: 10.3109/11038128.2011.557087.

Rexe, K., Lammi, B. M., & von Zweck, C(2013). Occupational therapy: Cost-effective solutions for changing health system needs. *Healthcare Quarterly, 16*(1), 69-75.

World Health Organization(2002). *Towards a common language for functioning, disability, and health: ICF.* Geneva, Switzerland: Author. Retrieved from http://www.who.int/classifications/icf/training/icfbeginnersguide.pdf.

제 2 장

의무기록
(The Health Record)

의무 기록은 클라이언트의 과거 및 현재 건강 정보를 포함하는 데이터의 모음집이다. 의무기록의 목적은 클라이언트의 과거력, 현재 상태, 제공된 중재, 제공된 중재에 대한 클라이언트의 의료 및 법률 문서의 의무를 수행하는 것이다. 건강관리의 많은 측면과 마찬가지로 의무기록은 지속적으로 변화를 겪고 있다. 작업치료를 문서화하는 것과 관련된 구체적인 프로세스로 넘어가기 전에, 전반적으로 의무기록의 이력과 작업치료 기록의 의미를 이해하는 것이 중요하다. 이 장에서는 전반적으로 의무기록의 간략한 과거력, SOAP노트의 과거력 및 개요와 의무기록의 많은 기능에 대한 간략한 설명을 제공한다.

의무기록의 역사 (History of Health Records)

환자 정보의 기록은 동굴 벽화에서 유래된 고대 이집트의 그림들과 파피루스에 기록된 이집트의 수술 사례 보고서에 기원을 두고 거슬러 올라갈 수 있다. 문명이 발달함에 따라, 사람들은 사건을 기록하기 위해 펜과 종이로 옮겼다. 1700년대 기록대장은 은행, 가게, 그리고 궁극적으로 병원들을 포함한 미국의 다양한 사업체들에 대한 정보를 기록하기 위해 사용되었다. 펜실베이니아 주에 위치한 펜실베니아 병원의 수석 비서관인 벤자민 프랭클린은 클라이언트의 이름, 주소, 장애, 그리고 입, 퇴원 날짜를 기록했다. 미국 전역에 걸쳐 주요 교수진으로부터 개발된 표준화된 의무기록이 발달 되었다. 의학이 발달함에 따라, 최초로 기록의 복잡성과 세부 사항도 늘어나고 있다. 보건 정보 관리라 불리는 직업은 의무기록의 수집, 분류, 저장, 검색 및 보급을 감독하기 위해 만들어졌다.

의무기록 관리를 지원하는 컴퓨터의 사용은 1960년대 후반으로 거슬러 올라갈 수 있다. 지난 수십년간 EHR(전자의무기록; electronic health records) 또는 전자 진료 기록의 사용은 많은 의료 환경에서 규칙으로 전환되었다. EHR 사용은 전반적인 클라이언트 관리의 질을 높이고, 의료 종사자의 효율성을 높이고, 의료비를 절감하고, 의료비용을 절감할 수 있는 잠재력을 지니고 있다.

SOAP Note의 역사 (History of the SOAP Note)

EHR은 클라이언트의 건강 관리 팀 멤버들이 마우스 클릭 몇 번만으로 정보에 접근할 수 있게 해 준다. 많은 의료 기관이 EHR로 완전히 또는 부분적으로 변화한 반면에, 수기로 작성하는 의무기록은 여전히 많은 설정에서 사용되고 있으며, EHR이 기술적 결함을 경험할 때 기본 백업 계획이다. 수기로 작성하는 의무기록은 일반적으로

다음 방법 중 하나로 구성된다(Clark, 2004):

- ◆ *출처 중심*: 출처별로 분류된 문서(예: 검사 결과, 방사선 조사 결과, 의사 노트, 간호 노트, 치료 노트 등)
- ◆ *통합*: 연대순으로 배열되어 있거나 역연대순으로 배열된 다양한 출처의 문서
- ◆ *문제 중심*: 클라이언트의 문제목록에 따라 정리된 문서

각각의 형식은 장점과 단점을 가지고 있지만 이 매뉴얼에 제시된 SOAP메모 형식의 기초가 되는 POMR(문제지향 의무기록; problem-oriented medical record)이다. POMR은 1960년대 후반 Dr. Lawrence Weed에 의해 의사와 간호 기록을 표준화하기 위해 도입되었다. Weed는 POMR형식이 클라이언트의 문제와 이러한 문제를 해결하기 위한 진척 상황에 초점을 맞춤으로써 더 많은 클라이언트 중심 접근법을 제공한다고 믿었다. 문서에 대한 더 많은 클라이언트 중심 접근 방식의 일환으로 Weed는 이전에는 접근하지 않았던 클라이언트 자신의 상황에 대한 인식을 포함하여 4개 절로 구성할 것을 권고했으며 4개의 섹션을 정의하기 위해 SOAP를 사용했다.

1. *"주관"(S)*: 본 섹션은 클라이언트의 치료와 진행에 대한 클라이언트의 인지도, 제한 사항 및 요구 사항에 대한 클라이언트의 보고서가 수록되어 있다. 일반적으로 경과기록을 작성할 때 주관적 섹션이다. 그러나 초기 평가 보고서에서는 초기 인터뷰에서 얻은 정보를 포함하여 "S"가 더 오래 걸릴 수 있다.
2. *"목표"(O)*: 본 섹션은 클라이언트의 성과와 제공된 치료법에 대한 의료진의 관찰을 포함한다. 초기 평가 노트에는 또한 수집된 모든 측정 가능하고 수량화 가능하며 관측 가능한 데이터가 포함된다.
3. *"평가"(A)*: 본 섹션은 주관적이고 객관적인 섹션에서 보고된 데이터에 대한 의료 전문가의 분석과 해석이다. 이 섹션은 의사의 임상적 추론을 보여 준다. 초기 평가에는 기능적 문제 목록과 클라이언트의 회복 잠재력이 수록되어 있다. 후속 조치 노트는 그 목록에서 하나 이상의 문제에 초점을 맞출 것이며, 진행률과 회복 가능성에 초점을 맞출 것이다.
4. *"계획"(P)*: 본 섹션은 다음에 수행할 작업에 대한 의료 전문가의 계획이며, 서비스의 예상 빈도와 지속 기간을 포함한다. 초기 평가에는 세부적인 중재 계획이 포함된다. 후속 조치 노트는 클라이언트와의 차후 세션에 대한 계획된 초점을 지정한다. 본 섹션에는 필요하다면 클라이언트 타과의뢰 계획도 포함될 수 있다.

SOAP노트는 간호사, 약사, 심리학자, 치료사 및 기타 건강 관리 전문가(Barney, Gallimore, Copacek, Martine, 2013; Martel, 2013)를 표준화하는 데 도움이 되었다. 사실, SOAP노트는 환자 의무기록을 입력하기 위한 가장 일반적인 방법으로 설명되었다(Martinez, 2013, 2). 많은 EHR은 SOAP메모 컨셉을 중심으로 구축되며, SOAP노트 형식의 데이터 입력 옵션을 포함하고 있다. SOAP는 정보 조직을 구성하기 위한 형식의 개요일 뿐이라는 것을 기억하는 것이 중요하다. 어떤 메모라도 다른 사람들보다 더 잘 작성되긴 하지만 이 형식으로 작성될 수 있다. 초기 평가는 작업 프로필, 병전 기능, 기능 문제 요약, 장기적인 단기 목표를 포함한 상세한 중재 계획을 포함할 때 SOAP형식으로 작성될 수 있다. 이러한 이유로, 많은 임상환경에서 초기 평가 보고서의 SOAP포맷을 사용하지 않지만, 시설은 치료 및 진행 상황에 대한 SOAP포맷을 사용할 수 있다.

SOAP형식은 서술적인 메모의 대안이며, 체계적이고 주관적인 경향이 있다. 그것은 기록자 치료 세션의 네가지 측면을 모두 살펴보고 질서 정연한 방법으로 정보를 제출하도록 강요한다. SOAP형식을 학습하는 것은 학생들과 의료진들이 치료의 개입에 기초하는 임상 추리 과정을 개발하는 훌륭한 방법이다. SOAP포맷을 사용하는 연습자들은 설명서 기술을 EHR 뿐만 아니라 거의 모든 연습 환경에 적용할 수 있을 것이다. SOAP노트의 각 섹션에 대한 자세한 설명은 7장부터 10장에 수록되어 있다.

의료보험 접근성과 책임감
(Health Insurance Portability and Accountability Act)

1996년, 의회는 근로자가 일자리를 변경할 때 의료 혜택을 유지할 수 있도록 HIPAA(의료보험 양도 및 책임; Health Insurance Portability and Accountability Act)를 통과시켰다. HIPAA의 또 다른 주요 조항은 클라이언트의 PHI(보호된 의료정보; protected health information)의 보안, 사용 및 공개를 위한 연방 표준의 확립이었다. HIPAA개인 정보 보호 규칙은 2003년부터 유효하므로 클라이언트의 PHI를 무단 공개하지 않는다. 또한 클라이언트는 HIPAA(미국 보건 복지부, 2015b)에 따라 여러가지 권한을 부여 받는다. 이러한 정보에는 다음이 포함된다.

- 의무기록 사본을 보고 받을 수 있는 권한
- 부정확한 의무기록에서 정보의 개정 또는 누락을 요청할 권한
- 건강 정보를 어떻게 사용하고 다른 사람과 공유하는지 알 권한
- PHI가 마케팅 및 연구 목적으로 사용될 수 있는지 여부를 결정할 권한
- 선택한 개인에게 건강 정보 공개 권한을 부여할 권한
- 법을 위반하는 방식으로 건강 정보를 사용한 것으로 판단될 경우 고소권을 제기할 권한

HIPPA는 특히 EHR로 전환되는 세팅으로 되면서 작업치료사에게 여러 가지 영향을 미친다. 2013년, HIPAA 보안법은 기술 발전을 위한 새로운 요건을 실현했다(Collmer, 2015). 새로운 규정은 PHI에 대한 사생활 보호와 보안 강화를 강화할 뿐 아니라 위반에 대한 엄격한 형사처벌을 초래했다(Collmer, 2015, p.13). 임상환경에서 HIPAA규정 준수를 위한 고용주의 전략을 명확히 이해하고 클라이언트의 기밀 유지를 위한 역할을 수행해야 한다. 다음은 포괄적이지 않지만 HIPAA지침 준수를 유지하는 데 도움이 되는 전략 목록이다(Collmer, 2015).

- 정보를 알아야 할 필요가 없는 클라이언트와 클라이언트 PHI에 대해 논의하지 않는다.
- 의뢰인이 지나치게 많이 부담할 수 있는 영역에서 의뢰인 PHI에 대해서 논하지 않는다.
- 허가 받지 않은 사용자가 쉽게 접근할 수 있도록 종이 차트를 책상 위에 놓지 않는다.
- 컴퓨터 화면이나 다른 전자 장치에 클라이언트 레코드를 열지 않는다.
- 항상 의무기록이 포함된 전자 기기를 로그 오프한다.
- 전자 장치에서 작업할 때는 다른 사람이 화면을 보지 못하게 하기 위해 자신과 기기를 자세하게 배치한다
- PHI가 포함된 전자 장치를 잠궈서 무단 사용자가 물리적으로 접근하지 못하도록 한다.
- 암호화된 이메일 또는 암호화된 클라우드 기반 소프트웨어 프로그램을 사용하여 다른 인증된 사용자와 전자 PHI를 공유하고 있는지 확인한다.
- 보안이 보장되지 않은 무선 액세스를 사용하여 공공 장소에서문서화작업을 하지 않는다.

"HIPAA 보안법 규정 준수는 법률을 준수하는 것 이상의 의미를 부여하고 요구 사항을 준수하는 작업치료사들은 조직과 그들 자신을 엄중한 처벌과 반박으로부터 보호받을 수 있다(Collmer, 2015, p.16)." 또한 작업치료사는 미국의 작업치료협회(AOTA; 2015) 윤리 강령을 준수해야 한다. 윤리 강령 제3조에 따르면 "작업치료사는 개인의 자결권, 프라이버시, 비밀 유지 및 동의서에 개인의 권리를 존중해야 한다(AOTA, 2015, p.4). 관련된 행위의 기준은 모든 측면, 해당 법률을 포함하여 모든 언어, 서면, 전자, 음성, 비언어적 커뮤니케이션의 기밀성을 모든 언어, 서면, 비언어적 통신에 대한 기밀성을 유지하도록 규정한다. 관련된 행동 규범은 "작업치료사의 모든 정보, 문서, 전자, 음성 및 비언어적 커뮤니케이션 법"(예:HIPAA, Family Education Rights and Privacy lAct)을

포함하여 모든 언어, 서면 및 비언어적 커뮤니케이션을 유지한다.

요약하면, 의료기관에 존재하는 프라이버시 보호 장치와 HIPAA 법률 준수 보장에 대한 역할에 대해 명확하게 이해해야 한다. 예를 들어, 클라이언트가 의무기록 사본을 요청할 경우 어떤 절차를 따라야 합니까? 클라이언트의 친척 또는 친구와 건강 정보를 의논하기 위해 서명해야 하는 양식이 있습니까? 만약 클라이언트가 다른 클라이언트를 보고 저 분은 어디가 아프냐고 순수하게 물어봤을 때 뭐라고 대답할 것인가?

가족 교육적 권리 및 정책 활동 (Family Educational Rights and Privacy Act)

의회는 1974년 "학생 기록에 대한 부모의 접근을 보장하고 기록을 볼 수 있는 합법적인 이유가 있는 사람에게만 접근을 허용"(Barboza, Epps, Byington, & Keene, 2008, p.2) 한 FERPA를 제정했다. FERPA는 미국 교육부를 통해 정부 기금을 받는 교육 기관에 적용된다. 학교 작업치료 실무자는 학생 교육 기록에 접근 할 수 있으며 FERPA 규정을 준수해야 한다. 경우에 따라 학교 실무자들은 HIPAA 가이드 라인의 적용 받을 수도 있다. 예를 들어, 만약 의사가 아동 개개인의 개인주의 교육 프로그램에 설명된 것처럼 작업치료 서비스를 제공하고 있지만, 의료 보험료는 서비스를 위해 청구되고, 서비스에 대한 문서화 절차는 보건 지침서를 준수해야 하며, 따라서 FERPA가이드는 교육 기록의 일부로 떨어져야 한다(Barboza et al., 2008). 학교 기반 작업치료 서비스에 대한 정보를 공유할 수 있는지 의심스러울 경우, 계약 서비스를 제공하고 다른 기관에 고용된 경우에는 학교 관리자와 고용주와 상담해야 한다.

환자케어 문서화의 목적 (Purposes of Client Care Documentation)

의무 기록의 일차적이고 명백한 목적은 향후 참조를 위한 환자의 건강 정보를 기록하는 것이다. 환자의 기록에 들어갈 때마다 의무기록에서 많은 잠재 환자와 기능을 고려하는 것이 중요하다. Scott (2013)은 국가 방위를 제외하고, 미국의 다른 어떤 사업 시도도 비용이 많이 들거나 의료 산업처럼 제공되는 서비스에 대한 종합적인 정확도를 요구하는 것은 아니라고 설명했다.

환자케어 관리 (Client Care Management)

의무 기록은 치료 팀이 환자 관리의 일상적인 측면에 대해 서로 의사소통하는 방법 중 하나이다. 다른 작업치료사들과 다른 의료진들은 다학제적 접근을 하기 위해 노트를 읽을 것이다. 치료사의 노트에서 평가 결과를 공유하고, 환자의 목표 달성을 위한 진행 상황을 보고하고, 치료 팀의 다른 팀원들에게 치료 팀에 중요한 모든 것을 알려 주어야 한다. 좋은 문서는 단일 의뢰인이 중재과정에서 여러 작업치료사들을 만날 수 있으므로 진료 내 및 진료 간 연속성을 보장하는 데 특히 중요하다

상환 (Reimbursement)

의무 기록은 제공된 서비스의 출처이며, 어떤 서비스가 청구될 수 있는가를 나타낸다. 메디케어, 메디케이드 및 민간 보험 회사와 같은 제 3 자 지불 담당자는 빈도 및 기간뿐만 아니라 환자에게 제공되는 서비스가 비용을 지불 할만한 가치가 있는지 여부를 결정할 수 있는 문서를 검토할 수 있다. 의무 기록의 문서화는 중재에 대한 보상을 정당화하는 주된 수단이다(Scott, 2013). 모든 서비스 설정, 특히 서비스 요금이 서비스 당 비용 모델에 부

과되는 외래 환자 환경에서 치료사는 치료 세션에 대한 그의 문서가 클라이언트 방문(Valdes, 2014)에 사용된 청구 코드를 정당화 함을 확인한다.

이용검토와 이용관리 (Utilization Review and Utilization Management)

의무기록은 클라이언트에게 제공되는 서비스가 연방 정부 및 주 규제 기관에 의해 수립된 정책 및 절차에 따라 적절하고 의학적으로 필요하며 효율적인지를 결정하는 데 사용될 수 있다. Freedman (2006)은 의무기록 검토와 의무기록 관리의 차이점을 설명했다. 이 용어는 종종 상호 교환적으로 사용되지만 다른 의미를 지닌다. 의무기록 검토는 환자에게 서비스를 제공한 후에 발생하는 의무기록 기록에 대한 검토이다. 의무기록 관리에는 환자의 의료 서비스 제공과 동시에 발생하는 사전 예방적 프로세스가 포함된다. 이러한 과정에는 급성기 병원에서 퇴원 계획을 세우거나 급성 진료 또는 재활치료를 위해 사전 인증 받을 수 있다. 의무기록 검토 및 활용 관리의 목표는 보건 의료 제공자 및 기관의 규제 표준 준수를 보장하고 클라이언트의 자금을 가장 경제적인 방식으로 건강관리에 사용하는 것이다. 어느 경우든, 작업치료의 문서화는 환자의 입원과 지속적인 치료가 필요한지 여부를 판단하는 데 도움이 될 수 있다.

법적 체계 (The Legal System)

의무 기록은 환자의 질병과 치료 중에 발생한 것을 입증하는 법률 문서이다. 의무 기록에 작성된 모든 항목은 인쇄물 또는 전자 형식으로 작성되어 해당 법률 문서의 일부가 되며 소환 될 수 있다(Scott, 2013). 당신이 작업치료사로서 증언하기 위해 법정에 출두해야 한다면, 문서가 명확하고 정확하며 철저한 경우 도움이 될 것이다. 소송 사건들은 종종 논쟁이 벌어지는 사건이나 중재 후에 발생하고 그러한 이벤트 또는 환자를 기억하지 못할 수도 있다. 의무기록에 기록한 내용은 당신이 증언해야 할 정보를 제공할 것이다. 그러나 Scott (2013)은 "합법적인 도구로서의 광범위한 사용에도 불구하고, 의무기록은 방어적인 법적 초점으로 수행되어서는 안된다. 오히려 환자 진료 기록 작성은 주로 환자 복지 지향 의료 원칙에 따라 진행되어야 한다." 라고 한다(p.94)

품질관리 (Quality Management)

일단 품질 보증이라고 일컬어지면 품질 관리에 대한 세계적인 개념이 "품질을 보장하고 건강 관리 전달의 질을 향상시키기 위해 끊임없이 노력하고 '불가능한 과제에서 벗어나'는 것을 강조한다(Scott, 2013, p.162)." 이 프로세스에 따라 품질 개선, 품질 평가 및 개선, 품질 관리, 성능 개선 또는 기타 유사한 용어로 이 과정을 참조할 수 있다. 많은 시설에는 환자 관리의 문제점 파악 및 해결을 담당하는 품질 관리 위원회가 있다. 의무기록은 품질 관리 프로세스에 사용되는 정보의 주요 출처 중 하나이다. 품질 관리 프로세스의 한 예로 작업치료사가 병원 정책에 따라 클라이언트의 통증 수준을 일관되게 문서화했는지 여부를 결정하기 위해 작업치료 문서를 검토 한 다음 병원 정책 준수를 높이기 위한 조치를 수행하는 방법이 있다. 품질 관리 프로세스의 또 다른 예로는 부서 또는 시설 정책에 따라 특정 모집단에 대해 특정화된 평가가 수행되었는지 여부를 판단하기 위한 환자의 의무기록의 검토가 있다.

인증 (Accreditation)

메디케어 및 메디케이드에 대한 서비스 비용을 청구하는 건강관리 환경은 관련 법률 및 규정을 준수하기 위하여 CMS(메디케어 및 메디케이드 서비스 센터;Medicare and Medicaid Services Center) 가 승인한 주 주사기관 또는 국가 인증 기관의 인증을 받아 관련 법규를 준수하는지 확인해야한다. 일부 의료 시설은 자발적으로 민간단체의 인정을 받아 양질의 의료 서비스 제공자로서의 전문성을 향상 시킨다. 예를 들어, 미국에서 가장 오래되고 규모가 큰 건강관리 인증기관인 공동위원회(Joint Commission)는 약 21,000개의 보건의료조직 및 프로그램을 승인한다(Joint Commission, 2015a). 공동 위원회는 병원, 요양 시설, 가정 의료 기관, 보행 보건 진료소, 행동 장애 진료 프로그램(공동 위원회, 2015b)을 강화한다. 공동위원회 임무는 "의료기관을 평가하고 최고 품질과 가치를 안전하고 효과적으로 제공하는 데 탁월한 영감을 불어 넣어 다른 이해 관계자와 협력하여 대중을 위한 의료를 지속적으로 개선하는 것"이다(Joint Commission, 2015a, 2항 참조). Commission on Accreditation of Rehabilitation Facilities (CARF)은 작업치료사가 접할 수 있는 또 다른 인증 기관이다. 미국에서 1966년에 설립된 CARF인터내셔널은 이제 더욱 강화되어. 고령화 서비스, 행동형 보건, 아동 및 청소년 서비스 분야에서 전 세계 50,000개 프로그램 및 서비스, 고용 및 커뮤니티 서비스, 의료 재활(CARF International, 2015년)을 제공한다. 인증 평가관은 시설의 인증 평가 동안에 항상 환자 의무기록에 대한 리뷰를 한다.

교육과 연구 (Education and Research)

의무기록은 교육 도구로 사용될 수 있다. 다양한 의료 종사자들은 의무기록을 사용하여 환자의 의무기록과 현재의 임상 상태에 대한 정보를 얻는다. 작업치료 학생은 양질의 작업치료 중재에 대해 배우거나 환자에 대해 더 알아보기 위해 의료 팀의 다른 구성원의 역할과 중재를 더 잘 이해하기 위해 의무기록을 검토할 수 있다. 의무기록은 다양한 개인의 연구에 대한 데이터를 제공하기 위해 사용될 수 있다.

공중 보건 기관은 의무기록을 사용하여 특정 의료 상황의 발병률을 식별하고 문서화할 수 있다. 최근 수십 년 동안, 환자 치료 결과를 개선하고 의료비용을 줄이기 위해 작업치료를 포함한 모든 보건의료종사자에 대한 증거기반 실무에 대한 요구가 있었다(Baker & Tickle-Degnen, 2014) 예를들어, 연구원은 질병 및 상해 예방 방법을 개선하거나 특정 치료 중재의 효능을 결정하기 위하고 환자결과를 분석하기 위해 의무기록의 데이터를 수집하고 분석할 수 있다. 우수한 문서 관행은 임상 연구자가 신뢰할 수 있고 유효한 데이터가 있는지 확인하는 데 도움이 된다(Bargage, 2011; Glasse, nd.).

경영관리 (Business Development and Management)

경영진은 의무기록에 포함된 정보를 사용하여 시설에서 제공하는 서비스를 계획하고 판매한다. 예를 들어 값비싼 평가 장비를 구입하는 비용을 보증하고 직원을 위한 특수 교육을 제공하기 위해 외래 환자 작업치료에 대한 추천을 충분히 받을 수 있습니까? 전체 관절전치술에 따른 입원 환자 치료의 의뢰 횟수는 정형 외과적 치료에 대한 추가 작업치료 인력의 필요성을 나타내고 있는가? 의무기록은 작업치료사 업무량과 성과에 대한 생산성 측정을 제공할 수도 있다.

생산성은 치료사의 근무 시간 중 청구 가능한 시간의 양을 측정 한 것이다. 많은 실무자들이 생산성 표준을 언급하면서 "워크로드 기대 및 생산성 측정은 경제적 지속 가능성 달성을 목표로 상환을 극대화 할뿐 아니라 서비스 제공을 위한 적절한 인적 자원을 확보하는 데 활용되는 합법적 인 관리 도구이다 "(AOTA 윤리위원회, 2014).

클라이언트 접근 (Client Access)

의무기록의 또 다른 중요한 사용자는 클라이언트이다. 의무기록을 문서화할 때, 클라이언트는 자신의 의무기록을 보유하고 있으며, 자신의 의무기록(HHS, 2015b, 단락 1)에 대한 사본을 작성하고 권리를 행사할 수 있다. 의료 서비스가 더 많은 클라이언트 중심의 협력적인 접근으로 성장했기 때문에 의무기록에 대한 클라이언트의 통제력을 향상시키고 의료 프로세스에 참여할 수 있다(Giardina, Menon, Panon, Sittig, Sitth, Sittig).

미국의 최근 동향은 클라이언트가 다양한 의료 시설과 공급 업체에 분산될 수 있는 건강 정보를 체계적으로 정리하고 관리할 수 있는 PHR(개인 의무기록; Personal Health Record)을 사용하도록 장려하고 있다. EHR과 달리 PHR은 제공자가 아닌 클라이언트가 관리하며 서면 또는 전자 형식으로 보관할 수 있다(AHIMA, 2015b) 공급자는 여전히 각 클라이언트에 대한 의무기록을 유지하고 있지만, PHR은 개인적으로 건강 정보를 체계적으로 유지하고 의료 제공자와의 의사소통을 용이하게 하기 위해 개인 정보를 보관할 수 있다. 환자가 제공받은 작업치료 서비스에 관한 정보를 자신의 PHR에 포함시키는 것을 선택할 수 있다.

참고문헌 (References)

Abdelhak, M., Grostick, S., & Hanken, M. A. (2012). *Health information: Management of a strategic resource* (4th ed.). St. Louis, MO: Elsevier.

American Health Information Management Association. (2015a). Get to know AHIMA: Our history. Retrieved from http://www.ahima.org/about/aboutahima.

American Health Information Management Association. (2015b). What is a personal health record (PHR)? Retrieved from http://www.myphr.com/StartaPHR/what_is_a_phr.aspx.

American Occupational Therapy Association. (2015). Occupational therapy Code of Ethics. Retrieved from http://www.aota.org/-/media/corporate/files/practice/ethics/code-of-ethics.pdf

American Occupational Therapy Association Ethics Commission. (2014). Ethical considerations for productivity, billing, and reimbursement. Retrieved from http://www.aota.org/-/media/Corporate/Files/Practice/Ethics/Advisory/reimbursement-productivity.PDF.

Baker, N., & Tickle-Degnen, L. (2014). Evidence-based practice: Integrating evidence to inform practice. In B. A. Boyt Schell, G. Gillen, & M. E. Scaffa (Eds.) *Willard & Spackman's occupational therapy* (12th ed., pp. 398-412). Philadelphia, PA: Lippincott Williams & Wilkins.

Barboza, S., Epps, S., Byington, R., & Keene, S. (2008). HIPAA goes to school: Clarifying privacy laws in the education environment. *The Internet Journal of Law, Healthcare and Ethics, 6*(2), 1-5.

Bargaje, C. (2011). Good documentation practice in clinical research. *Perspectives in Clinical Research, 2*(2), 59-63. doi: 10.4103/2229-3485.80368.

Barnett, S. G., Gallimore, C., Kopacek, K. J., & Porter, A. L. (2014). Evaluation of electronic SOAP note grading and feedback. *Currents in Pharmacy Teaching and Learning, 6*(4), 516-526. doi: 10.1016/j.cptl.2014.04.010.

Centers for Medicare & Medicaid Services. (2015). Accreditation. Retrieved from https://www.cms.gov/Medicare/Provider-Enrollment-and-Certification/SurveyCertificationGenInfo/Accreditation.html.

Clark, J. (2004). *Documentation for acute care.* Chicago, IL: American Health Information Management Association.

Collmer, V. (2015). Navigating the HIPAA security rule: Practical strategies for the occupational therapy practitioner. *OT Practice, 20*(14), 13-16.

Commission on Accreditation of Rehabilitation Facilities International. (2015). Who we are. Retrieved from http://www.carf.org/About/WhoWeAre/.

Freedman, S. (2006). Understand the nuances of utilization review and utilization management. *Managed Healthcare Executive.* Retrieved from http://managedhealthcareexecutive.modernmedicine.com/mhe/article/articleDetail.jsp?id=282713.

Gensel, L. (2005). The medical world of Benjamin Franklin. *Journal of the Royal Society of Medicine, 98*(12), 534-583. doi: 10.1258/jsrm.98.12.534.

Giardina, T. D., Menon S., Parrish D. E., Sittig D. F., & Singh H. (2014). Patient access to medical records and healthcare outcomes: A systematic review. *Journal of the American Medical Informatics Association, 21*(4), 737-741. doi: 10.1136/amiajnl-2013-002239.

Gillum, R. F. (2013). From papyrus to the electronic tablet: A brief history of the clinical medical record with lessons for the digital age. *The American Journal of Medicine, 126*(10), 853-857. doi: 10.1016/j.amjmed.2013.03.024.

Glasse, A. (n.d.). Good documentation practices: Clinical research operations & regulatory support. Retrieved from http://miamictsi.org/documents/Documentation_Practices_in_Clinical_Research.pdf.

Jacobs, L. (2009). Interview with Lawrence Weed, MD: The father of the problem-oriented medical record looks ahead. *The Permanente Journal, 13*(3), 84-89.

Joint Commission. (2015a). About the Joint Commission. Retrieved from http://www.jointcommission.org/about_us/about_the_joint_commission_main.aspx.

Joint Commission. (2015b). What is accreditation? Retrieved from http://www.jointcommission.org/accreditation/accreditation_main.aspx.

Martinez, X. E. (2013). How SOAP notes paved the way for modern medical documentation. Retrieved from http://www.poweryourpractice.com/electronic-health-records/how-soap-notes-paved-the-way-for-modern-medical-documentation/.

Scott, R. W. (2013). *Legal, ethical, and practical aspects of patient care documentation: A guide for rehabilitation professionals* (4th ed.). Burlington, MA: Jones & Bartlett Learning.

Tripathi, M. (2012). EHR evolution: Policy and legislation forces changing the EHR. *Journal of AHIMA, 83*(10). 24-29.

University of Pennsylvania. (2015). History of Pennsylvania Hospital. Retrieved from http://www.uphs.upenn.edu/paharc/timeline/1751/

U.S. Department of Health & Human Services. (2015a). Personal health records and the HIPAA privacy rule. Retrieved from http://www.hhs.gov/ocr/privacy/hipaa/understanding/special/healthit/phrs.pdf

U.S. Department of Health & Human Services. (2015b). Understanding health information privacy. Retrieved from http://www.hhs.gov/ocr/privacy/hipaa/understanding/index.html

Valdes, K. (2014). How to comply with Medicare documentation requirements for Part B therapy services. Presented at a Summit on Professional Education seminar, Columbia, MO.

제 3 장

배상, 법률 및 윤리적 고려사항
(Reimbursement, Legal, and Ethical Considerations)

이전 장에서는 의무기록의 다양한 목적과 용도 및 작업치료 실무자의 문서화가 미치는 잠재적 영향에 대한 개요를 제공했다. 이러한 문제 중 일부는 더 많은 설명과 토론을 보증한다. 문서화는 서비스에 대한 배상을 정당화하는 주요 수단이므로(Scott, 2013), 작업치료 종사자가 다양한 환급 시스템과 관련 용어를 이해하는 것이 중요하다. 실무자는 배상 및 서류 작성에 영향을 미치는 연방 및 주 법률 및 규정을 알고 있어야 한다. 또한 미국작업치료협회(American Occupational Therapy Association: AOTA)의 공식 문서가 문서화에 미친 영향을 이해해야 한다. 또한, 실무자가 작업치료 서비스 문서화에 관해 발생할 수 있는 윤리적 합의를 고려하는 것이 중요하다. 배상, 법적, 윤리적 문제는 실습 환경과 다양한 건강관리 환경에서는 작업치료사의 관행에 따라 크게 다르다(AOTA, 2015a). 이 장에서는 문서화를 위한 정보의 기초를 제공 하겠지만, 실무자는 작업치료 문서화 및 실행에 영향을 미치는 연방 정부, 주정부 및 조직의 정책 변경사항을 항상 최신 상태로 유지해야 한다. Lohman (2014)은 다음과 같이 설명했다.

> 모든 치료사가 어디에서 일을 하든, 치료에 영향을 미치는 지불 시스템을 이해하고 치료에 영향을 줄 수 있는 변경 사항을 알고 사전 대책을 강구하는 것이 중요하다. 왜냐하면, 지불을 얻는 것은 대부분의 관행의 "빵과 버터"이기 때문에 치료사는 최적의 지불을 얻는 데 관여해야 한다. 이 지식은 작업치료 서비스에 엑세스 하는 능력에 있어 클라이언트를 지원하는데 도움이 된다(p.1052).

환자 보호 및 건강보험개혁법
(Patient Protection and Affordable Care Act)

Barack Obama's(버락 오바마) 대통령 시대에 도입되어 시행된 PPACA(환자 보호 및 건강보험개혁법; Patient Protection and Affordable Care Act))는 "일반인과 양쪽 모두에서 우리의 건강 관리 시스템을 변경하려는 가장 강력한 시도와 사적 건강 시장"이다(Lohman, 2014, p.1065). PPACA는 많은 수의 비보험 및 저 보험에 가입된 미국인, 주정부 및 연방 정부의 보건 지출 증가 비율 및 건강 관리 시장 비효율에 대응하여 개발되었다. PPACA가 이 글을 쓰는 시점에서 논란에 빠져 있으며, 대통령과 의회의 변화에 대한 불확실성이 존재하기도 하지만, PPACA에 도입된 많은 개념은 앞으로도 계속해서 작업치료에 영향을 미칠 것이다.

자금 출처 (Sources of Reimbursement)

다음 섹션에서는 작업치료 지불에 대한 가장 일반적인 출처 중 일부에 대한 환급 관련 정보에 대해 간략하게 설명한다. 자금 출처는 지속적으로 규제와 지침을 개정하고 있다. 귀하의 작업치료사 또는 고용주는 환급과 관련된 서류상의 사항을 이해하는 데 도움이 될 수 있는 중요한 자료가 될 것이다. 많은 고용주들은 청구 문제를 처리하기 위해 별도의 부서를 가지고 있지만 급여 프로세스에 대한 역할을 이해해야 한다.

메디케어 (Medicare)

메디케어는 메디케어 및 메디케이드 서비스 센터에서 관리하는 연방 건강 보험 프로그램이다(CMS, 2015i, Lohman, 2014). 메디케어는 65세 이상, 연령대 이하의 사람들과 특정 장애가 있는 65세와 말기 신장질환 환자들의 의료비를 지불하는 것을 돕는다. 메디케어 혜택은 4가지로 나뉜다(CMS, 2015i) :

1. *파트 A*: 병원 및 주요 접근 병원, SNF(숙련 된 간호 시설; Skilled nursing facilities), 가정의 입원 치료와 건강 관리 및 호스피스
2. *파트 B*: 작업치료를 포함하여 의사의 서비스 및 외래 진료. 또한 클라이언트가 파트 A에 따라 보험 적용 대상이 되지 않는 경우 장기 요양 시설
3. *파트 C*: 개인 보험 회사가 메디케어와 계약하여 파트 A와 파트 B는 메디케어 어드벤티지 플랜을 통해 혜택 부여.
4. *파트 D*: 처방약 비용 커버

메디케어 수혜 자격이 있는 사람들은 메디케어 적용 범위를 선택할 때 고려해야 할 다양한 조건을 가지고 있다. 귀하가 취급하는 개인마다 적용 범위에 따라 혜택, 공동 지불액 및 공제액이 다를 수 있다. 작업치료 서비스는 메디케어 파트 A, B 및 C를 통해 청구될 수 있다. 메디케어에서 다루는 작업치료 서비스는 의학적으로 필요하고 숙련되어야한다(Bogenrief, 2014). 의학적으로 필요한 서비스가 클라이언트 상태에 대한 허락된 관행 표준과 일치함을 의미한다. 제공되는 서비스는 숙련된 작업치료사의 의사 결정과 고도로 복잡한 역량을 요구한다. 또는 작업치료 보조원으로서 인간의 기능 및 작업 성과에 대한 지식 기반을 제공한다. 비전문 서비스는 통상적인 또는 유지 관리 유형의 치료이며, 둘 다 수행 될 수 있다. 비전문 인력이나 보호자는 작업치료 서비스의 문서화가 가능해야 한다. 합리적이고 예측 가능한 기간 내에 현대의 관행 표준에 기반한 개선과 메디케어 규정 및 가이드 라인이 끊임없이 변하기 때문에 현재의 상태를 유지하는 것이 중요하다. 작업치료 서비스에 대한 메디케어 환급과 관련된 문제는 여러 온라인 리소스를 사용할 수 있다.

메디케어 환급에 대한 이해를 돕기 위한 사이트 :

- ◆ CMS 웹 사이트: https://www.cms.gov/
- ◆ 메디케어 웹 사이트: https://www.medicare.gov/
- ◆ AOTA 웹 사이트: http://www.aota.org/

메디케어 파트 A (Medicare Part A)

보건 의료의 다른 여러 측면과 마찬가지로, 메디케어의 정부 관리는 건강 보험 지출 증가를 줄이려고 시도한 PPACA의 결과로 상당한 변화를 겪었다. 메디케어 파트 A 수혜자(CMS, 2015a, 2015f, 2015k, Lohman, 2014)를 위한 다양한 상환 시스템이 있다.

- ◆ *서비스 요금(Fee-For-Service)*: 이 상환 모델은 의료 서비스 제공자가 제공된 각 서비스에 대해 별도로

지급하는 것이다.

◆ *예상 지불 시스템(Prospective Payment Systems):* 지급 결제 시스템(Prospective Payment Systems) 상환 방식에 따라 메디케어 지불은 환자의 진단 관련 그룹에 따라 미리 결정된 고정 금액을 기준으로 하는 것이다.

◆ *번들 지불(Bundled Payments):* PPACA의 일환으로 CMS는 "수혜자를 위한 보육의 질을 유지하거나 향상시키면서 지출을 줄일 수 있는 혁신적인 지불 및 서비스 제공 모델을 시험하기 위해" 혁신 센터를 만들었다(CMS, 2015a, paea. 3). 진료 개선을 위한 번들 지불은 메디케어 수혜자가 치료 중에 받는 여러 서비스에 대한 지불을 연결하기 위해 도입되었다. "이니셔티브에 따라 조직은 치료 에피소드에 대한 재무 및 성과 책임을 포함하는 지불 약정을 체결한다. 이러한 모델은 메디케어보다 저렴한 비용으로 더 높은 품질과 보다 조율 된 간호로 이어질 것이다"(CMS, 2015a, paea. 1). 이 글을 쓰는 시점에서 병원 입원 환자 SNFs, IRFs(입원환자재활시설; inpatient rehabilitation facilities), LTACs(장기 급성기 병원; Long-term acute care hospitals) 및 가정 보건 기관에서 4가지 다른 상환 모델을 테스트했다.

지금까지 메디케어에서는 다양한 측면의 의료 서비스 전달과 문서화 및 환급을 설명하는 약어가 많이 있다. 다음은 메디케어 파트 A 수혜자와 함께 일할 때 발생할 수 있는 몇 가지 다른 용어 및 약어이다.

◆ *IRF-PAI(입원 환자 재활 시설-환자 평가도구; IRF-Patient Assessment Instrument):* "IRF-PAI는 환자의 임상, 인구 통계 및 기타 정보를 포함하며 환자를 임상 특성 및 예상되는 자원 요구에 따라 구별되는 그룹으로 분류한다. 사례 및 시설 수준 조정의 적용을 포함하여 각 그룹에 대해 별도의 지불금이 계산된다.

◆ *FIM(기능적 독립 측정; Functional Independence Measure) 계기:* IRF-PAI에 포함된 FIM은 재활 중 18개의 기능 활동(CMS, 2014a, 2014c)을 환자의 수행을 평가하는 것으로 7단계 척도이다. 작업치료사는 일상생활 활동 및 기타 기능적 활동에 대해 환자의 성과를 문서화하는데 중요한 역할을 한다. 이 정보는 IRF-RAI의 FIM장비에서 클라이언트의 점수를 결정하는데 도움이 된다.

◆ *MDS(장기요양 최소 데이터 세트; Long-Term Care Minimum Data Set):* SNF는 MDS라는 평가 도구를 사용하여 클라이언트의 진단, 기능 상태 및 치료에 소요된 시간에 대한 데이터를 보고한다. 지불은 부분적으로 치료에 소요된 시간을 기준으로하기 때문에 작업치료사의 완전하고 정확한 문서화는 적절한 환급(CMS, 2015g)에 필수적이다.

◆ *OASIS(결과 및 평가 정보 세트; Outcome and Assessment Information Set):* 이 도구는 가정 건강 서비스를 받는 Medicare 수혜자에 관한 정보를 수집하는데 사용된다. "OASIS 데이터는 여러 가지 용도로 사용된다. 품질 및 성과 향상 노력을 돕기 위해 가정 보건 기관에 제공되는 품질 보고서 유형"(CMS, 2015d, para 3)이다. 간호 또는 다른 분야로 전형적으로 완료 되더라도, 어떤 상황에서는 작업치료사가 클라이언트의 재택 건강관리 서비스를 시작할 때 OASIS를 완료해야할 책임이 있다.

메디케어 파트 B (Medicare Part B)

메디케어 파트 B는 외래 환자 및 장기요양보호 환경에서 작업치료서비스를 제공한다. 클라이언트는 일반적으로 메디케어가 승인한 서비스 금액(CMS, 2015f)을 기준으로 추가 의료 혜택에 대한 월별 보험료와 공제액 및 20%의 공동 지불액을 가진다. 또한, CMS는 치료 서비스에 대해 치료 대 또는 치료 한도를 설정한다. 물리치료와 언어치료는 연례 병합을 한다. 작업치료는 자체 연간한도가 있으며, 한도에 대한 예외가 있다. 작업치료사가 치료 한도를 초과하는 서비스가 의학적으로 합리적이고 필요하다고 문서화 한 경우, 클라이언트는 지정된 상한선까지 치료상 한도 초과의 추가 서비스를 받을 자격이 된다. 작업치료사는 캡에 예외를 요청하기 위해 클레임에 "KX 수식어"를 첨부해야 한다. "KX수식어를 사용하면 치료비를 초과하는 서비스가 합리적이고 필요하다는 것을 입증하고 의무기록에 이러한 서비스에 대한 의학적 필요성을 문서화할 수 있다"(Sandhu, 2014, p.6). 한도 이상으로 제공되는 서비스는 메디케어 계약자가 자동으로 검토한다.

향후 서비스가 합리적이고 필요하지 않은 경우 또는 클라이언트가 합리적인 시간 내에 상당한 기능 향상을 보일 것으로 예상되지 않는 경우, 작업치료사는 메디케어를 제공해야 한다. 비 수혜자 사전 수익자 통지(ABN)와 수혜자. ABN은 메디케어가 서비스를 받을 가능성이 없다고 클라이언트에게 알리므로 서비스를 받고 싶어하는지 여부를 결정할 수 있다. 발데스(Valdes, 2014)는 많은 클라이언트가 의사가 그렇게 했다고 생각한다고 설명했다. 작업치료는 메디케어가 자동으로 해당 서비스를 보상한다. 그러나 책임은 작업치료사가 의학적 필요성을 증명하기 위해 환자의 기능적 상태와 개선을 문서화하는데 있다.

메디케어 파트 C (Medicare Part C)

메디케어 파트 C플랜(메디케어 어드벤치지 플랜이라고도 함)은 클라이언트의 파트 A 및 파트 B의 혜택(CMS, 2015e, 2015f, 2015i)을 관리하는 개인 메디케어 승인 보험회사에서 제공한다. 이러한 민간보험회사는 메디케어가 정한 일반 규칙을 따라야 하지만, 클라이언트가 작업치료를 비롯한 다양한 건강 관리 서비스에 액세스하는 방법에 대한 자체 규칙을 설정할 수 있다. 예를 들어, 메디케어 어드벤치지 플랜은 플랜에 포함되는 시설과 제공자를 제한 할 수 있다. 또한, 메디케어 어드벤치지 플랜을 관리하는 보험 회사는 자기 부담금 및 공동 지불금과 같은 자기 부담 금액을 설정할 수 있다.

메디케이드와 아동건강보험 (Medicaid and Children's Health Insurance Plan)

메디케이드는 연방 정부 및 각 주(CMS, 2015h, 2015j, Lohman, 2014)가 공동으로 기금을 지원하는 건강보험 프로그램이다. 소득이 제한되어 있고 자격 요건을 충족시키는 개인을 대상으로 한다. 메디케이드는 각 주별로 관리된다. 모든 주 들이 일반적인 연방 지침을 하는 반면, 제 3장에서는 개인이 메디케이드를 받을 수 있는 자격과 적용되는 서비스의 측면에서 상당한 차이가 있다. 성인을 위한 메디케이드가 적용되는 서비스와 어린이를 대상으로 한 서비스간에는 단일 주 내에 차이가 있을수도 있다. CHIP(아동건강보험; Children's Health Insurance Plan)은 연방 정부와 주정부가 공동으로 자금을 지원하는 프로그램으로 자격이 너무 많이 있는 가정의 아동에게 건강 보험을 제공한다. 메디케이드와 마찬가지로 CHIP 적용 범위와 혜택은 주마다 다르다. 작업치료사는 그들이 훈련하고 있는 주에 대한 문서 및 보상 지침을 숙지해야 한다.

민간보험 (Private Insurance)

개인은 고용주나 배우자 또는 부모의 고용주를 통해 사립 의료보험에 가입할 수 있다. 이러한 계획의 비용은 종종 고용주가 보조금을 지급한다. 미국에서는 보험이 없는 개인의 수를 줄이기 위한 노력의 일환으로 PPACA는 개인 및 소규모 사업체가 사립 의료 보험(AOTA, 2015b)을 구입할 수 있는 건강 보험 시장을 설립해야했다. 보험 적용범위가 다른 다양한 개인 보험 계획이 있으며 보험 회사가 의료 서비스 비용을 지불하기 위해 준수해야하는 특정 요구 사항이 있을 수 있다. 의료 공급자를 보기 전 "사전 승인" 또는 사전 승인을 받고 특정 유형의 제공자에게 연간 방문 횟수를 제한한다. 많은 건강 관리 환경에는 이러한 보험 문제를 다루는 역할을 하는 개인이 있지만, 작업치료사는 일부 환경에서 이 프로세스에 직접적으로 개입할 수 있다. 문서는 개별 연습 설정의 요구 사항을 충족해야 하며 클라이언트의 특정 보험에 필요한 추가 문서가 있을 수 있다.

근로자 산재보험 (Worker's compensation)

근로자 산재보험은 직장에서 부상당한 직원의 의료비 및 임금을 보상하는 일종의 사업 보험이다. 각 주마다 근로자 보상 프로그램(AOTA, 2015k)에 대한 요구 사항이 다르다. 작업치료는 프로그램의 의료비로 충당되는 서비스일 수 있다. 클라이언트가 자금 출처로 근로자의 보상을 받으면 치료적 중재와 문서화는 개인의 직장 복귀 능력을 향상시키는데 초점을 맞추어야 한다. 경우에 따라 작업치료사는 클라이언트의 부상, 질병 또는 상태가 업무 관련 또는 기존 병력 상태의 결과인지 여부를 결정하기 위해 인체 공학적 평가를 수행하도록 요청받을 수 있다(Zuccarello, 2010).

학교 (Schools)

2004년 장애인 교육법(IDEA)의 파트 B는 학교가 장애 학생에게 가장 제한이 적은 환경에서 무료로 적절한 공교육을 제공하도록 요구한다. 이 법은 3세에서 21세 사이의 학생에게 적용된다(Mulligan, 2014). 1973년 재활법의 504항과 1990년 장애인법의 제목 II는 학교가 장애 학생을 교육 활동에 참여를 배제하는 것을 금지한다(AOTA, 2011). 작업치료사의 교육목표는 어린이를 만나 돕고 직접적인 서비스를 제공하도록 요청받을 수 있다. 또한 학교가 필요한 수정 및 편의를 결정하는데 도움이 되는 자문 서비스를 제공하도록 요청받을 수 있다. 학교는 개별 교육 프로그램을 사용하여 학생의 교육 필요, 목표 및 서비스를 문서화한다(Mulligan, 2014). 서류 요건은 학교마다 다르지만 제공되는 서비스는 교육 환경과 관련이 있어야 한다(AOTA, 2011; Mulligan, 2014). 어떤 경우에는 학교 기반 서비스가 메디케이드의 적용을 받을 수 있다. 이러한 경우 서비스는 교육 관련성 및 의학적 필요성 두 가지 요구 사항을 모두 충족해야 한다(AOTA, 2011, p.S47).

조기 중재 프로그램 (Early Intervention Program)

장애가 있는 유아를 위한 조기 중재 프로그램(Part C of IDEA)은 연방 보조금이다. 출생시 가족과 함께 2세의 영아 및 유아를 위한 조기 개입 서비스 프로그램으로 진단과 관련된 프로그램이다. 이 프로그램의 대상은 발달 지연 및 발달 지연의 위험이 있다고 판단되는 어린이다. 파트 C의 주요 조항은 아동의 자연환경에서 서비스가 제공되어야 한다는 것이다. 여기에는 유치원, 탁아소 및 기타 지역 사회 환경 설정과 같이 장애가 없는 아동을 위한 전형적인 가정 및 공동체 설정이 포함된다. 자격 요건은 발달 지연, 확립된 위험(예: 지연과 관련이 있는 특정 진단) 및 발달 문제의 잠재적 위험 요인(Mulligan, 2014)의 각 주 정의에 따라 주마다 다양하다. 일부 학교 기반 서비스가 메디케이드의 적용을 받는 것과 같이 조기 중재 프로그램을 통해 제공되는 작업치료 서비스 또한 메디케이드(AOTA, 2011)에서 다루어 질 수 있다. 조기 개입 프로그램에 참여한 각 아동에게는 가족의 서비스가 포함된 IFSP(개별화된 가족 서비스 계획; Individualized Family Service Plan)이 있다. 강점, 우려 사항 및 우선순위에 대한 정보를 제공한다(Mulligan, 2014). 작업치료는 IFSP의 일부로 제공될 수 있는 많은 서비스 중 하나이며 문서화 요구 사항은 주마다 다르다.

청구코드 (Billing Codes)

작업치료 실무자는 문서화 및 청구 프로세스의 일부로 여러 코딩 시스템을 접하게 된다. 이 코딩 시스템은 클라이언트의 진단 및 제공된 서비스를 설명하기 위해 의료 제공자와 보상 원간에 표준 언어를 제공하기 위한 것이다(미국보건복지부[HHS], 2015b). 이 섹션에 설명된 코딩 시스템은 자주 업데이트되며, 실무자는 문서에 영향을 줄 수 있는 변경 사항을 추적해야 한다.

ICD-10 코드 (ICD-10 Codes)

세계보건기구(WHO)는 1970년대에 징후, 증상, 부상, 질병 및 상태를 코딩하는 시스템으로 ICD(국제질병분류; International Classification of Diseases)를 개발했다(Mullin, 1999). 현재 ICD-10분류 시스템은 두 부분으로 구성되어 있다(HHS, 2015a, 2015b).

1. *임상적 수정(ICD-10-CM)*: 3자리에서 7자리까지의 영문자와 숫자로 구성된 진단 코드이다. 이 코드는 클라이언트의 상태에 대해 고도의 특이성을 부여한다.
   - 예: 169.351- 우심방에 영향을 미치는 뇌경색, 편마비 및 부전 편마비의 후유증
2. *절차 분류 시스템(ICD-10-PCS)*: 입원 환자 병원에서만 서비스 요금을 청구하는 데 사용되는 코드이다. 진단 코드와 마찬가지로 절차 코드는 고도의 특이성을 허용한다.
   - 예: F0FZ1FZ – 보조기구, 적응 보조기구 또는 보호 장비를 사용한 드레싱에 대한 간병인 교육(Alkaline Software, 2015)

대부분의 병원 및 진료소 환경에서 개인 또는 전체 부서가 있으며 그 책임은 다음과 같다. 문서를 검토하고 해당 코드가 클라이언트의 의무기록 및 관련 청구서에 포함되어 있는지 확인해라. 그러나 이러한 개인들은 작업치료 실무자를 포함한 의료 전문가의 상세한 문서에 의존하여 적절한 규범을 부여한다.

현행 절차 용어 코드 (Current Procedural Terminology codes)

현행 절차 용어(CPT)코드는 미국 의학 협회(AMA, 2015)가 소유하고 저작권을 소유한다. 이 코드는 의료 서비스 및 절차를 보고하기 위한 설명적이고 식별 가능한 용어의 표준화된 목록이다. CMS는 1983년 메디케이드 파트 B에서 코딩 서비스의 필수 시스템으로 CPT코드를 사용했다. CPT코드(HCPCS Level 1 코드라고도 함)는 건강 관리 청구를 위해 메디케이드 및 기타 건강 보험 프로그램에서 사용하는 건강 관리 공통 절차 코딩 시스템의 하위 시스템 중 하나를 구성한다. 대부분의 관리 진료 및 민간 보험 회사는 CMS에 의해 설정된 CPT 값에 대한 상환을 기본으로 한다. CPT 코드는 지속적으로 검토되며, 새 CPT 코드와 개정된 CPT 코드는 매년 발행된다. 일부 코드는 삭제되고 다른 코드는 추가 될 수 있다. 또한 AMA는 AOTA 및 기타 기관과 협력하여 "정신적 노력과 판eks, 기술, 서비스 제공시의 심리적 스트레스"(AOTA, 2015j, 4항)에 따라 코드별로 가치를 제안한다. 제공되는 서비스에 할당 될 수 있는 현재 코드를 이해하는 것은 각 작업치료 실무자와 고용주의 책임이다. 매년 AOTA는 AMA의 CPT코드 목록을 회원들에게 서비스를 분류하고 청구하는 작업 요법 실무자가 가장 자주 사용하는 코드 목록을 제공한다. 다음은 이러한 공통 코드 중 일부이다. 이 목록은 모든 것을 포함하지는 않는다(AMA, 2013).

- ◆ 97003 작업치료 평가
- ◆ 97004 작업치료 재평가
- ◆ 97110 치료 절차 (치료 운동)
- ◆ 97112 신경 근염 재교육
- ◆ 97530 치료 활동
- ◆ 97532 인지 능력 개발
- ◆ 97533 감각 통합 기술
- ◆ 97535 셀프 케어 / 주택 관리 교육
- ◆ 97537 지역 사회 / 직장 재통합
- ◆ 97542 휠체어 관리 (평가, 피팅, 교육)

◆ 97545 작업 경화 / 컨디셔닝
◆ 97760 보조기(orthotic) 관리 / 훈련
◆ 97761 의지(prosthetic) 관리 / 훈련

작업치료 실무자는 제공된 서비스에 할당 할 코드를 결정하는 것 외에도 각 코드 사용 지침을 명확하게 이해해야 한다. 예를 들어 많은 코드는 15분 단위로 청구될 수 있지만, 다른 코드는 서비스 제공에 소요된 시간과 상관없이 한번 만 청구될 수 있다. 중재 서비스에 대한 비용 지불 소스를 막기 위해 동일한 치료 세션 내에서 비용을 청구 할 수 있는 코드에 대한 제한도 있다. CMS는 중복 될 수 있는 NCCI (National Correct Coding Initiative) 코드 목록을 제공한다. 그러나 작업치료사는 NCCI 목록에 두 가지 코드를 청구할 수 있다. 청구 코드에 추가 청구 방식을 추가하면 된다.

> 수식어 59는 작업치료사가 NCCI목록의 두 코드가 실제로 별개의 절차 서비스임을 나타내기 위해 사용된다. 문서화는 다음을 문서화하여 수식어를 지원해야 한다(1) 다른 세션 (2) 다른 절차 (3) 다른 장소 또는 기관 시스템 (4) 같은 날에 동일한 작업치료사가 일반적으로 수행하지 않는 서비스(AOTA, 2015c, 3항).

HCPCS 레벨 2 코드 (HCPCS Level II Codes)

CPT 코드는 작업치료사를 포함한 건강 관리 전문가가 제공하는 서비스 및 절차를 식별하는 반면 HCPCS Level II 코드는 내구성 의료 장비, 보조기 및 의지(CMS, 2015c)와 같은지 제품 및 소모품을 식별한다. CPT 코드의 사용과 유사하게, 작업치료 실무자는 특정 HCPCS 레벨 II 코드에 대한 지급자 및 주 규제 기관으로부터 일정한 제한을 접할 수 있다. 또한, 모든 규정이 메디케어 및 기타 지불인에게 수락되는 것은 아니다. 제품 및 청구서를 제공 했다고 해서 클라이언트의 자금 출처가 해당 제품에 대해 지불 할 것이라고 보장 할 수는 없다. "주 규칙 및 공식 HCPCS 서적을 항상 검토하고 코드 및 지불 정책 사용에 관한 특정 보험사의 정보 요청"(AOTA, 2015f, 1 항). 다음은 작업 요법 종사자가 다양한 환경에서 사용할 수 있는 HCPCS Level II 코드의 두 가지 예이다.

1. L3650- 어깨 보조기, 8 개의 디자인 외전 억제 장치, 조립식, 기성품
2. L3906- 손목 관절 보조기, 관절, 맞춤형 제작, 피팅 및 조정 포함

G-코드 (G-Codes)

외래치료 서비스의 메디케이드 파트 B에 청구하는 작업치료사들은 클라이언트가 서비스에 대해 상환 받을 것을 주장하는 기능적 데이터를 보고해야 한다. 이 코드는 환자의 체재 기간이 이틀밤을 넘지 않아 외래 환자 또는 관찰자가 될 때 병원 환경에서 사용될 수 있다. "기능적 데이터 보고는 새로운 G-코드의 형태를 취하는데, 이 코드는 치료로 해결되는 주요 문제를 확인하고, 제한 또는 제한을 반영하는 수식어"이다(AOTA, 2015e, Para. 1). 메디케어는 이러한 데이터를 사용하여 환자 목표 달성을 시간 경과에 따라 추적한다. CMS는 필수 G-코드 및 수식어가 없이 제출된 클레임을 거부한다. G-코드 범주 및 수식어 목록은 표 3-1 및 3-2를 참조하라. G-코드는 전문 분야가 아니며 작업치료사는 "치료되는 주요 기능 제한과 가장 밀접하게 관련된 기능 제한을 위한 G-코드 세트를 선택해야 한다"(AOTA, 2013e, para). 일부 코드는 일반적으로 특정 분야에 의해 보고되지만, AOTA는 실무자들이 기억력, 주의력, 삼킴을 포함한 작업치료의 전체 범위를 반영하는 코드를 사용하도록 권장한다. 또한 외래 환자 환경에서 재활 동료의 문서에 보고된 대로 클라이언트의 기능 상태를 더 잘 이해하기 위해서는 모든 규정을 숙지하는 것이 중요하다.

표 3-1

G-코드 기능적 제한 범주

G-코드 범주	현재 상태	목표 상태	수행 상태
이동성: 걷기 및 이사 중	G8978	G8979	G8980
변경 및 유지 보수 몸 위치	G8981	G8982	G8983
운반, 이동 및 객체 처리	G8984	G8985	G8986
셀프 케어	G8987	G8988	G8989
기타 PT/OT 기본	G8990	G8991	G8992
기타 PT/OT 이후	G8993	G8994	G8995
삼키기	G8996	G8997	G8998
운동 언어	G8999	G9186	G9158
언어 이해	G9159	G9160	G9161
언어 표현	G9162	G9163	G9164
집중	G9165	G9166	G9167
기억	G9168	G9169	G9170
음성	G9171	G9172	G9173
다른 SLP	G9174	G9175	G9176

약어: OT, 작업치료; PT, 물리치료; SLP, 언어치료.

Adapted from *Quick Reference Chart: Short & Long Descriptors for Therapy Functional Reporting G-codes*. (CMS, 2012).

표 3-2

G-코드 기능적 제한 범주

심각도/복잡도 수식어 G-코드 기능 제한	클라이언트의 기능적 백분율 손상, 제한
CH	0%
CI	1% to 19%
CJ	20% to 39%
CK	40% to 59%
CL	60% to 79%
CM	80% to 99%
CN	100%

Adapted from *Quick Reference Chart: Short & Long Descriptors for Therapy Functional Reporting G-codes. (CMS, 2012).*

AOTA (2015g)는 외래 환자 기능 데이터(G-Code and Modifiers)에 대한 작업치료 보고 도구를 메디케어 프로그램에 게시했다. 이 문서는 작업치료사가 가장 자주 사용하는 G-코드 범주에 대한 클라이언트의 기능 상태를 평가하는 데 사용할 수 있는 몇 가지 표준화된 평가 도구를 나열한다.

> 그러나 AOTA는 다음과 같이 반복했다. 작업치료사는 CMS가 G-코드 또는 수식어를 선택하는 데 특정 기능적 결과 평가 도구를 사용하지 않아도 되고 AOTA는 어떤 도구 나 도구를 사용하지 않을 것을 권장하지 않는다. G-코드를 선택할 때 치료사는 임상 적 및 전문적 판단에 의존해야 한다(AOTA, 2015g, p.3).

CMS는 기능적보고를위한 지침을 설정하며, 매년 변경 될 수 있다. 작업치료 실무자는 현재 CMS 지침에 대한 정보를 제공해야 한다. AOTA는 또한 G-코드 및 수정 기호가 보고되어야 하는 경우에 대한 지침 요약을 제공한다(AOTA, 2013a).

- ◆ 새로운 치료 에피소드를 처음 사용하는 날
- ◆ 치료 10 일에 1 회 이상
- ◆ 평가 절차가 제공되고 청구될 때(CPT 코드 97003 및 97004)
- ◆ 환자가 치료 요법에서 퇴원 한 경우
- ◆ 특정 기능적 제한이 끝났을 때 더 많은 치료가 필요
- ◆ 새로운 기능 제한이보고 될 때

법률, 규정 및 윤리 지침
(Legal, Regulatory, and Ethical Guidelines)

작업치료사는 문서에 영향을 미치는 법적, 규제적, 윤리적 기준을 알고 있어야한다. AOTA는 작업치료 실습을 안내하고 문서에 직접적인 관련이 있는 몇 가지 공식 문서를 발간한다. 또한 각 주에는 작업치료 실습을 더욱 규제하는 실천 법이 있다. 이 섹션에서는 작업치료사의 문서화에 영향을 미치는 여러 문서의 요점을 강조한다. AOTA 공식 문서는 약 5년마다 개정되며, 주정부 관행은 매년 갱신 될 수 있다. 작업치료사는 최신 문서를 숙지해야 한다.

실습 범위 (Scope of Practice)

이 문서는 작업치료 실습의 영역과 과정을 기술하고 작업치료 실습자에 대한 교육 및 인증 요구 사항을 설명한다. 작업치료는 "가정, 학교, 직장, 지역 사회 및 기타 환경에서 역할, 습관 및 일상에 참여하도록 향상 시키거나 촉진 할 목적으로 개인 또는 집단과 함께 일상생활 활동 (작업)을 치료하는 용도"로 정의된다(AOTA , 2014c, p.35). 문서는 클라이언트에게 제공되는 서비스가 작업치료 작업의 실제 범위 내에 있음을 입증해야 한다. 또한, 실무자는 면허, 계속 교육 및 감독을 위한 주법을 준수해야 한다. 그러한 법률은 서비스 제공 중에 작업 감독자에게 적절한 감독이 제공되었음을 반영하기 위해 필요한 문서의 유형 및 종사자의 서명에 포함된 자격 증명에 영향을 줄 수 있다.

작업치료 실습 표준 (Standards of Practice for Occupational Therapy)

이 문서는 작업치료사 또는 작업치료 보조원(AOTA, 2015h)로서 수행해야 할 기준을 정의한다. 작업치료 실무자에 대한 교육, 시험 및 면허 요건을 설명한다. 이 문서는 서비스 제공 과정에서 전문직 역할을 명확히 하기 위

해 계속 진행된다. 문서화는 "연습 설정, 연방 및 주 법률, 기타 규제 및 지불 인 요구 사항, 외부 인증 프로그램 및 AOTA 문서로 확립 된 기간, 형식 및 표준"을 충족해야 한다고 명시한다(AOTA, 2015h, p.4).

작업치료 서비스를 제공하는 동안 감독, 역할 및 책임에 대한 지침 (Guidelines for Supervision, Roles, and Responsibilities During the Delivery of Occupational Therapy Services)

이 문서는 문서 작업을 포함한 작업치료 서비스의 제공에 있어 작업치료사, 작업치료 보조원 및 작업치료 보조원의 역할, 책임 및 감독 요구 사항에 대해 설명합니다(AOTA, 2014a).

작업치료사 (Occupational Therapists)

작업치료사는 평가, 중재 계획, 중재 시행 및 결과에 대한 문서화를 포함하여 서비스 제공의 모든 측면과 독립적이라는 의미에서 자율적 실무자로 간주된다. 작업치료사는 평가를 시작하고 지시하며, 데이터를 해석하고, 중재 계획을 개발 및 지시하고, 적절한 경우 중재 계획을 수정 또는 중단하고, 클라이언트의 직무 수행 결과를 해석한다. 그들은 선택된 평가 및 중재를 위임하고 평가 및 개입 과정 전반에 걸쳐 정보를 교환함으로써 작업치료 조수와 협력한다. 문서화에는 작업치료 서비스 제공에 대한 작업치료사의 개입이 반영되어야한다.

작업치료사 보조원 (Occupational Therapists Assistants)

작업치료 보조원은 작업치료사의 감독하에 서비스를 제공해야 한다. 제공되어야하는 감독의 정도는 실습 상태와 자금 출처에 따라 달라질 것이다. 작업치료 조수는 작업치료사가 위임한 평가를 실시하고 작업치료사에게 구두 및 서면으로 클라이언트의 수행 결과를 제공함으로써 평가 프로세스에 기여할 수 있다. 그들은 중재 계획을 개발하는 동안 작업치료사와 협력 할 수 있다. 그들은 클라이언트의 작업치료 목표 및 목표 화 된 결과를 파악하고 그 목표 및 결과에 대한 클라이언트의 진전에 대한 작업치료사에게 서면 문서 및 언어 보고서를 제공해야 한다. 마지막으로, 감독 작업치료사와 협력하여, 작업적 치료 보조원은 직무 및 활동, 준비 방법 및 과제, 클라이언트 교육 및 훈련, 입증 된 역량 수준, 클라이언트의 목표 및 요구 사항에 부합하는 그룹 개입을 포함하는 "작업치료 개입"을 선택, 구현 및 수정한다(AOTA, 2014a, p.S20).

작업치료 보조 (Occupational Therapy Aides)

작업치료 보조는 작업치료사 또는 작업치료 보조원이 특별히 위임한 보조적 비 숙련 서비스를 제공한다. 궁극적으로 작업치료사는 보조의 사용과 행동에 책임이 있지만 보조는 작업치료 보조원이 감독 할 수 있다. 보조는 사무직, 유지 보수 및 작업 공간 또는 장비 준비와 같은 비 클라이언트 관련 업무를 제공할 수 있다. 그들은 일상적으로 수행할 수도 있다. 이전에 업무에서 역량을 발휘했다면 안정적이고 예측 가능한 상황에서 클라이언트 관련 업무를 수행할 수 있다. 작업치료사는 보조가 제공하는 서비스 및 보조를 사용할 때 주 및 지급 자 규정을 준수해야 한다.

작업치료 학생 및 작업치료 보조 학생 (Occupational Therapy Students and Occuaptional Therapy Assistant Students)

공식 문서에서 다루지는 않았지만, AOTA는 작업치료 서비스가 메디케어에 청구될 때 학생들을 위한 감독 요구 사항을 명확하게 발표했다. 주법 및 시설 지침은 더욱 엄격해질 수 있다. AOTA (2013b)가 요약한 감독 요구 사항은 다음과 같다.

◆ *메디케어 Part A – 병원 및 입원 환자 재활*: 구체적인 CMS 규정은 없다. 주 법이 준수되어야한다.

- *메디케어 Part A – SNF*: 작업치료 학생 및 또는 작업치료 보조 학생의 서비스는 클라이언트가 받은 치료의 분으로 MDS에 기록 될 수 있다. CMS는 더 이상 작업치료사의 시야 내에 서비스를 제공할 필요가 없다. "감독 치료사와 치료 보조원은 학생이 시선 감독 없이 환자를 치료할 준비가 되어 있는지 여부를 결정해야 한다. 감독 치료사/보조원은 문서 작성을 제외하고는 다른 활동이나 치료에 관여하지 않을 수 있다" (AOTA, 2013b, p.2). 감독 치료사와 치료 보조는 신체적으로 시설에 있어야하며 학생이 필요에 따라 즉시 지도 할 수 있어야한다.
- *메디케어 Part A – Hospice*: 특정 CMS 규칙이 없다. 주법이 준수되어야한다. AOTA는 Part A 입원 환자를 위한 접근법을 따라야한다.
- *메디케어 Part A – Home Health*: CMS 규정은 재택 건강 서비스를 제공하고 청구 할 수 있는 "유자격자"를 정의한다. 학생들은 유자격자의 정의에 포함되지 않는다. AOTA는 다음과 같은 설명을 했다: "CMS는 자격있는 OT또는 OTA와 관련하여 서비스를 제공하는 학생에 관한 특정 제한을 발행하지 않았다. 학생이 가정에서 OT 또는 OTA에 의해 감독 받을 때, 가정 방문의 일환으로(주 법에 따라) 서비스를 제공할 수 있다"(AOTA, 2013b, p 3).
- *메디케어 Part B – 외래 환자/SNF/가정 건강 Part B*: Part B 환급에 따른 서비스 제공에 있어 작업치료 학생의 사용에 관한 매우 구체적인 규칙이 있다. "서비스가 직접 또는 시력 검사(CMS, 2001, p.1)하에 제공되었는지 여부에 관계없이 학생이 수행 한 서비스는 메디케어 Part B"에 따라 상환되지 않는다. AOTA는 학생들이 작업치료 서비스 제공에 자격을 갖춘 종사자를 도울 수 있다고 설명했다. "학생들은 자격을 갖춘 작업치료사가 서비스를 지시하면서 숙련 된 판단을 내리고 학생과 같은 방에서 평가 및 치료를 담당하고 동시에 다른 환자를 치료하지 않을 때 서비스 전달에 참여할 수 있다. 자격을 갖춘 작업치료사는 전적으로 책임을 지고 모든 문서에 서명해야 한다"(AOTA, 2013b, p.2).

작업치료 문서화 지침 (Guidelines for Documentation of Occupational Therapy)

이 문서는 문서화의 목적을 분명히하고, 다양한 유형의 문서를 설명하며, 모든 작업치료 문서에 제시되어야하는 기본 요소를 나열한다. 작업치료 서비스가 클라이언트에게 제공될 때 마다 문서화가 있어야한다. 클라이언트라는 용어는 OTPF-III (AOTA, 2014b)에 정의 된 개인, 집단 또는 인구를 기술하는 데 사용될 수 있다. 작업치료 문서 작성 지침에 따르면 "문서 작성의 목적은 다음과 같다.

- 작업치료 관점에서 클라이언트에 관한 정보를 전달하시오;
- 작업치료 실무자의 임상적 추론과 전문적인 판단을 반영하여 작업치료 서비스의 제공에 대한 이론적 근거와 그 서비스와 클라이언트의 결과와의 관계를 분명히 하시오.
- 클라이언트 지위, 클라이언트에게 제공되는 작업치료 서비스, 작업치료 중재에 대한 클라이언트의 반응 및 결과에 대한 연대기적 기록을 작성하시오"(AOTA, 2013c, p.S32).

심사, 평가, 개입 및 결과에 대한 작업치료 과정 전반에 걸쳐 발생하는 여러 가지 유형의 문서가 있다. 여기에는 다음이 포함된다.

- 스크리닝 리포트(Screening report)
- 평가 보고서(Evaluation report)
- 재평가 보고서(Re-evaluation report)
- 중재 계획(Intervention plan)

- 연락 보고서(Contact report)
- 진행 보고서(Progress report)
- 전환 계획(Transition plan)
- 퇴원 또는 중단 보고서(Discharge or discontinuation report)(AOTA, 2013c)

다른 유형의 문서화에 대해서는 제 13 장에 자세히 설명되어 있다. 설명서에는 모든 설명서에 반드시 포함되어야 하는 몇 가지 필수 요소가 있다.

- 클라이언트 성명 및 케이스 번호(해당되는 경우)
- 작업치료 시작 일자 및 유형
- 문서 유형; 기관 및 부서 이름
- 실무자의 이름과 전문 자격 증명이 있는 문서 직후 서명
- 지급인 정책, 주법 및 시설 기준에 의거 한 학생의 문서화
- 설정에 사용할 수 있는 용어 및 약어
- 기록된 모든 오류
- 문서화 목적으로 사용된 기술에 관한 전문 표준 준수
- 기밀성 표준 준수
- 레코드의 저장 및 폐기에 대한 법률 및 기관 요구 사항 준수
- "작업치료 전문가의 전문적인 임상적 추론 및 전문 지식과 안전하고 효과적인 방식으로 제공되는 작업치료 서비스의 성격을 문서에 반영해야 한다. 클라이언트의 진단이나 예후가 작업치료 서비스의 유일한 근거가 되어서는 안된다"(AOTA, 2013c, p.37).

작업치료 코드 윤리 및 윤리적 기준 (Occupational Therapy Code of Ethics and Ethics Standards)

이 문서는 작업치료사의 핵심 가치에 기반을 두고 있으며, 높은 전문 직업 표준을 장려하고 유지하기 위한 원칙을 설명한다. 윤리적 문제가 발생할 경우 의사 결정을 안내하기 위한 것이다. 간단히 말하면, 종사자는 작업치료 클라이언트에 대한 의사 결정 및 조치의 함의를 항상 고려해야 한다. 6가지 원칙과 행동 기준은 다음과 같이 요약된다(AOTA 2015d).

1. *유익*: 실무자는 클라이언트의 안전과 복지에 대한 관심을 보여줄 것이다.
2. *노화 방지*: 개업자는 클라이언트에게 해를 입힐 위험을 가하거나 위험을 가하지 않는다.
3. *자율성*: 실무자는 클라이언트와 협력하여 목표를 결정하고 정보에 대한 동의를 얻으며 클라이언트의 서비스 거부 권한을 존중하고 모든 기밀 정보를 보호한다.
4. *정의*: 진료인은 자신의 클라이언트에게 공정하고 공평하며 평등한 서비스를 제공할 것이다.
5. *진실성*: 의사는 모든 형태의 의사소통에 있어 객관적이고 정확한 정보를 제공하고 허위, 사기 또는 기망적인 의사소통을 피한다.
6. *충실*: 실무자는 모든 전문적 관계에서 존중, 공정성, 재량 및 완전성을 입증한다.

이러한 윤리 원칙은 작업치료 서비스 문서화에 직접적인 영향을 미친다. 개별적인 평가와 치료 계획은 각 클라이언트에 대해 문서화되어야하며, 의사와 클라이언트 간의 협업 프로세스는 문서화가 잘되어야 한다. 문서화 및 그에 따른 청구서에는 제공된 서비스를 정확하게 반영해야하며 해당 법률, 지침 및 규정을 준수해야 한다. 문서에는 서비스를 제공하는 종사자의 정확한 신임장과 법적 및 시설 가이드라인을 준수하기 위해 적용 가능한 경우

서비스 제공 중 적절한 감독 수준에 대한 설명이 포함되어야한다. 문서에는 허위 정보 또는 조작 된 데이터가 포함되어서는 안되며, 실무자는 항상 문서를 기밀로 유지해야 한다.

실습 행위 (Practice Acts)

각 주에서는 작업치료의 관행을 규제한다. 국가 실무법은 작업치료 실습의 범위, 자격 및 면허 요건, 계속적인 능력, 학생 및 작업치료사의 감독 및 추천 요구 사항(AOTA, 2015i)과 같은 문제를 다룬다. 이 쟁점들 각각은 종사자의 문서에 직접 또는 간접적인 의미를 가질 수 있으며 작업치료 실습을 규율하는 법령을 알고 준수해야하는 것은 개개인의 책임이다.

배상, 법률 및 윤리적 문제 (Reimbursement, Legal, and Ethical Issues)

실무자가 이 장에서 제시한 모든 지침 및 지침을 준수하지 않을 경우 배상, 법률 및 윤리적 상황이 발생할 수 있다. 경우에 따라 모든 지침을 일관되게 충족시키는 실무자조차도 여전히 불행한 상황에 처해 있다. 작업치료 문서와 관련된 일반적인 상황 중 일부는 이 절에서 논의 될 것이다.

상환 거부 (Reimbursement Denials)

메디케어 및 기타 상환 소스는 청구된 서비스가 상환 될지 여부를 결정할 때 면밀한 조사와 함께 건강 관리 문서를 검토한다. 상환 거부를 호소하는 것은 귀중한 시간과 자원을 필요로 한다. 부인은 필요한 요구사항을 충족하는 철저한 문서를 지속적으로 제공함으로써 피해를 피할 수 있다. Valdes (2014), Scott (2013) 및 Brennan (2015)은 작업치료 문서와 관련하여 및 다른 지급인이 상환 거부에 대한 몇 가지 이유를 나열했다.

- ◆ 청구 검토 자에게 알려지지 않은 약어 사용
- ◆ 불필요한 문서
- ◆ 불완전한 문서(환자 이름, 서명, 날짜, 치료 시간)
- ◆ 의사의 지시 나 서명 된 치료 계획이 누락 됨
- ◆ 과금 코드 지원 부족
- ◆ 합리적인 기간 내에 진행 상황을 문서화하지 못함
- ◆ 정당하지 않은 숙련 된 보살핌
- ◆ 의학적 필요성에 대한 지원 부족
- ◆ 클라이언트를 위한 기능적 영향을 해석하지 않고 보고된 표준화된 점수
- ◆ 상당한 개선의 증거가 없는 세션 간의 반복적인 문서화
- ◆ 과도한 치료 기간 및 / 또는 치료 기간
- ◆ KX 수식어를 과도하게 사용하여 치료 재정의
- ◆ 학생 및 / 또는 치료 보조에게 필요한 공동 서명 부족
- ◆ 클라이언트의 합병증 및 이전 / 현재 기능 상태에 대한 철저한 설명 부족
- ◆ 중재 계획이나 빈도 / 치료 기간 변경에 대한 근거를 문서화하지 못함
- ◆ 기능과 관계없는 클라이언트 요인(강도, 운동 범위 등)에 지나치게 중점을 둔다.
- ◆ 문서는 다른 분야의 서비스 중복 제안

청구 사기 및 남용 (Billing Fraud and Abuse)

Scott (2013)은 사기를 "기만 의도로 만든 사실적인 허위 진술로, 다른 사람이 자신의 (또는 대중의) 관심에 해가되는 행동을 취하게 한다"(p.210)라고 정의한다. 사기를 구성 할 수 있는 청구 사례의 예로는 고의적으로 제공되지 않은 서비스에 대한 클레임을 제출하고 동시에 여러 클라이언트를 치료 한 경우 개별 작업치료 서비스에 대한 청구와 같이 제공된 것보다 더 복잡한 복잡성 수준으로 서비스에 대해 고의적으로 청구하는 경우가 포함된다. CMS (2014b)는 "메디케어 사기를 저지르면 개인과 단체가 감옥, 벌금, 벌금 등 범죄 및 민사상의 구제 수단에 노출 될 수 있다고 경고했다 ... 의료 사기 위험을 저지른 의료기관 및 기관은 연방 의료 프로그램 참여를 배제하고 그들의 전문 면허의 상실"(p.3).

CMS는 학대를 "직접 또는 간접적으로, 메디케어 프로그램에 불필요한 비용을 초래하는 관행"이라고 묘사했다(CMS, 2014b, p.3). 예를 들어 의학적으로 필요하지 않은 서비스에 대한 청구, 서비스 또는 소모품에 대한 과도한 요금 부과, 상환을 극대화하기 위한 코드 오용 등이 있다. 작업치료 실무자는 사기 및 학대의 주장을 피하기 위해 업무에 대한 문서화 및 청구에 성실해야 한다.

과실 및 기타 법적 요구 (Malpractice and other Legal Claims)

건강 관리 과실 청구는 전문 과실, 클라이언트 – 전문 계약상의 약속 위반, 결함이 있는 장비에 대한 책임 또는 상해를 유발하는 비정상적으로 위험한 간병 관련 활동 또는 의도적인 위법 행위로 인해 발생할 수 있다. 법적 관점에서 보면 클라이언트의 의무기록에 나타나는 문서는 종종 클라이언트와 의료 제공자간에 발생한 가장 좋은 증거로 간주된다. 작업치료 실무자가 클라이언트 상호 작용을 정확하고 완전하게 기록하는 것은 필수적이다. 작업치료 실무자가 의료 과실로 유죄 판결을 받으면 금전적 손실, 평판의 상실, 실무 면허 소실을 포함한 주 및 연방 징벌 조치 (Scott, 2013) 등 심각한 결과에 직면 할 수 있다.

윤리적 딜레마 (Ethical Dilemmas)

많은 작업치료 종사자들은 자신의 경력에 대한 문서화와 관련된 윤리적 딜레마에 직면하게 된다. 예를 들어, 클라이언트의 보험 회사에 진료 기록을 제공하여 추가 외래 방문에 대한 승인을 요청한다고 가정하자. 귀하의 의견으로는 클라이언트가 큰 진전을 보였고 실제로 추가 서비스가 필요하지 않지만 클라이언트가 몇 주 동안 계속해서 당신을 볼 수 있기를 희망한다고 말하면서 그녀는 더욱 강해질 수 있다. 항상 클라이언트의 이익을 최우선으로 생각하면서도 문서에서 클라이언트의 성과에 대한 정보를 위조하거나 보류해서는 안된다.

- ◆ 숙련된 서비스가 필요하지 않거나 지불 범위 기준을 충족시키는 클라이언트를 업무 부하에 배치 또는 유지
- ◆ 치료 빈도, 기간 또는 강도에 관한 행정 명령
- ◆ 클라이언트 동의없이 치료 제공
- ◆ 청구 가능 시간을 치료 시간으로 계산
- ◆ 치료사의 승인없이 부적절한 코딩 또는 코딩 변경
- ◆ 전달된 서비스 또는 클라이언트와 보낸 시간에 대한 문서 위조 또는 변경 위의 목록과 같은 윤리적 딜레마에 직면한 치료 전문가에 대한 다음 제안 사항을 Consensus Statement에 열거했다.
- ◆ 의심스러운 치료 중지
- ◆ 시설 관리자 또는 기업 준수 담당관에게 문의하시오.

◆ 연락 가능한 주 및 전국 전문 협회(즉, AOTA)
◆ 법률 고문을 찾으시오.
◆ 적절한 경우, CMS 또는 HHS의 감찰관 사무실에 보고 정보를 고려하시오

참고문헌 (References)

Alkaline Software. (2015). ICD-10-PCS: Physical rehabilitation and diagnostic audiology. Retrieved from http://www.icd10data.com.

American Medical Association. (2013). 2015 CPT codes for occupational therapy. Retrieved from http://www.aota.org.

American Medical Association. (2015). CPT – Current Procedural Terminology. Retrieved from http://www.ama-assn.org.

American Occupational Therapy Association. (2011). Occupational therapy services in early childhood and school-based settings. *American Journal of Occupational Therapy, 65*(Suppl.), S46-S54.

American Occupational Therapy Association. (2013a). Functional data collection requirements for outpatient therapy. Retrieved from http://www.aota.org.

American Occupational Therapy Association. (2013b). OT/OTA student supervision & Medicare requirements. Retrieved from http://www.aota.org.

American Occupational Therapy Association. (2013c). Guidelines for documentation of occupational therapy. *American Journal of Occupational Therapy, 67*(Suppl.), S32-S38. doi: 10.5014/ajot.2013.67S32.

American Occupational Therapy Association. (2014a). Guidelines for supervision, roles, and responsibilities during the delivery of occupational therapy services. *American Journal of Occupational Therapy, 68*(Suppl.), S16-S22. doi: 10.5014/ajot.2014.686S03.

American Occupational Therapy Association. (2014b). *Occupational therapy practice framework: Domain & process* (3rd ed.). Bethesda, MD: AOTA Press.

American Occupational Therapy Association. (2014c). Scope of practice. *American Journal of Occupational Therapy, 68*(Suppl.), S34-S40. doi: 10.5014/ajot.2014.686S04.

American Occupational Therapy Association. (2015a). 2015 American Occupational Therapy Association salary & workforce survey: Executive summary. Retrieved from http:/www.aota.org.

American Occupational Therapy Association. (2015b). Health insurance marketplaces/exchanges. Retrieved from http://www.aota.org.

American Occupational Therapy Association. (2015c). Occupational therapists should continue Modifier 59 use. Retrieved from http://www.aota.org.

American Occupational Therapy Association. (2015d). Occupational therapy code of ethics. *American Journal of Occupational Therapy, 69*(Suppl. 3), 691341003, 1-8. doi:10.5014/ajot.2015.696S03.

American Occupational Therapy Association. (2015e). Resources for G-Code functional data reporting. Retrieved from http://www.aota.org.

American Occupational Therapy Association. (2015f). Selected 2015 HCPCS Level II codes. Retrieved from http://www.aota.org.

American Occupational Therapy Association. (2015g). Selected assessment tools for occupational therapy reporting of outpatient functional data (G-codes and modifiers) to the Medicare program. Retrieved from http://www.aota.org.

American Occupational Therapy Association. (2015h). Standards of practice for occupational therapy. *American Journal of Occupational Therapy, 69*(Suppl.), 6913410057, 1-6. doi: 10.5014/ajot.2015.696S06.

American Occupational Therapy Association. (2015i). State OT statutes and regulations. Retrieved from http://www.aota.org.

American Occupational Therapy Association. (2015j). Survey on evaluation and re-evaluation Current Procedural Terminology codes. Retrieved from http://www.aota.org.

American Occupational Therapy Association. (2015k). Worker's compensation. Retrieved from http://www.aota.org.

American Occupational Therapy Association, American Physical Therapy Association, and American Speech-Language-Hearing Association. (2014). Consensus statement on clinical judgment in healthcare settings. Retrieved from http://www.aota.org.

Bogenrief, J. B. (2014, September). Medicare Part A update. Presentation at AOTA Specialty Conference on Effective Documentation, Alexandria, VA. Retrieved from http://www.aota.org.

Brennan, C. (2015). The do's & don'ts of documentation. *OT Practice, 20*(15), 8-11.

Centers for Medicare & Medicaid Services. (2001). Program memorandum: Questions and answers regarding payment for the services of therapy students under Part B of Medicare. Retrieved from https://www.cms.gov.

Centers for Medicare & Medicaid Services. (2012). Quick reference chart: Short & long descriptors for therapy functional reporting G-codes. Retrieved from https://www.cms.gov.

Centers for Medicare & Medicaid Services. (2014a). IRF-PAI training manual. Retrieved from https://www.cms.gov.

Center for Medicare & Medicaid Services. (2014b). Medicare fraud & abuse: Prevention, detection, and reporting. Retrieved from https://www.cms.gov.

Centers for Medicare & Medicaid Services. (2014c). Payment system fact sheet series: Inpatient Rehabilitation Facility Prospective Payment System. Retrieved from https://www.cms.gov.

Centers for Medicare & Medicaid Services. (2015a). Bundled Payments for Care Improvement (BPCI) initiative: General information. Retrieved from http://innovation.cms.gov.

Centers for Medicare & Medicaid Services. (2015b). Glossary. Retrieved from https://www.healthcare.gov.

Centers for Medicare & Medicaid Services. (2015c). HCPCS: General information. Retrieved from https://www.cms.gov.

Centers for Medicare & Medicaid Services. (2015d). Home health quality initiative. Retrieved from https://www.cms.gov.

Centers for Medicare & Medicaid Services. (2015e). How do Medicare Advantage plans work? Retrieved from https://www.medicare.gov.

Centers for Medicare & Medicaid Services. (2015f). How plans work. Retrieved from https://www.medicare.gov.

Centers for Medicare & Medicaid Services. (2015g). MDS 3.0 for nursing homes and swing bed providers. Retrieved from http://cms.gov.

Centers for Medicare & Medicaid Services. (2015h). Medicaid eligibility. Retrieved from http://www.medicaid.gov.

Centers for Medicare & Medicaid Services. (2015i). Medicare program: General information. Retrieved from https://www.cms.gov.

Centers for Medicare & Medicaid Services. (2015j). The Children's Health Insurance Program (CHIP). Retrieved from https://www.healthcare.gov.

Centers for Medicare & Medicaid Services. (2015k). Your Medicare coverage: Physical therapy / occupational therapy/speech-language pathology services. Retrieved from https://www.medicare.gov.

Lohman, H. (2014). Payment for service in the United States. In B. A. Boyt Schell, G. Gillen, & M. E. Scaffa (Eds.) *Willard & Spackman's occupational therapy* (12th ed., pp. 1051-1067). Philadelphia, PA: Lippincott Williams & Wilkins.

Mulligan, S. (2014). *Occupational therapy evaluation for children: A pocket guide* (2nd ed.). Philadelphia, PA: Lippincott Williams & Wilkins.

Mullin, R. (1999). A brief history of ICD-10-PCS. *Journal of AHIMA, 70*(9), 97-98.

Sandhu, S. (2014). What will Medicare Part B changes mean for you in 2015? *OT Practice, 19*(22),6.

Scott, R. W. (2013). *Legal, ethical, and practical aspects of patient care documentation: A guide for rehabilitation professionals* (4th ed.). Burlington, MA: Jones & Bartlett Learning.

U.S. Department of Health & Human Services. (2015a). Basic introduction to ICD-10-CM. Retrieved from https://www.cms.gov.

U.S. Department of Health & Human Services. (2015b). ICD-10-CM/CPS: The next generation of coding. Retrieved from https://www.cms.gov

Valdes, K. (2014). How to comply with Medicare documentation requirements for part B therapy services. Presented at the Summit on Professional Education seminar, Columbia, MO.

Yamkovenko, S. (2014). How are you dealing with productivity? Retrieved from http://otconnections.aota.org/aota_blogs.

Zuccarello, V. (2010). The use of ergonomic analysis in medical causation cases to support or debunk compensability claims for musculoskeletal disorders. *Special Interest Section Quarterly: Work & Industry, 24*(3), 1-4.

제 4 장

문서관리 일반지침

(General Guidelines for Documentation)

본서의 1장에서 3장까지에서 훌륭한 문서관리 기술의 중요성을 자세히 살펴본 바 있다. 건강 관련 기록은 클라이언트가 서비스를 받는 동안 의사소통 수단이지만, 재무적, 법적, 임상적 책임을 결정짓는 자료이기도 하다. 작업치료 문서화 시에는 항상 다음 사항이 포함되어야 한다.

◆ 어떤 서비스가 언제 제공되었는지

◆ 어떤 말이 전달되었고 무슨 일이 일어났는지

◆ 클라이언트가 제공된 서비스에 어떤 반응을 보였는지

◆ 왜 조무사, 가족, 또는 다른 전문가의 서비스가 아닌 작업치료사의 기술이 필요했는지

어떤 내용이든 기록으로 남기기 전에는, 다음과 같은 가정을 한다.

◆ 이 클라이언트가 다음 번 치료가 필요할 때 내가 아프거나 출장 중이어서 다른 누군가가 내가 기록한 내용을 읽고 이해해야 한다.

◆ 내가 기록하려는 내용을 보험사나 건강보험공단 같은 기관에서 보게 될 것이다. 내가 보험심사 담당자라면, 내가 지금 기록하려고 하는 서비스에 대해 보험금을 지급하겠는가?

◆ 클라이언트가 이 기록을 볼 자신의 권리를 행사할 것이다.

3장에서 논의된 대로, 기록을 남겨 문서화할 때는 지급주체가 누구인지 아는 것이 매우 중요하다. 그들이 각각 기대하는 결과물이 다르기 때문이다. 메디케어 가입 클라이언트가라면 ADL과 IADL을 언급하고, 자가돌봄과 가정 내 관리 목표를 기재할 것이다. 노동자재해보상보험 가입 클라이언트가라면, 근무지로 복귀하는 것에 초점을 두어 목표를 기재할 것이다. 가정 내 관리 클라이언트의 경우, 클라이언트가 집에서 외출하여 서비스를 받을 수 없다거나 보호자에게 안전 관련 교육이 이루어졌다고 기록해야 할 수도 있다. 아동이라면, 개별교육프로그램(Individuazlied Education Program)에 나오는 교육적으로 관련 있는 서비스에 초점을 맞추어야 할 것이다.

당신의 문서기록행위가 당신의 전문가적 정체성과 능력을 그대로 반영해 주는 것임을 꼭 기억해야 한다. 이는 또한 당신이 속한 교육기관, 과, 그리고 직업으로서의 작업치료를 반영하는 것이다. 당신이 클라이언트를 다루는 것을 목격한 사람이 아무도 없다면, 당신이 남긴 문서가 바로 당신의 기술과 전문가정신에 대한 다른 사람들의 인상을 이루는 가장 주요한 수단이 될 수 있다. 본 장에서는 의무기록에서 문서화에 대한 일반적인 규칙, 특수한 상황을 기록으로 남길 때 지침, 전자문서 작성 시 고려사항, 문서기록에 사용되는 약어와 상징, 그리고 일반적으로 잘 범하는 실수들을 살펴볼 것이다.

의무기록 문서화에 대한 일반적인 규칙 (General Rules for Documenting in the Health Record)

의무기록을 문서화할 때 반드시 따라야 할 규칙이 몇 가지 있다(Brennan, 2015; Sames, 2014; Scott, 2013).

◆ *항상 물에 젖지 않고 지워지지 않는 검정색 잉크를 사용하라.* 이는 얼룩이 생기거나, 지워지거나, 또는 다른 방식으로 기록이 변경되는 것을 막아준다.

◆ *오류를 수정하라.* 절대 수정액이나 수정테이프를 사용하지 말라! 이는 불법적인 기록 변경으로 간주된다. 기재한 내용에 실수가 생기면, 그 위에 한 줄을 긋고, 수정된 내용을 기재하고, 변경사항에 이름 약어로 서명하라.

CG

~~언어적 지시~~ 최소한의 도움이 있으면 장대집게를 이용해 하의를 입을 수 있는 환자임.

- 무심코 잘못된 클라이언트의 차트에 기록한 경우, 전체 기재사항 위에 한 줄을 긋고 "잘못된 차트"라고 쓴 후 그 옆에 서명하라.
- 기록 및 서명을 마친 후 내용을 추가해야 할 경우, 현재 날짜 및 시간과 함께 부록으로 기재하라.

◆ *필수자료가 모두 나타나도록 하라.* 작업치료문서화지침(Guidelines for Documentation in Occupational Therapy)(미국작업치료협회[AOTA], 2013)에 유형별 기록내용이 명시되어 있다. 이 정보는 13장에서 다루어질 것이다.

◆ *관련 정보를 빠뜨리지 말고 가능한 간결하게 기재하라.* 현재의 생산성 기준으로는 문서작성 시간이 제한적일 것이며, 다른 전문가들도 바쁘니 가능한 짧은 시간에 당신이 기록한 내용을 읽을 수 있다면 좋을 것이다.

◆ *모든 기록사항에 서명 및 날짜를 기재하라.* 일부 기관과 지급주체에서는 클라이언트가 서비스를 받은 정확한 날짜와 시각을 반드시 기록하도록 요구한다. 기본적인 형식은 성, 가운데이름 약자, 이름 및 자격증명이다. 요구되는 자격은 주에 따라 상이할 수 있다. 서면 의무기록에서는, 서명을 알아볼 수 없는 경우, 서명 아래 이름을 정자로 꼭 쓰도록 하라. 전자의무기록(EHR)의 경우에는 전자 사용자 신원 확인 및 암호를 사용해 전자서명을 할 수 있을 것이다. 학생이 한 기록에는 반드시 감독치료사가 공동서명해야 하며, 어떤 경우에는 작업치료보조원의 기록에도 감독치료사의 공동서명이 반드시 필요하다.

- 학생 서명 예시: Crystal A. Gateley, OTS
- 치료사 서명 예시: Crystal A. Gateley, PhD, OTR/L

◆ *문서의 모든 페이지에 클라이언트 신원을 밝혀라.* 서면 의무기록의 경우, 모든 페이지에 클라이언트의 전체 이름 및 해당기관에서 요구하는 기타 신원 정보를 지워지지 않는 잉크를 사용해 적거나 또는 스탬프로 찍어야 한다.

◆ *시의적절하게 문서로 남겨라.* 가능하면 1회 치료가 끝난 후 즉시 기록으로 남기는 것이 가장 좋다. 이로써 팀원들 간 최선의 의사소통이 가능해진다. 또한 일어난 일들에 대한 기억을 정확하게 해 줄 것이다. 많은 기관에서 전자 의무기록 사용으로 바뀌고 있기 때문에, 작업치료사들이 치료 현장에서 문서를 완성하도록 요구받고 있으며, 이 때 치료사는 치료 중 작업치료 부분을 전자문서로 남기게 된다(Walte, 2012).

- 다른 날 있었던 치료를 문서로 남겨야 할 상황이 되면, 내용 서두에 "(날짜) 자 늦은 기록"이라고 기록해야 한다.

- *서비스 사용자에 대해 적절한 용어를 사용하라.* 작업치료 서비스를 받는 사람을 칭할 때는, 클라이언트, 환자, 소비자, 거주자, 재향군인, 참여자, 개인, 학생, 교사, 아동, 보호자, 고용주, 또는 가족과 같은 용어들이 사용될 수 있다. 가장 공손한 표현을 사용하라.
- *약어는 신중하게 사용하라.* 기관에서 승인된 약어만 사용하라. 이는 이 장 후반부에 더 자세하게 다룰 것이다.
- *클라이언트의 입장에 초점을 맞추고 자신의 생각은 배제시켜라.* 절대적으로 관련이 있는 것이 아니라면, 기재내용에 당신을 언급하지 말라. "치료사는 보호자에게 자가돌봄과 함께 환자를 보조하는 데 있어 숙련된 지시를 전달했다."라고 쓸 필요는 없다. 단순히 "보호자는 자가돌봄과 함께 환자를 보호하는 데 있어 숙련된 지시를 전달받았다."라고 써라. 매우 드물겠지만 내용에 당신을 언급해야 하는 경우에는, 3인칭을 사용하라. "나"와 같은 1인칭은 사용하지 말라. 대신, "치료사", "임상의", 또는 "작업치료사" 같은 용어를 사용하라. 예를 들면, "클라이언트가 욕을 하고 치료사의 손을 뿌리쳐서 이를 다루는 데 물리적 도움이 제공되었다." 8장에서는 클라이언트의 입장에 서면서 동시에 제공된 치료내용을 어떻게 기재하는지에 대한 사례를 더 제시할 것이다.
- *항상 법적 및 윤리적 지침을 준수하라.* 문서작성에 영향을 주는 법, 규제지침, 기관의 정책, AOTA 공식문서를 숙지하라.
- *판독하기 쉽게 작성하라.* 다른 사람들이 당신이 쓴 내용을 읽고 이해할 수 있어야 한다.
- 항상 정확하고 객관적이도록 하라. 실제로 관찰한 내용을 보고하며, 당신의 기록내용의 평가 부분 외에 관찰사항을 판단하거나 해석하지 말라.
- *재무 및 법적 책임의 측면에서는,* "기록되지 않은 일은 일어나지 않은 것이다". 의무기록에 기재되기 전까지는 어떠한 행위나 연락도 제공된 서비스로 간주되지 않는다. 요즘처럼 보험금지급심사를 철저히 하는 때에는, 다시 한 번 생각해 보아야 한다. "기록을 제대로 하지 않으면, 우리 병원은 보험료를 못 받을지도 모른다."
- *맞춤법, 문법, 구두법에 실수가 생기지 않도록 하라.* 앞서 설명한 대로, 당신이 기록한 문서는 당신의 기술과 전문가정신의 반영이다. 문서기록에 실수가 생기는 경우, 다른 전문가가 그러한 실수로 인해 기록을 잘못 이해한다면 클라이언트의 안전에 문제가 생길 수 있다. 전자의무기록 프로그램에서 맞춤법오류를 체크하는 옵션이 있기는 하지만, 없는 프로그램도 많다.
- *"주의해야 할" 단어들을 잘 숙지하라:* 계속했다와 유지했다 같은 단어들은 진전이 없다는 의미일 수 있고 보험료지급기관에서는 그러한 서비스에 대해서는 보험료를 지급하지 않을 수 있다. 그러나 Jimmo vs Sebelius 사건에 대한 미국대법원의 판결을 보면 "메디케어 서비스를 받기 위해 반드시 진전이 있어야 하는 것은 아님을 명확히 했다"(AOTA, 2015, 2문단). 반대로, "악화를 막거나 지연시키고 수혜자가 최대한의 기능 실행 가능 수준을 유지하도록 하기 위해 필요한" 숙련된 돌봄서비스가 있는 경우에는 작업치료가 제공될 수 있다. (메디케어 및 메디케이드 서비스 센터, 2015, p.1). 그러한 경우에는, 클라이언트의 상태나 중재의 복잡도로 인해 작업치료사의 기술이 필요했다고 분명히 기록해 두어라.

특수상황 기록 (Documenting Special Situations)

클라이언트 상태 변화 (Change in Client Status)

클라이언트와 관련된 특이한 상황은 무엇이든 기록해야 한다. 많은 경우, 환자의 치료에 매우 중요하고 근본적인 환자의 상태 변화를 가장 처음 알아차리게 되는 것은 치료 담당자다(Szanzer, 2014). 예를 들어, 오전 일상생활 활동 치료 중 클라이언트의 통증 및 하지 부기(혈전 증상) 또는 이전 치료보다 인지능력이 떨어지는 것을 발견했다고 하자. 그러한 증상들은 의무기록에 들어가야 한다. 또한 클라이언트의 담당 간호사 및/또는 의사와 상태 변화에 대한 의사소통을 하고 그 정보를 적절한 사람에게 전달했음을 기록하는 것도 중요하다. 예를 들면 :

하의를 입는 중, 클라이언트의 왼쪽 다리에서 붉은 기미, 부종, 통증이 LE에서 관찰되었음. 피부 또한 만졌을 때 따뜻했음. 일상생활치료를 중단했음. 간호사와 의사에게 환자의 상태를 알렸음.

또 다른 예로, 뇌수종 진단을 받은 유아를 맡고 있다고 하자. 정해진 조기중재치료를 위해 아이의 집에 도착했는데, 아이가 지난 번 치료 때보다 짜증을 많이 내고 무기력함을 알게 되고, 부모의 말에 따르면 아이가 자신의 머리를 반복적으로 때린다. 이 모든 것은 션트기능불량의 조짐이다(신시내티아동병원의학센터, 2015). 이에 대한 후속조치를 기록해야 한다. 예를 들면 :

작업치료를 위해 아이의 집에 도착했을 때, 아이가 지난 치료 때보다 현저히 짜증이 늘고 무기력해진 것을 보았음. 부모의 말에 따르면 아이가 오전 내내 계속해서 울고 머리 오른쪽을 때렸다고 함. 션트부분에 붉은 기미가 있음. 부모에게 션트기능장애를 해결하기 위해 즉각 의료진의 도움을 받을 것을 권유함. 가족이 아이를 아동병원 응급실로 데려감. 담당 소아과전문의와 조기중재 관리자에게 통보함. 이 날은 다른 작업치료 중재는 이루어지지 않음.

방문 누락 (Missed Visits)

정해진 방문을 빠트리는 경우에는 그에 대한 설명 및 관련 후속 정보를 함께 문서에 남겨야 한다.

- *궂은 날씨 때문에 클라이언트가 예정된 외래 방문을 취소했음. 다음 약속을 2017년 12월 1일로 확정함.*
- *이 날 최초 작업치료 평가를 위해 환자를 만나기 위해 2회 연락함. 환자가 오전에 진단평가(초음파심장진단)을 받으러 나가서, 오후에는 진정제 추여 후 휴식을 취했음. 내일 다시 연락 취할 예정.*
- *거주자가 오늘 오전 피로하다며 치료 참여를 거부했음. 오늘 오후로 일정 조정.*
- *아이가 아파 2017년 11월 1일부터 4일까지 학교에 결석하여 11월 1일과 3일로 예정된 작업치료에 2회에 빠졌음. 다음 주에 주 2회 30분 치료 재개 예정.*
- *조기중재로 예정된 가정 방문을 하려고 했음. 아이와 가족이 약속된 날짜/시간에 부재중. 전화 연락을 2회 시도했으나, 응답이 없어, 음성사서함에 메시지를 남김. 서비스 코디네이터에게 상황을 알림.*

권고사항 미준수 (Lack of Compliance)

클라이언트가 의료진과 치료사의 권고를 따르지 않는 경우도 기록해야 하는 사항이다. 예를 들어, 클라이언트가 일상생활 활동 중 엉덩관절예방수칙이나 보행보조기기 사용과 같은 안전 권고를 따르지 않는 경우, 클라이언트가 권고사항을 따르지 않으려 하는 이유와 함께 이러한 관찰사항을 기록해 두는 것이 중요하다. 그러나 자발적으로 따르지 않는 것과 클라이언트가 권고를 따르기 위한 기억 능력을 제한하는 인지적 결손은 구분할 필요가 있다. 예를 들면:

- *클라이언트가 일상생활 활동 수행 중 수술 후 골반예방수칙을 지속적으로 지키지 않음. 3가지 예방수칙 중 3가지를 모두 분명히 알고 있지만 기능적 활동 중 이를 따라야 할 것을 기억하는 데 어려움이 있다고 함.*
- *가정 방문 중, 클라이언트가 목욕 중 쓰러질 위험을 줄이기 위해 권고한 샤워의자를 사용하지 않고 있다고 보고받음. "욕실에 물건들이 어질러져 있는 게 싫어요."*
- *아이가 이번 달 예정된 치료 8회 중 4회에 빠짐. 보호자에 따르면 다른 병원 및 학교 관련 일정과 치료 일정*

을 맞추어 조절하기가 힘들다고 함. 보호자와 상의 후 가정 프로그램 활동에 더 중점을 두어 치료 횟수를 주 1회로 줄임. 보험담당자에게 통지함.

사건 보고 (Incident Reports)

또 기록해야 하는 특수 상황은 사건 보고이다. 클라이언트의 쓰러지거나, 피부가 찢어지거나, 부주의로 정맥주사라인이나 카테터가 빠지는 것과 같은 사고, 그리고 예정에 없던 일로 클라이언트, 방문자, 또는 직원이 부상을 입거나 부상을 입을 가능성이 있으면 사건 보고가 이루어져야 한다. Scott(2013)은 사건 보고에는 사건의 후속조치에 대한 행정적 정보가 포함되어 있기 때문에 사건 보고가 의무기록에 포함되어서는 안 된다고 반복해서 언급했다. 의무기록에는 사고와 관련된 객관적인 임상 정보만이 포함되어야 하며, 사건 보고는 언급되지 않아야 한다. 예를 들면 :

클라이언트가 요리 중 싱크대 장을 열다가 왼쪽 손등 피부가 1.3센티미터 가량 찢어짐. 압박거즈붕대를 처치하고 간호사에게 알림. 클라이언트는 "괜찮아요"라고 말하고 계속 요리를 했음.

의료서비스에 사용되는 사건보고 기록에는 특별한 양식과 절차가 있으며, 이는 다음과 같은 목적을 위한 것이다.

◆ 부상자에게 최적의 돌봄서비스가 제공되도록 보장

◆ 직원과 기관이 부당한 책임을 지는 일을 방지

◆ 유사한 사고를 예방하기 위한 직원 훈련 필요성 확인

각 기관에는 부정적인 사건 기록을 위한 특정 양식(서면 또는 전자)이 있을 것이다. 특히 다음 정보들이 사건 보고에 포함된다(Scott, 2013).

◆ 이름, 주소, 생일, 사건 날짜 및 장소

◆ 환자 진단 및 사건 후 받은 돌봄내용 요약

◆ 사건 유형(예를 들면, 넘어짐, 피부 찢어짐, 약상 관련, 장비 오작동 등)

◆ 사건으로 영향을 받은 사람의 상태

◆ 행동방침

◆ 해당되는 경우, 목격자

◆ 원인을 추측하지 말고, 객관적인 용어를 사용하여 사건에 대한 간결하되 자세한 설명

자신이 부상을 입은 사건이라면 노동자재해보상 문제가 고려되기 때문에 추가 기록이 필요할 것이다. 클라이언트 이송 중 자신의 등에 부상을 당하거나, 클라이언트 방의 젖은 바닥에서 미끄러지거나, 클라이언트에게 폭행을 당한 경우 등이 그 예에 포함된다. 사건보고가 필요한 상황이 발생하면, 즉시 상관에게 알려 적절한 대응을 하고 기록을 남길 수 있도록 해야 한다.

사람 우선 언어 (People First Language)

Snow(2013)는 전문가들이 진단보다는 개인을 우선으로 하는 노력을 의도적으로 해야 한다고 주장했다. "사람 우선 언어(people first language)는 장애에 앞서 사람을 두고, 그 사람이 누구인지가 아니라 무엇을 가지고 있는지 설명해 준다"(Snow, 2013, p.3). 예를 들면, "다운증후군 아기(the Down baby)"보다는 "다운증후군을 가진 유아(the infant with Down syndrome)"라고 말해야 한다. "203호 뇌졸중 환자(the stroke in Room 203)"가 아니라 "뇌졸중에 걸린 203호 환자(the patient in Room 203 who had a stroke)"라고 말해야 한다.

이러한 사람 우선 언어의 개념은 우리 직업군에 꼭 필요하다. 작업치료사 직업에 대한 지침 중 하나는 클라이언트 중심 치료이다(Boyt Schell, Scaffa, Gillen, & Cohn, 2014). 클라이언트 중심 치료를 보여주는 한 가지 방법은 우리의 말뿐 아니라 문서에도 사람 우선 언어를 사용하는 것이다. 클라이언트가 특정 보조 수준에 있다고 언급하기보다는 클라이언트가 무엇을 필요로 하는지라는 관점에서 문서를 작성해야 한다. 어느 정도의 도움이 필요한지보다 클라이언트 자체가 훨씬 더 중요하다.

"재향군인은 *최대한의 도움이 필요*한 상태이다…"보다는 "재향군인은 *최대한의 도움이 필요*로 한다…"라고 말하라.

전자기록 시 고려사항 (Considerations in Electronic Documentation)

전자의무기록(EHR)은 효율성, 연결성, 가독성 측면에서 많은 이점이 있지만, 특히 기밀유지와 관련한 우려가 제기되기도 한다. HIPAA 보안규정에는 전자의무기록의 보안을 위한 연방정부 차원의 기준이 정해져 있다. 전자의무기록에 접속하는 모든 직원은 승인되지 않은 접속, 기록변경, 또는 클라이언트의 건강정보 유출을 막기 위해 예방조치를 취해야 한다(Scott, 2013). 전자의무기록에 접속하는 작업치료사는 일반적으로 클라이언트기록에 접속하고 작업치료 서비스와 관련하여 입력되는 기록내용에 서명하기 위한 사용자ID 및/또는 암호를 받을 것이다. HIPAA 보안 규정을 준수하기 위해 다음과 같은 예방조치가 취해져야 한다(Collmer, 2015).

- 사용자 ID 및 암호를 다른 사람과 공유하지 말 것
- 단말기 사용 후 로그아웃할 것
- 직접적으로 볼 필요성이 없는 전자의무기록에는 접속하지 말 것. 여기에는 자기 자신 또는 가족, 친구 등의 전자의무기록도 포함된다. 미승인된 전자의무기록에 접근하면 사용자명을 추적할 수 있으며 이는 징계, 고용종료, 법적 절차의 이유가 될 수 있다.
- 주변을 잘 살펴보고 승인받지 않은 사람이 화면을 읽을 수 없도록 하라. 간호사실, 병실, 복도, 작업치료실, 공유사무실과 같이 사람이 많이 다니는 곳에 단말기가 놓여 있는 경우도 많다.
- 팩스나 이메일을 통한 개인건강정보 전송을 비롯하여 고용주의 전자의무기록 보호장치를 숙지하고 준수하라.

전자의무기록은 기록된 내용의 가독성을 높여주지만, 오류 가능성을 줄이지는 못한다. 많은 프로그램에서 맞춤법확인 기능을 제공하여 오류를 줄이도록 하고 있지만, 그러한 프로그램은 철자가 뒤바뀌어 맞춤법이 맞는 다른 의미의 단어가 되는 것과 같은 오류를 잡아내지 못할 수 있다. 작업치료사는 전자서명을 하기 전 전자의무기록에 입력한 내용을 세심하게 검토해야 한다.

흔히 일어나는 기록 오류 피하기 (Avoiding Common Documentation Errors)

앞서 설명한 것처럼, 당신이 한 기록은 자신과 작업치료의 전문성을 반영하는 것이다. 철자, 문법, 구두점에 실수가 생기면 다른 이들에게 자신의 지식, 기술, 전문성에 대한 부정적 인상을 심어줄 수도 있다(Moore, 2015; Scott, 2013). 그러한 오류는 자신 또는 클라이언트에게 심각한 결과를 가져올 수도 있다. 이 절에서는 흔히 일어나는 기록 오류를 피하는 데 도움이 되는 여러 규칙을 검토해볼 것이다.

- ◆ 클라이언트 또는 다른 사람이 한 말을 그대로 기록할 때는 따옴표를 사용하라.
  - ■ 부정확: 클라이언트가 전 오른팔의 감각을 느낄 수 없어요라고 설명했다.
  - ■ 정확: 클라이언트가 "전 오른팔의 감각을 느낄 수 없어요"라고 설명했다.
- ◆ 클라이언트나 다른 사람이 말한 것을 다른 말로 바꾸어 표현할 때는 따옴표를 사용하지 말라.
  - ■ 부정확: 클라이언트는 "오른팔의 감각을 느낄 수 없다"고 한다.
  - ■ 정확: 클라이언트는 "오른팔의 감각을 느낄 수 없다"고 한다.
- ◆ 동사 시제는 일관되게 사용하라.
  - ■ 부정확: 클라이언트가 최소한의 도움만으로 웃옷 입는 것을 보여주었다. 클라이언트가 오른쪽 팔을 먼저 소매로 끼워넣는다. 클라이언트가 도움을 받아 일어서서 화장실로 이동한다. 클라이언트가 독립적으로 몸단장을 마쳤다.
  - ■ 정확: 클라이언트가 최소한의 도움만으로 웃옷 입는 것을 보여주었다. 클라이언트가 오른쪽 팔을 먼저 소매로 끼워넣었다. 클라이언트가 도움을 받아 화장실로 이동했다. 클라이언트가 독립적으로 몸단장을 마쳤다.
- ◆ 단어의 복수형을 만들 때는 아포스트로피를 쓰지 말고 단어 끝에 "s"를 붙여라.
  - ■ 부정확: *The client's participated in a group discussion about time management and ADL's. The OT's then provided additional suggestion's.*
  - ■ 정확: 클라이언트들이 시간관리 및 일상생활 활동과 관련된 집단토론에 참여했다. 그러 다음 작업치료사들이 제안사항들을 추가로 제시했다(*The clients participated in a group discussion about time management and ADLs. The OTs then provided additional suggestions*).
- ◆ "s" 앞에 아포스트로피를 사용해 사람이나 사물의 소유격을 표시하라.
  - ■ 부정확: *The clients' spouse was present during the session.*
  - ■ 정확: 클라이언트의 배우자가 치료 중 함께 있었다(*The client's spouse was present during the session*).
- ◆ 복수형의 소유격은 "s" 뒤에 아포스트로피를 붙여라.
  - ■ 부정확: *The three clients group discussion focused on coping skills.*
  - ■ 정확: 세 클라이언트의 집단 토론은 기술 대처에 주목했다(*The three clients' group discussion focused on coping skills*).
- ◆ 한 사람을 칭할 때는 단수명사를 사용하라.
  - ■ 부정확: *The client has difficulty putting on their shirt.*
  - ■ 정확: 클라이언트는 셔츠를 입는 데 어려움을 겪었다(*The client has difficulty putting on his shirt*).
- ◆ 한 명 이상을 칭할 때는 복수명사를 사용하라.
  - ■ 부정확: *They blame themself for the situation.*
  - ■ 정확: 그들은 그 상황에 대해 스스로를 탓한다(*They blame themselves for the situation*).
- ◆ 일반적인 대문자 시작 규칙을 지켜라(표 4-1).
- ◆ 흔히 철자를 틀리는 단어들의 정확한 철자를 알고 있어라(표 4-2).

표 4-1

일반적인 대문자 시작 규칙

대문자로 시작	대문자로 시작하지 않음
의학용어의 적절한 이름 ◆ 예, 알츠하이머병	일반적인 의학용어 명사 ◆ 예, 바이러스, 맹장 수술, 견갑골
제품 및 약물의 상표명 ◆ 예, 잡스트스타킹, 애드빌	복제약품 및 제품 ◆ 예, 압박장갑, 진통제
특정 기관 ◆ 예, 합동위원회	일반적인 기관 ◆ 예, 파견대행사
사람 이름 뒤의 학위 및 전문적 호칭 ◆ 예, 크리스털 게이틀리, PhD, OTR/L	일반적인 학위나 포괄적인 전문적 호칭 ◆ 예, 전문학사학위, 작업치료사
정확한 검사 제목 ◆ 예, 피바디운동근육발달지수	일반적인 검사 ◆ 예, 감각검사, 인지검사
특정 부서명 ◆ 미드웨스트병원 작업치료과	포괄적인 부서명 ◆ 예, 작업치료과, 재활과
이름의 일부로서 공식적인 직위 ◆ 예, 울프 선생님, 오말리 신부님	포괄적이거나 서술적인 지위 ◆ 예, 의사, 남자성직자

Moore(2015) 및 Villemaire & Villemaire(2005)에서 편집한 정보임.

표 4-2

흔히 철자가 틀리는 단어

비슷하게 들리는 단어	"C" 뒤를 제외하고는 "E" 앞에 "I"를 쓰는 단어	기타
◆ accept (*She wouldn't accept it.*) ◆ except (*all except that one*) ◆ affect (*He had a flat affect. That didn't affect his participation.*) ◆ effect (*That has no effect on me.*) ◆ aid (verb—*to help*; noun—*a helping device, such as a "visual aid"*) ◆ aide (*person, such as the occupational therapy aide*) ◆ aloud (*She said it aloud.*) ◆ allowed (*Children aren't allowed in there.*) ◆ brake (*Lock the wheelchair brake.*) ◆ break (*Take a break. He will break his arm.*) ◆ gait (*ambulation*) ◆ gate (*an entrance*)	◆ achieve (after "ch" is still "ie") ◆ believe ◆ brief ◆ hygiene ◆ piece ◆ receive ◆ relieve ◆ retrieve	◆ activity ◆ Alzheimer's ◆ asymmetry ◆ catheterization ◆ clavicle ◆ current ◆ deferred ◆ definitely ◆ developmentally ◆ dining ◆ doctor ◆ doff ◆ doffed ◆ doffing ◆ dominant ◆ don ◆ donned

표 4-2 (계속)

흔히 철자가 틀리는 단어

비슷하게 들리는 단어	"C" 뒤를 제외하고는 "E" 앞에 "I"를 쓰는 단어	기타
◆ lay (*Lay it on the desk.*) ◆ lie (*He wants to lie on the bed.*) ◆ loose (*not tight*) ◆ lose (*I want to lose weight.*) ◆ patience (*Have some patience!*) ◆ patients (*The patients were in their rooms.*) ◆ peace (*I want some peace and quiet.*) ◆ piece (*piece of the puzzle*) ◆ principal (*the school principal*) ◆ principle (*principles of NDT*) ◆ stationary (*not moving*) ◆ stationery (*writing paper*) ◆ than (*I have more than you.*) ◆ then (*Then he went to bed.*) ◆ their (*It was their house.*) ◆ there (*Put it there.*) ◆ they're (*they are*) ◆ wait (*Wait here.*) ◆ weight (*Her weight has declined.*) ◆ you're (*you are*) ◆ your (*It's your turn.*)		◆ equilibrium ◆ exercise ◆ immobilize ◆ independent ◆ input ◆ intention ◆ interest ◆ judgment ◆ paraffin ◆ perform ◆ putty ◆ recommendations ◆ remember ◆ rotator cuff ◆ schizophrenia ◆ stabilization ◆ strength ◆ symmetry ◆ technique ◆ toilet ◆ tolerate ◆ transferring ◆ writing

Information compiled from Merriam-Webster (2015).

약어 및 상징기호 (Abbreviations and Symbols)

클라이언트의 의무기록 문서 작성 시 약어와 상징기호를 사용하면 귀중한 시간을 절약하게 되지만, 이는 신중하게 사용되어야 한다(Scott, 2013). 당신의 기록내용은 작업치료에 관해 거의 모르는 누군가가 읽을 수 있으며, 그 사람이 보험금 지급 여부를 결정할 수도 있다는 점을 기억하라. 그 사람이 당신이 전달하고자 하는 정보를 제대로 이해할 수 있도록 해야 한다. 의료보건 현장에는 특히 승인된 약어 목록이 있다. 이 목록을 잘 숙지하고 승인된 약어만 사용해야 한다. 약어를 만들어내지 말라. 많은 사람들은 흔히 온라인 채팅이나 휴대전화 문자를 사용할 때 두문자어나 약칭을 사용하지만, 그러한 약어들은 의무기록에는 적절하지 않다. 또한 약어 사용이 허용은 되지만, 필수적인 것은 아니라는 점도 기억하라. 어떤 단어든 약칭을 쓰지 않고 그대로 적어도 좋다. 본 교재를 보면, 어떤 내용에는 다른 내용보다 약어와 상징기호가 더 많이 사용된 것을 알 수 있다. 표 4-3에는 흔히 사용되는 약어들을 정리하였다. 이 목록에 모든 약어가 다 포함되어 있는 것은 아님을 알아두기 바란다. 많은 병원 및 기타 보건의료시설을 승인하는 합동위원회(Joint Commission)는 문서기록에 사용 가능한 약어 및 상징기호 목록을 관리하지는 않는다. 그러나 합동위원회는 ≪공식 "사용금지" 약어 목록(Official "Do Not Use" List of Abbreviations)≫을 출간한 바 있다. 이 목록에는 모든 지시 및 서면, 가인쇄, 전자형태의 문서에서 금지된 약어 및 상징기호가 포함되어 있다. 금지약어 중에는 qd(매일)과 qod(하루 걸러)가 있는데, 금지 이유는 서로 혼동될 수 있기 때문이다. 작업치료사는 약과 관련된 문서를 작성할 일이 거의 없지만, 어떤 기관에서는 어떠한 종류의 문서에든 보건의료종사자 누구를 막론하고 ≪"사용금지" 목록≫에 있는 약어 및 상징기호는 사용하지 못하도록 하고 있다. 소속기관에서 수용되는 약어와 금지된 약어 목록을 잘 숙지해야 한다.

표 4-3

약어 및 상징기호

진단, 절차 및 신체부위 관련 약어					
AAA	복부대동맥	BKA	하퇴절단	CSF	뇌척수액
Ⓐ	도움	BM	배변	CT	컴퓨터단층촬영
A&Ox4	사람, 장소, 시간, 상황을	BP	혈압	CTR	수근관감압술
	잘 알고 적응함	BRP	화장실 출입만 허용	CVA	뇌혈관장애
ā	전에	c̄	~와 함께/~가 있는	CXR	흉부X선촬영
abd	외전	CA	암, 암종	DDD	퇴행성디스크질환
ABG	동맥혈가스	CABG	관상동맥우회로이식술	DIP	말초지절간관절
add	내전	CAD	관상동맥질환	DJD	퇴행성관절질환
ADD	주의력결핍장애	CAT	컴퓨터단층촬영	DM	진성당뇨병
ADHD	주의력결핍과잉행동장애	cath.	카테터, 카테터삽입	DNR	소생금지
AE	상완	CBC	완전혈구측정	DOB	출생일
AIDS	후천성면역결핍증후군	c-diff	클로스트리듐디피실균	DTR	깊은힘줄반사
AK	대퇴	CF	낭포성섬유증	DVT	심부정맥혈전증
AKA	대퇴부절단	chemo	화학요법	dx	진단
AMA	근위축성측색경화증	CHF	울혈성심부전	ECG	심전도
ant.	앞쪽	CHI	폐쇄성뇌 손상	ECHO	초음파심장진단도
appt.	약속	CMC	수근중수골	EEG	뇌파도
A/P	앞쪽/뒤쪽	CNS	중추신경계	EKG	심전도
ARF	급성신부전	C/O	~를 (아프다고) 호소하다	EMG	근전도
ASCVD	죽상경화성심혈관병	CO_2	이산화탄소	ENT	이비인후
ASHD	동맥경화성심장병	COPD	만성폐쇄성폐질환	EOM	안구외운동
ASIS	상전장골극	CP	뇌성마비	ESRD	말기신장질환
Ⓑ	양쪽	CPAP	지속기도양압	EtOH	에탄올(알코올 사용/남용)
BE	하완	CPM	지속성수동운동기구	FBS	공복혈당
Bi-PAP	양압기	CPR	심폐소생술	FTT	성장장애
BK	하퇴	CRF	만성신부전	F/U	후속

표 4-3 (계속)

약어 및 상징기호

진단, 절차 및 신체부위 관련 약어					
fx	골절	NKA	코위(관)	SCI	척수손상
GB	담낭	NKDA	알레르기반응없음	SDH	경막하혈종
GERD	위식도역류질환	NOS	약물알레르기반응없음	SLE	전신홍반성루프스
GI	위장의	NPO	별도 지정이 없는 한 금식	SOB	숨가쁨
GSW	총상	N/V	메스꺼움과 구토	S/P	~이후 상태
H/A	두통	O_2	산소	S/S	증상 및 징후
HEENT	머리, 눈, 이비인후	OA	골관절염	sx	징후
HIV	인체면역결핍바이러스	ORIF	관혈적정복술 및 내고정술	Sz	발작
H&P	병력 및 신체적	p̄	~후에	TB	결핵
HR	심박동수	PCA	자가조절진통	TBI	외상성 뇌 손상
HTN	고혈압	PCA	개인활동보조인	TEDS	혈전색전성질환용스타킹
hx	병력	PDD	전반적발달장애	TEE	식도경유 초음파심장진단도
I&D	절개배농	PEG	경피내시경적위루설술	THA	인공엉덩관절전치술
IM	근육내의	perl.	회음의	THR	엉덩관절전치술
I&O	섭취배설량	PET	양전자방사단층촬영	TIA	일과성뇌허혈발작
IV	정맥으로 들어가는	PIP	근위지절간관절	TKA	슬관절전치환술
Ⓛ	왼쪽	PMH	이전의료기록	TKR	슬관절전치환술
LLQ	왼쪽 아랫복부	PNS	말초신경계통	tPA	조직플라스미노겐활성화 인자
LMN	아래운동신경세포	PO	구두로		
LOC	의식상실	postop	수술 후에	TPN	종합비경구영양(수액)
LP	요추천자	preop	수술 전에	tx	치료
LUQ	왼쪽 윗복부	PSIS	상후장골극	UA	소변검사
MCP	중수지절	PVD	말초혈관질환	UMN	상위운동뉴런
MD	근육위축병, 의학박사	Ⓡ	오른쪽	URI	상기도감염
meds.	약물	RA	류머티스성 관절염	US	초음파
mets.	전이	RBC	적혈구수	UTI	요로감염증
MI	심근경색	RLQ	오른쪽 아랫복부	VC	폐활량
MRA	자기공명혈관조영상	R/O	배제하다	VRE	반코마이신 내성 장알균
MRI	자기공명영상	RSD	반사교감신경이상증	WBC	백혈구수
MRSA	메티실린내성	RTC	재입원(통원)	wt.	체중
MS	황색포도상구균	RTO	연구실로 돌림	y.o.	~세
MVA	다발성경화증	RUQ	오른쪽 윗복부	yr.	년도
NC	자동차사고	Rx	처방전		
NG	코삽입관	s̄	~가 없는		

표 4-3 (계속)

약어 및 상징기호

빈도 및 시간 관련 약어					
ad lib	임의로	PTA	입원 전	1x/wk	주 1회
AM/am	오전	qd	매일	2x/wk	주 2회
ASAP	가능한 한 빨리	qid	1일 4회	3x/wk	주 3회
bid	1일 2회	qod	하루 걸러	1x/mo	월 1회
noc	야간	STAT	즉시	2x/mo	월 2회
PM/pm	오후	tid	1일 3회	3x/mo	월 3회
prn	수시로, 필요한 때				
장소 관련 약어					
CCU	관상(심장)동맥집중치료실	LTAC	장기급성환자치료	PACU	수술후회복실
ECF	연장치료시설	LTC	장기치료	PICU	소아과집중치료실
ED	응급부서	MICU	내과계중환자실	RCF	재택간호
ER	응급실	NICU	신생아집중치료실	SICU	외과집중치료실
HH	가정보건	OP	외래 환자	SNF	전문요양시설
ICU	중환자실	OR	수술실	SNU	전문간호팀
IP	입원환자				
도움 수준 관련 약어					
Ⓘ	독립적인	MinⒶ	최소보조	Ⓓ	의존적보조
ModⒾ	부분독립	ModⒶ	중간보조	x1	1인보조
SBA	도움 받아 서기	MaxⒶ	최대보조	x2	2인보조
CGA	접촉가이드보조				
기타 작업치료에서 흔히 사용되는 약어					
AAROM	능동보조관절 가동범위 운동	D/C	퇴원	FWB	완전체중지지
		DME	지속성의료기기	G	좋음(근육등급)
ADLs	일상생활 활동	ELOS	예상체류기간	HEP	가정운동프로그램
AFO	발목관절보조기	EOB	침대가장자리 또는 혜택설명	HOB	침대머리
amb.	보행			HOH	두손을 번갈아, 또는 난청
AROM	능동가동범위	e-stim	전기자극	IADLs	수단적일상생활 활동
ATNR	비대칭긴장성 목반사	eval.	평가	IEP	개인맞춤형교육프로그램
BADLs	기본적일상생활 활동	ext.	폄	KAFO	무릎 발목 발 보조기
CHT	공인수부 전문작업치료사	F	적당한(근육등급)	LE	하지
COTA	공인작업치료보조원	FIM	독립기능평가	LOS	체류기간
COTA/L	공인작업치료보조원/면허	flex.	굽힘	MMT	맨손근력검사
CST	두개전골치료사	ft.	발	N	정상(근육등급)

표 4-3 (계속)

약어 및 상징기호

기타 작업치료에서 흔히 사용되는 약어					
NDT	신경발달치료	PNF	고유감각신경근육촉진	STG	단기목표
NMES	신경근전기자극	POC	돌봄계획	STM	단기기억
NWB	무체중지지	PT	물리치료사, 물리치료	STNR	대칭긴장성목반사
OOB	침대 밖으로	pt.	환자	TDWB	접지체중지지
OT	작업치료사, 작업치료	PTA	물리치료보조원	TENS	경피전기신경자극
OTR	작업치료사, 등록된	PWB	부분체중지지	TTWB	발끝체중지지
OTR/L	작업치료사/면허	rehab	재활	UE	상체
OTS	작업치료학생	SI	감각통합	WBAT	참을 수 있는 체중지지
P	약함(근육등급)	SLP	언어병리학자	w/c	휠체어
PAM	물리적인자양상	SOAP	주관적, 객관적, 평가, 계획	WFL	기능적 한계 이내
PLOF	이전기능단계	SOC	돌봄시작	WNL	정상범위
기타 상징					
♀	여성	'	피트	~	약
♂	남성	°	도	%	퍼센트
↓	감소	+	더하기, 양성	&	그리고
↑	증가	−	빼기, 음성	@	~에
c̄	~가 있는	#	숫자 (#1), 파운드	↔	양방향으로
s̄	~가 없는	/	~당	→	~로, 진행방향
ā	~전에	<	~보다 적은	1°	1차
p̄	~후에	>	~보다 많은	2°	2차, ~로 인한
"	인치	=	같음		

Information compiled from Marks (2015) and Unbound Medicine (2015).

참고문헌 (References)

American Occupational Therapy Association. (2013). Guidelines for documentation of occupational therapy. *American Journal of Occupational Therapy, 67*(Suppl.), S32-S38. doi: 10.5014/ajot.2013.67S32.

American Occupational Therapy Association. (2015). Jimmo: The court case that promotes skilled therapy. Retrieved from http://www.aota.org.

Boyt Schell, B. A., Scaffa, M. E., Gillen, G., & Cohn, E. S. (2014). Contemporary occupational therapy practice. In B.A. Boyt Schell, Gillen, & Scaffa (Eds.) *Willard & Spackman's occupational therapy* (12th ed., pp. 47-58.) Philadelphia, PA: Lippincott Williams & Wilkins.

Brennan, C. (2015). The do's & don'ts of documentation. *OT Practice, 20*(15), 8-11.

Centers for Medicare & Medicaid Services. (2015). Jimmo v. Sebelius settlement agreement fact sheet. Retrieved from https://www.cms.gov.

Cincinnati Children's Hospital Medical Center. (2015). Shunt malfunction signs. Retrieved from http://www.cincinnatichildrens.org.

Collmer, V. (2015). Navigating the HIPAA security rule: Practical strategies for the occupational therapy practitioner. *OT Practice, 20*(14), 13-16.

Joint Commission. (2015). Facts about the Official "Do Not Use' list of abbreviations. Retrieved from whttp://www.jointcomission.org.

Marks, J. W. (Ed.). (2015). List of common medical abbreviations and terminology. Retrieved from http://www.medicinenet.com.

Merriam-Webster. (2015). Merriam-Webster's online dictionary. Retrieved from http://dictionary.reference.com.

Moore, B. (2015). Medical records and documentation. Retrieved from http://www.infusionceus.com.

Sames, K. M. (2014). Documentation in practice. In B. A. Boyt Schell, G. Gillen, & M. E. Scaffa (Eds.) *Willard & Spackman's occupational therapy* (12th ed., pp. 466-475). Philadelphia, PA: Lippincott Williams & Wilkins.

Scott, R. W. (2013). *Legal, ethical, and practical aspects of patient care documentation: A guide for rehabilitation professionals* (4th ed.). Burlington, MA: Jones & Bartlett Learning.

Snow, K. (2013). People first language. Retrieved from http://www.disabilityisnatural.com.

Szanzer, F. M. (2014). Deep vein thrombosis: The silent killer. *Advance for Physical Therapy & Rehab Medicine*. Retrieved from http://physical-therapy.advanceweb.com.

Unbound Medicine. (2015). Medical abbreviations. *Taber's online medical dictionary.* Retrieved from http://www.tabers.com.

Villemaire, D., & Villemaire, L. (2005) *Grammar & writing skills for the health professional* (2nd ed.). Clifton Park, NY: Thomson Delmar Learning.

Waite, A. (2012). Point-of-service documentation strategies help practitioners beat the time crunch. *OT Practice, 17*(1), 9-12.

워크시트 4-1

흔히 일어나는 문서기록 오류 피하기

다음 문장에서 오류를 찾아내어 수정하시오.

1. 환자가 오늘 아침 두통이 정말 심하다고 말했다.

2. 주민은 "그녀의 오른손은 오늘 상태가 더 좋다."고 보고했다.

3. 학생이 오른손을 사용해 가위로 잘랐다. 그런 다음 왼손으로 바꾸어 채색 작업을 했다. 학생이 선호하는 손이 일관적이지 않았다.

4. 클라이언트들이 다가오는 쇼핑몰 방문에 흥분했다.

5. 아동의 교사로부터 작업치료를 소개 받았다.

6. 아이가 코트 단추를 잠그고 풀 수 없었다.

7. 주민들이 모두 식당에서 식사를 기다리고 있었다.

8. 클라이언트는 다른 그룹 회원들에게 환영인사를 함으로써 적절한 사회적 상호작용을 보여주었다.

9. 환자는 개인위생 활동 시 오른손을 사용하기 위해 중등도의 도움이 필요했다.

10. 클라이언트는 그룹의 다른 구성원에 대한 자신의 기분의 영향을 잘 모른다.

11. 환자는 옷 입는 것에 관심을 보였다. 오른쪽 회전근력 부상으로 인해 적응기술을 활용하는 풀오버 셔츠를 입을 때 언어적 지시가 필요했다.

워크시트 4-1 (계속)

흔히 일어나는 문서기록 오류 피하기

다음 문장에서 오류를 찾아내어 수정하시오.

12. 작업치료사가 아동의 앉은 자세에서 비대칭을 알아차렸다. 부모는 클라이언트가 독립적으로 앉을 수 없다고 보고한다.

13. 작업치료사가 클라이언트에게 인지검사를 실시했다.

14. 의사는 환자 상태를 확인하기 위해 전화했다.

15. 클라이언트는 워커 없이 일어서려고 하며 판단이 흐려지는 상태를 보였다.

16. 환자는 쇄골 골절로 인해 오른팔이 움직일 수 없게 되었다.

17. 클라이언트는 ADLS 중 여러 차례 짧은 휴식이 필요했다.

18. 이 클리닉에는 작업치료사(otrs) 3명과 작업치료보조원(otas) 2명이 있다.

19. 학생들의 원칙에 따르면 Jimmy는 학교에서 방해가 된다.

20. 이 나이대의 아동은 그들 스스로 옷을 입을 수 있어야 한다.

21. 아이들 엄마는 그들이 약속했던 모든것을 지키는데 어려움을 겪는다.

22. 클라이언트는 스스로 카테터삽입을 어떻게 하는지 배우는 데 시각보조자료가 필요했다.

워크시트 4-2

약어 사용

약어를 이용해 쓰인 각 문장을 완전한 영어 문구 또는 문장으로 번역하시오.

1. Client C/O pain in Ⓡ MCP joint p̄ ~15 min PROM.

2. Pt. A&O×4.

3. Client transferred w/c → mat c sliding board & max Ⓐ ×2.

4 1° dx Ⓛ BKA, 2° dx COPD, CHF, DM, & PVD.

5. Pt. is S/P Ⓡ THR. Orders received for OT 2×/day for ADLs & IADLs, TTWB Ⓡ LE.

다음 문장들을 본 장에 나오는 표준 약어만을 사용하여 줄이시오.

6. 클라이언트는 왼쪽 먼쪽 손가락뼈사이관절에 30°의 수동적 가동범위를 보이며, 이는 기능적 한계 이내이다.

7. 클라이언트는 옆에서 지켜보는 정도의 도움으로 양말을 신을 수 있지만, 왼쪽 신발을 신고벗을 때는 중등도의 도움이 필요하다.

8. 클라이언트는 침대가장자리에 걸터앉아 아침에 옷을 입는 동안 균형유지를 위해 contact guard assistance가 필요하다.

워크시트 4-2 (계속)

약어 사용

다음 문장들을 본 장에 나오는 표준 약어만을 사용하여 줄이시오.

9. 환자는 일상생활 활동 중 침대생활에 대한 평가에 참여했다. 그녀는 중등도의 도움으로 침대 이동이 가능했지만, 속옷을 입는 것은 최대한의 도움이 필요했다. 그녀는 최대한의 도움하에 바로 누운 자세에서 앉은 자세로 변경할 수 있었으며 중등도의 도움으로 앉은 자세에서 일어선 자세로 변경할 수 있었다.

10. 거주자는 휠체어 에스코트를 받아 작업치료실로 왔다. 그는 왼쪽으로 기대 서 있는 것으로 보였다. 거주자는 언어적 지시와 최소한의 도움하에 휠체어에서 정중선을 맞추어 대칭자세를 유지할 수 있었다. 거주자는 pivot transfer를 사용하여 균형을 유지할 수 있도록 한 사람의 중등도 도움을 받아 휠체어에서 화장실로 이동하였다. 그는 상체를 곧게 유지하기 위해 언어적지시를 받고 거울을 보며 고쳐야 했다.

11. 재향군인은 그와 관련된 문제 원인을 평가하기 위해 자신의 방에서 평가에 참여했다. 그의 단기기억은 즉시 회상에 대해서는 3개 중 3개, 1분 후에는 3개 중 1개, 그리고 5분 후에는 언어적지시를 받아도 3개 전부 기억하지 못했다. 왼쪽 팔, 어깨 굽힘은 4등급, 어깨 폄은 4등급, 팔꿈치 굽힘은 4등급, 팔꿈치 폄은 4등급, 손목 굽힘은 4-등급, 손목 폄은 4-등급, 쥐기근력은 8파운드였다. 왼쪽 상지의 가벼운 접촉은 정상이다. 오른쪽 상지 근육 등급 및 감각은 기능적 한계 이내였다.

제 5 장

작업 기반 문제 기술
(Writing Occupation-Based Problem Statements)

작업치료사는 최초 평가의 일부로서 클라이언트의 상태에 영향을 받은 주요 작업 분야를 알 수 있는 "문제 목록"을 만든다. 클라이언트의 작업 수행에 영향을 주는 요인 또한 확인된다. 그 다음 클라이언트 및 돌봄제공자와 함께 우선순위를 정하여, 그들에게 가장 중요한 문제에 대처할 것이다. 어떤 클라이언트들에게는 작업치료 시행범위 내에 드는 문제를 찾아내기 위해 작업치료의 역할을 명확히 알려주어야 할 수도 있다. 클라이언트에게 작업치료의 목적과 잠재적 이점을 교육시키는 것은 치료상 관계 구축의 중요한 부분이다(DeCleene, 2013). 예를 들어, 병원에 있는 클라이언트에게 그의 목표가 무엇인지 물으면, 흔히 돌아오는 답은 "걷고 싶어요."이다. 그러나 독립보행은 물리적 치료 목표이다. "왜 걸어야 하나요?"라고 물어서 더 깊이 알아볼 수 있다. 집, 학교, 근무지에서 식사준비, 입을 옷 가져오기, 한 장소에서 다른 장소로 물건 옮기기와 같은 활동에 관해 질문하라. 목표 설정에 적극적인 클라이언트들이 기능적 결과가 나아지고 재활 과정에 더 만족을 보이는 것으로 나타난다(Tripicchio, Bykerk, Wegner, & Wegner, 2009; VanPuymbrouck, 2014).

기능적 문제 기술에는 관심대상인 작업 분야 그리고 클라이언트의 그 작업 분야 참여를 방해하는 기요요인이라는 두 부분이 있다. 작업치료의 영역에 관해 1장에서 제시된 정보를 더 자세히 살펴보자.

작업분야 (Areas of Occupation)

작업치료사는 작업분야 참여에 어려움을 겪는 사람들을 위한 중재를 제공한다. 작업참여능력에서의 초점은 작업치료사의 전문성과 다른 보건의료분야를 구분짓는 것이 무엇인가 하는 점이다. OTPF-III(미국작업치료사협회[AOTA], 2014)는 작업치료사가 대처할 수 있는 작업분야를 분류하고 있다(표 5-1).

작업치료서비스에 대해 비용을 환급해 주는 기관과 에이전시들은 우선순위가 다르다는 점을 반드시 기억해야 한다. 자금출처 규정을 잘 알고 있어야 하며, 문서기록은 자금출처에서 필요하며 환급가능하다고 보는 작업분야를 중심으로 작성해야 한다(Amini, 2014; Brennan, 2014). 예를 들어, 메디케어는 클라이언트가 가능한 한 독립적으로 일상생활에 복귀하는 데 도움을 주도록 ADLs 및 IADLs에 초점을 맞춘 문제 및 목표를 가장 많이 고려하는 경향이 있다. 근로자 보상 사례에서는 문제 기술 및 목표가 근로에 초점을 두어야 한다(King & Olson, 2014). 학교 기반 치료의 경우에는 교육이 문제 및 목표에서 다루어야 할 작업분야이다(Swinth, 2014).

표 5-1

작업분야

작업분야	설명	예시
ADLs	신체 돌봄 및 개인적 독립에 필요한 활동. *기본적 일상생활 활동* (BADLs) 또는 *개인적일상생활 활동* (PADLs)으로 표시될 수도 있음.	◆ 목욕/샤워 ◆ 옷 입기 ◆ 식사 ◆ 기능적 이동 (기능적 활동 수행 중) ◆ 개인기기 사용 돌봄 ◆ 개인위생 및 단장 ◆ 성적활동 ◆ 화장실사용 및 화장실위생 (대소변 관리 및 생리 포함)
IADL	ADLs보다 좀 더 복잡한 문제해결 및 사교술이 필요한 경우가 많은 가정 또는 지역사회에의 참여와 관련된 활동	◆ 타인 돌봄 ◆ 반려동물 돌봄 ◆ 아동 양육 ◆ 의사소통 관리 ◆ 지역사회 이동 및 운전 ◆ 재정관리 ◆ 건강관리 및 유지 ◆ 가정 확립 및 유지 ◆ 식사준비 및 청소 ◆ 종교활동 ◆ 안전 및 응급상황 대처 ◆ 쇼핑
Rest 및 sleep	다른 작업 분야에 잘 참여하기 위해 필요한 휴식 및 수면을 취하는 것과 관련된 활동	◆ 휴식 ◆ 수면 ◆ 수면 준비
Education	교육환경에서의 학습 및 참여에 필요한 활동을 포함	◆ 공식적 교육 참여 ◆ 비공식적인 개인의 교육적 필요 또는 흥미 탐색 ◆ 비공식적인 개인적 교육 참여
Work	유급고용 또는 자원봉사 활동 탐색 및 수행을 포함	◆ 고용에 대한 관심 및 추구 ◆ 구직활동 및 취직 ◆ 업무수행 ◆ 퇴직 준비 및 조정 ◆ 자원봉사활동 탐색 ◆ 자원봉사활동 참여
Play	즐거움이나 오락을 제공하는 활동, 자발적이거나 조직될 수 있음	◆ 놀이 탐색 ◆ 놀이 참여
Leisure	개인이 다른 작업을 수행해야 할 의무가 없을 때 참여하는 본질적으로 보상이 있는 활동	◆ 여가 탐색 ◆ 여가 참여
Social participation	예상되는 맥락 규범 내에 있는 타인들과의 상호작용	◆ 지역사회 ◆ 가족 ◆ 동료, 친구

미국작업치료사협회, (2014), <작업치료임상지침: 도메인 및 프로세스>(3판), Bethesda, MD: AOTA Press 에서 모은 자료.

표 5-2

잠재적 기여 요인

잠재적 기여 요인	설명	예시
Client factors	"… 개인에 내재하는 특정 능력, 성격 또는 신념…" (AOTA, 2014, p.S7)	◆ 가치, 신념 및 영성 ◆ 신체 기능 ▪ *정신적*: 주의, 기억, 인식, 순서배열, 감정, 성격적 특성 ▪ *감각적*: 시각, 청각, 전정, 촉각, 통증, 자기수용 ▪ *신경근골격*: 관절 움직임 및 안정성, 근긴장, 강도, 가동범위, 자발적 움직임 ▪ *심혈관, 혈액, 면역 및 호흡: 혈압, 심박동, 지구력* ◆ 신체구조
Performance skills	"일상생활 작업의 작은 단위로서 관찰 가능한 목표지향적 행위 (AOTA, 2014, p.S7)"	◆ *운동기술*: 구부리기, 뻗치기, 잡기, 공동작용, 균형유지, 조작하기 ◆ *과정기술*: 주의집중, 선택, 다루기, 순서배열, 시작하기 ◆ *사회적 상호작용 기술*: 상호작용 시작, 감정 표현, 이행, 교대
Performance patterns	개인, 조직 또는 전체인구의 활동과 관련된 행동유형	◆ *습관*: 스트레스에 대한 반복적인 흔들림 ◆ *규칙적인 일상적 일*: 옷 입기와 몸단장을 위해 아침에 일어나는 규칙적인 일 ◆ *의식*: 공휴일 식사준비 ◆ *역할*: 돌봄제공자, 근로자, 학생
Contexts 및 environments	"…클라이언트 내부 및 주위에 잇는 다양한 상호관련된 조건들…" (AOTA, 2014, p.S28)	◆ *문화적*: 관습, 신념, 행동에 대한 기대 ◆ *개인적*: 연령, 성, 사회경제적 지위, 교육적 지위, 집단구성원소속 ◆ *일시적*: 삶의 단계, 하루 중 시간, 1년 중 때, 기간, 역사 ◆ *가상적*: 오디오와 전자기기를 통한 의사소통 ◆ *물리적* : ▪ *자연환경*: 지형, 동식물, 감각적 질 ▪ *인공적환경*: 건물, 사물, 도구, 기기 ◆ *사회적*: 참석, 관계 및 타인의 예상

미국작업치료사협회, (2014), <작업치료임상지침: 도메인 및 프로세스>(3판), Bethesda, MD: AOTA Press 에서 모은 자료.

기여요인 (Contributing Factors)

문제기술의 두 번째 부분은 희망하는 작업에의 참여를 제한하는 기여요인을 보여준다. 표 5-2에는 모드는 아니지만 여러 잠재적 기여요인이 열거되어 있다. OTPF-III(AOTA, 2014)는 작업수행과 관련된 기여요인들을 알아보는 데 훌륭한 자원이다. 작업치료의 영역을 구성하는 다양한 측면들이 모두 동일한 가치를 가지며 "모두 클라이언트의 삶에서 작업의 정체성, 건강, 복지와 참여에 영향을 주도록 상호작용하고 있는 것으로"(AOTA, 2014,

S4) 되어 있다. 작업수행에의 한계에는 복수의 기여요인이 있을 수 있지만, 문서기록은 작업치료 중재를 통해 대처될 수 있는 요인들에 초점을 맞추어야 한다.

쓰기 문제 서술 (Writing Problem Statements)

> 주의: 본 교재에서는 다양한 실무 환경에서 사용되는 용어들을 반영하기 위해 클라이언트, 환자, 학생, 아동, 유아, 소비자, 입소자, 개인, 재향군인, 그리고 성을 사용해왔다. 우리의 서비스를 받는 사람들의 비밀유지를 위해 이름은 가명으로 했다. "P 씨가 집에서 관찰되었다…"라고 하면, 비밀유지 목적을 위해 "P씨"라고 칭하는 것으로 이해하기 바란다. 문서기록 시에는 소속기관에서 가장 권하는 용어 또는 형태를 사용하기 바란다.

작업치료사로서 우리는 클라이언트의 복지는 부분적으로 가정, 직장, 학교, 그리고 지역사회에서 바라는 삶의 역할에 참여할 능력에 좌우됨을 알고 있다. 클라이언트에 대한 정보 수집을 위해, 우리는 클라이언트의 작업프로파일을 만들고 작업수행을 분석한다(AOTA, 2014). 이러한 다양한 평가 절차를 통해 우리는 클라이언트의 상태에 영향을 받는 작업분야 및 기능적 한계에 기여하는 요인들을 찾아낸다. 또한 우리는 가능하면 언제든지 작업수행이 제한되는 정도를 특정한다. 클라이언트의 진단이 문제가 아님을 주목하는 것이 중요하다. 기여요인은 진단의 결과일 수도 있지만, 기능적 한계에 기여하는 그러한 특정 요인을 찾아내는 것은 우리의 책임이다. 요약하자면, 다음과 같은 내용을 알아내야 한다.

- ◆ 작업분야
  - ■ 가능하다면, 기능적 한계의 측정치
- ◆ 작업치료에서 대처되어야 할 기여요인
  - ■ 가능하다면, 기여요인에 대한 측정치
  - ■ 선택사항: 이 요인을 일으킨 진단

기능적 문제 기술의 한 예를 살펴보자.

클라이언트는 Ⓑ UE의 AROM이 저하된 탓에 스스로 옷을 입을 수 없다.

기여요인 작업분야

이 기술에는 작업분야와 기여요인이라는 필수 구성요소가 있지만, 더 구체적인 측정 가능한 정보가 있으면 목표 달성 과정을 기록하는 데 도움이 될 것이다. 앞서 열거된 문제 기술에 비춰보면, 클라이언트가 완전한 능동가동범위(AROM)을 보여주며 독립적으로 옷을 입기 전에는 어떠한 기능적 진전도 보여줄 수 없을 것이다. 클라이언트가 특정 활동을 독립적으로 수행할 수 없다고 하기보다는, 필요한 보조 수준을 기술하는 것이 더 낫다. 제한적인 AROM의 정도를 나타내는 것도 도움이 된다.

예를 들면 :

클라이언트는 양쪽 상체의 AROM이 *½이 된 탓에 옷을 입기 위해 max Ⓐ가 필요하다.*

이렇게 다시 쓴 문제 기술을 보면, 이제 클라이언트가 능동가동범위가 늘어난 것을 보여주거나 중간보조를 받아 옷을 입을 수 있게 되면 진전상황을 기록할 수 있을 것이다. 진단내용을 추가하는 것도 도움이 될 수 있다.

예를 들면 :

클라이언트는 척수 감염으로 인한 Ⓑ UE의 AROM이 ½로 줄어들어 옷을 입는 데 max Ⓐ가 필요하다.

진단내용은 최초평가의 다른 부분에서 기록되기 때문에 문제기술에 그 내용을 반드시 적어야 하는 것은 아니다.

그러나 어떤 경우에는 진단에 기초하여 제공될 중재에는 다른 점이 있을 수 있기 때문에 진단내용을 기록하는 것이 도움이 된다.

> 작성이 용이하도록 기능적 문제 기술 시에는 다음 공식을 사용할 수 있다:
> 클라이언트는 ______________로 인해 ________________에 ________________가 필요하다.
> 기여요인 어떤 작업 활동 도움의 정도

사례를 몇 가지 더 보면 :

- *아동은 Ⓡ UE의 높은 긴장도로 인하여 학교에서 미술활동시 가위를 잡으려면 mod Ⓐ가 필요하다.*
- *재향군인은 Ⓡ CVA로 인한 신체 불안정성 때문에 화장실 이동 시 min Ⓐ가 필요하다.*
- *클라이언트는 순서배열 및 문제해결 능력이 감소되어 3단계의 점심준비를 위해 최대의 언어적 지시가 필요하다.*

> 클라이언트가 독립적으로 활동을 수행할 수 없는 경우, 보조수준을 명시할 것이다. 그러나 때로는 그 활동이 명시된 수준의 보조가 없이도 클라이언트가 수행할 수 있거나 수행할 수 없는 활동이다. 그러한 경우에는, 다음 양식을 사용할 수 있다:
> 클라이언트가 ________________________로 인해 ________________________할 수 없다.
> 어떤 기여 요인 작업과제를 수행하는 것을

예를 들면 :

- *클라이언트가 스트레스 관리 기술 부재로 인해 2주 이상 고용상태를 유지할 수 없다.*
- *클라이언트는 오른손 손가락을 구부릴 때 5/10 이상의 통증 수준으로 인해 3분 이상 필기도구를 쥐고 있을 수 없다.*
- *아동은 운동 계획 장애로 인해 체육시간에 점핑 잭을 할 수 없다.*

마지막 예에서, 이 아동은 어떠한 수준의 보조가 있어도 그 작업을 할 수 없다. 이는 “할 수 있는” 또는 “할 수 없는” 활동이다. 이 아동은 거수 도약 운동 시 의존적인 것이 아니라, 단지 그 운동을 할 수 없는 것이다.

> 이 양식들을 반드시 사용해야 하는 것은 아니다. 이는 기능적 문제를 표현하는데 유용한 방법이지만 다른 양식도 있다. 때로는 약간 다른 양식이 더 유용할 수 있다:
> ________________________로 인해 ________________________되었다.
> 기여요인 작업적 결함

예를 들면 :

- *정문으로 가는 데 3개의 계단이 클라이언트가 독립적으로 집에 들어가는 데 한계가 있다.*
- *단순한 수학 계산 수행을 할 수 없어서 입출금 기록과 같은 IADL 활동 시 도움이 필요하다.*
- *관절가동끝범위 shoulder flexion시 6 이상의 통증 수준이 있어 셔츠를 머리 위로 입는 데 한계가 있다.*
- *공격적 행동으로 사회적 참여가 제한되고 청소년 사법제도에 대해 반복적으로 관여받는다.*

이러한 3가지 양식 중 어떤 것이라도 기능적 문제 기술에 사용할 수 있지만, 학생과 신입 치료사는 마지막 양식이 9장에서 살펴볼 SOAP 중 "A"(평가) 부분에 가장 잘 맞는다고 생각하는 경우가 많다.

기능적 문제 기술의 사례 (Examples of Functional Problem Statements)

문제 기술 작성 시에는, 확인된 문제가 작업치료 처치로 대처할 문제여야 한다. 처치하지 않을 문제를 명시할 필요는 없다. 앞서 설명한 것처럼 보험금지급기관에서 치료가 필요하고 환급 가능하다고 보는 문제에 주목해야 한다.

> 노트: 본 교재 마지막에는 기능적 문제 기술을 위한 위 세 가지 공식뿐 아니라 여러 사례가 나와 있는 별지가 있다. 이를 가지고 다니면서 언제든지 꺼내볼 수 있는 참고로 활용하라.

일상생활 활동 (Activities of Daily Living)

- *과제 시작과 순서배열이 서툴러 클라이언트가 옷 입기 활동 중 최대한의 언어적 지시가 필요하다.*
- *클라이언트는 3+ 상체 강도로 인해 바지를 입는 데 mod Ⓐ가 필요하다.*
- *주의집중시간이 3분 미만인 탓에 grooming에 중간 수준의 언어적 지시 및 촉각 지시가 필요하다.*
- *클라이언트는 심각한 숨가쁨으로 인해 ADL 중 지속 가능시간이 10분 미만이다.*
- *10번 중 5번은 Ⓡ elbow 통증으로 재향군인은 머리를 빗는 데 max Ⓐ가 필요하다.*
- *입소자는 운동 계획이 좋지 않은 탓에 포크에 음식을 집고 있는 데 두손을 번갈아 도움이 필요하다.*
- *구강방어로 인해 다양한 음식 섭취가 제한적이다.*
- *환자는 시력이 낮아 옷을 입을 때 min Ⓐ가 필요하다.*
- *균형감각이 좋지 않고 적응성장비가 부족하여 목욕 중 안전성이 떨어진다.*
- *아동은 회내근강직이 Ⓡ forearm supination이 1/2로 제한되어 상지 위생에 mod Ⓐ가 필요하다.*
- *몸통과 상지의 힘이 줄어 입소자는 침대가장자리에서 옷을 입는 데 max Ⓐ가 필요하다.*
- *아동은 w/c에서의 자세가 비대칭이어서 스스로 먹을 수 없음.*
- *클라이언트는 C5 SCI으로 인한 제한된 Ⓑ UE 기능 때문에 카테터주머니를 비우는 데 돌봄제공자에 의존한다.*

수단적 일상생활 활동 (Instrumental Activities of Daily Living)

- *단기기억장애로 식사 준비 및 양육 중 안전 문제가 생긴다.*
- *클라이언트는 서 있을 때 피로를 느끼지 못하는 다음으로 집안관리일에서 안전하지 못하다.*
- *클라이언트는 판단 및 순서배열 장애로 인해 모든 IADL에서 안전성이 감소된 것으로 나타난다.*
- *소비자는 환청에 주의를 집중하여 혼자 지내는 것이 안전하지 못하다.*
- *클라이언트는 Ⓡ UE 감각 장애로 인해 요리 중 안전에 대한 중간 수준의 언어적 지시가 필요하다.*
- *클라이언트는 수술 후 척추 예방조치로 물건 들어올리기와 구부리기가 제한되어 세탁을 마칠 수 없다.*

- *클라이언트는 주로 쓰는 오른손의 악력과 조정력이 제한되어 비용 지불을 위한 수표를 쓸 수가 없음.*
- *입소자는 기억력과 문제해결 능력이 감퇴되어 화재 시 비상구를 찾을 수 없다.*
- *소비자는 음주를 자주 하여 자동차를 안전하게 운행하는 능력에 손상이 있다.*
- *클라이언트는 순서배열 및 문제해결능력 손상으로 인해 병원까지 가는 시내버스 노선을 찾는 데 최대 수준의 구두 지시가 필요하다.*
- *클라이언트는 돈을 셀 수 없어 지역사회 내에서 독립적인 구매활동을 할 능력이 제한된다.*
- *클라이언트는 양쪽 손의 힘과 감각이 떨어져 아이의 기저귀를 갈 수 없다.*

휴식 및 수면 (Rest and Sleep)

- *클라이언트는 환청으로 인한 수면 시간이 3시간 미만이다.*
- *입소자는 판단 장애로 밤에 좌변기를 이용해야 할 때 도움을 요청하지 못한다.*
- *클라이언트는 다발성 경화증으로 인해 양쪽 손의 감각과 힘에 손상이 있어 잘 준비를 할 때 침대시트를 정리하려면 mod Ⓐ가 필요하다.*

교육 (Education)

- *Sierra는 양쪽 불균형으로 인해 자를 사용해야 하는 미술과제를 하는 데 mod Ⓐ가 필요하다.*
- *감각을 찾는 행동들과 저하된 집중력으로 학교 과제를 제시간에 끝낼 수 없다.*
- *연소성 류마티스성 관절염과 관련된 느린 필기 속도 때문에 클라이언트는 대학 수업 중 필기를 따라갈 수 없다.*
- *Jose는 순서배열 및 문제해결 장애로 인해 점심식판을 가져오고 계산하는 데 단계별 언어적 지시가 필요하다.*
- *촉각 방어로 인해 서클활동 중 동료로부터의 예상되지 않은 접촉을 참을 수 없다.*

직장 (Work)

- *클라이언트는 청소년문화의 특정 옷을 선호하여 구직능력에 한계가 있다.*
- *클라이언트가 개인위생에 신경쓰지 못하여 구직능력에 방해가 된다.*
- *클라이언트는 오른손 악력이 3파운드로 목수일을 할 수 없다.*
- *환자는 왼쪽 집게손가락을 구부릴 때 통증 수준이 5/10 이상이어서 왼손으로 도구를 쥘 수 없다.*
- *클라이언트는 Ⓡ shoulder abduction AROM이 60° 미만으로 업무수행능력이 제한적이다.*
- *클라이언트는 매일 코카인을 하여 직장을 유지할 수 없다.*
- *클라이언트는 시력 저하로 인해 구직신청서 전자 작성에 도움이 필요하다.*
- *클라이언트는 인내력이 떨어진 탓에 병원 기념품 가게에서 자원봉사활동을 마칠 수 없다.*
- *균형감각 저하로 인해 20파운드짜리 바구니를 들어 옮겨 농장 동물들에게 먹이를 줄 수 없다.*

놀이 (Play)

- *아이가 물체 정렬에 사로잡혀 유치원 친구들과의 가상놀이 상호작용이 제한적이다.*
- *아이는 신체의 오른쪽 부분에 부주의한 탓에 한 손에서 다른 손으로 장난감을 옮기는 데 최대한의 언어적*

지시 및 촉각 지시가 필요하다.

- *Ian은 감각처리장애로 인해 연령에 맞는 놀이 활동에 참여할 수 없다.*
- *10대 학생이 충동적 행동으로 단체보드게임 중 차례를 지키는 데 중간 수준의 언어적 지시가 필요하다.*

여가 (Leisure)

- *입소자는 오른손의 coordination 손상으로 인해 바느질을 마칠 수 없다.*
- *클라이언트는 문제해결기술 장애로 인해 매주 볼링 리그에 참여하기 위해 대중교통을 활용하는 능력이 제한적이다.*
- *클라이언트는 소근육운동 저하로 사진을 찍을 때 카메라 기능 조작에 mod Ⓐ가 필요하다.*

사회적 참여 (Social Participation)

- *클라이언트는 정부음모론을 믿어 지역사회에서 사회적 활동 참여 의지가 제한적이다.*
- *아이는 근육위축병으로 인한 점진적인 구강운동 약화로 인해 동료들과 구두로 의사소통을 할 수 없다.*
- *클라이언트는 군중에 대한 불안으로 인해 사교행사 참여를 위해 집을 떠나려는 의지가 제한적이다.*
- *개인의 공격적 행동으로 인해 사회적으로 고립되었다.*
- *마약을 찾아 사용하는 행동으로 인해 클라이언트의 사회적 참여가 제한적이다.*

참고문헌 (References)

American Occupational Therapy Association. (2014). *Occupational therapy practice framework: Domain & process* (3rd ed.). Bethesda, MD: AOTA Press.

Amini, D. (2014). *Documentation for occupation-based practice.* Paper presented at the 2014 AOTA Specialty Conference, Alexandria, VA.

Brennan, C. (2014). *Write it right: What really matters in documentation.* Paper presented at the 2014 AOTA Specialty Conference, Alexandria, VA.

DeCleene, K. E. (2013). Therapists as educators: The importance of client education in occupational therapy. *The Open Journal of Occupational Therapy, 4*(1), 1-21. Retrieved from http://scholarworks.wmich.edu.

King, P. M., & Olson, D. L. (2014). Work. In B.A. Boyt Schell, Gillen, & Scaffa (Eds.) *Willard & Spackman's occupational therapy* (12th ed., pp. 678-696.) Philadelphia, PA: Lippincott Williams & Wilkins.

Swinth, Y. L. (2014). Education. In B.A. Boyt Schell, Gillen, & Scaffa (Eds.) *Willard & Spackman's occupational therapy* (12th ed., pp. 653-677.) Philadelphia, PA: Lippincott Williams & Wilkins.

Tripicchio, B., Bykerk, K., Wegner, C., & Wegner, J. (2009). Increasing patient participation: The effects of training physical and occupational therapists to involve geriatric patients in the concerns-clarification and goal-setting processes. *Journal of Physical Therapy Education, 23*(1), 55-63.

Valdes, K. (2014). *How to comply with Medicare documentation requirements for Part B therapy services.* Summit Professional Education seminar held August 23, 2014 in Columbia, MO.

VanPuymbrouck, L. H. (2014). Promoting client goal ownership in a clinical setting. *The Open Journal of Occupational Therapy, 2*(2), 1-20. Retrieved from http://scholarworks.wmich.edu.

워크시트 5-1

기여요인 찾아내기

다음의 기능적 문제 기술에 적어도 세 가지 가능한 기여 요인을 넣어 완성하시오(힌트: 잠재적 기여요인에 대해서는 표 5-2를 참조하면 도움이 될 수 있음).

1. *작업영역 = 일*
   - 근로자는 ~로 인해 2주 이상 근무를 하는 것이 힘들다.
   - 근로자는 ~로 인해 2주 이상 근무를 하는 것이 힘들다.
   - 근로자는 ~로 인해 2주 이상 근무를 하는 것이 힘들다.

2. *작업영역 = 일상생활 활동*
   - 재향군인은 ~로 인해 몸단장을 마치는 데 1시간 30분이 걸린다.
   - 재향군인은 ~로 인해 몸단장을 마치는 데 1시간 30분이 걸린다.
   - 재향군인은 ~로 인해 몸단장을 마치는 데 1시간 30분이 걸린다.

3. *작업영역 = 교육*
   - 아동은 ~로 적절한 수준의 글 쓰는 능력이 어렵다.
   - 아동은 ~로 적절한 수준의 글 쓰는 능력이 어렵다.
   - 아동은 ~로 적절한 수준의 글 쓰는 능력이 어렵다.

워크시트 5-2

작업 기반 문제 기술

다음의 설명을 활용해 각 클라이언트에 대한 작업 기반 문제 기술을 작성하라. 다음 내용을 구체적으로 작성하라.

- ◆ 관심사가 되는 작업분야가 나타나도록 할 것
- ◆ 이 작업분야에 영향을 미치는 기여요인이 나타나도록 할 것
- ◆ 진전사항을 측정하기 위한 기준점을 설정할 것

기능적 문제 기술 작성에는 본 장에서 제시된 세 가지 양식 중 어떤 것을 사용해도 좋다.

1. 클라이언트는 뇌에 후천적 손상이 있다. 그 결과, 한 번에 매우 오랜 시간 동안 과제에 집중할 수 없으며, 아침의 규칙적인 일상활동을 끝내는 데 어려움을 겪고 있다. 보통 그는 자신이 하고 있는 일에 2분 정도 집중할 수 있으며, 그 후에 그 일을 다시 하려면 다시 지시를 받아야 한다.

2. 아이는 글을 쓸 때 줄을 맞추는 데 어려움이 있기 때문에 학교생활에 어려움을 겪고 있다. 그녀는 습관적으로 gross grasp으로 연필을 쥐고 있지만, 도움을 받으면(누군가의 손이 그녀의 손 위에 놓여 있으면) 엄지와 두 손가락으로 연필을 쥘 수 있다.

3. 거주자는 인지능력이 저하되었다. 일과의 40% 정도는 스스로 해야 할 일을 마치기 위해 어떤 일을 먼저 해야 하는지 생각해 내는 데 어려움이 있으며, 방금 들은 말을 기억하지 못한다.

4. Mr. J는 최근 Ⓡ CVA 진단을 받았다. Ⓛ arm은 이완된 상태이며, 그는 그런 사실을 잊고 있다. 그는 ADL 활동의 60% 정도가 신체적 및 언어적 도움이 필요하다.

5. 소비자는 구직에 어려움을 겪어 왔다. 그의 외모는 단정하지 못하며 체취가 강하지만, 그는 전부 아무렇지 않게 여긴다.

6. 이 클라이언트는 누군가 엉덩관절 전치술에 대한 예방조치를 따라야 한다는 점을 상기시켜 주지 않으면 w/c와 화장실 사이를 안전하게 이동할 수 없다.

제 **6** 장

측정 가능한 작업 기반 목표와 목적 (Writing Measurable Occupation-Based Goals and Objectives)

치료계획에 사용되는 목표와 목적은 작업 기반이어야 하고 측정가능하고 관찰 가능하며 행동 지향적이어야 한다. 또한 클라이언트의 현재 연습 환경 내에서 적당한 때에 달성 가능하며 현실적이어야 한다. 목표는 클라이언트와 협력하여 수집된 문제목록에서 만들어진 것이다. 성공적인 중재를 위해서는 클라이언트에게 중요한 목표를 달성하는 것이 중요하다. 작업치료사들은 자신들의 치료법과 그것에 관한 논의를 할 책임이 있다(미국작업치료협회 [AOTA], 2014).

작업치료의 목표는 작업수행능력의 기능향상에 초점을 맞추어야 한다. 힘과 동작범위와 같은 클라이언트 요인의 발전은 기능적 결과를 달성하는데 필수적인 요소로 기여할 수는 있지만, 제3자에게는 클라이언트가 실제로 수행할 수 있는 것이 훨씬 더 중요하다.

Lamb(2014)는 "문서를 통한 작업치료의 명확한 가치"를 강조하고, "윤리적, 재정적 책임과 마케팅 수단, 그리고 현재 및 향후 연구 프로젝트에 대한 데이터를 얻기 위한 수단으로 활용할 수 있다."며 직원들을 격려했다(pp.1,5). 또한 근거기반수행과 임상문서기반 의사소통의 움직임이 있다. 작업치료사들은 클라이언트의 인터뷰와 관찰을 통해 수집된 정보와 함께 과학적 연구의 증거를 종합할 수 있다(Baker & Tickle-Degnen, 2014). 이러한 접근방식을 통해 클라이언트와 협력하여 기능개선과 의미 있는 작업참여 능력을 입증하는 결과를 도출할 수 있다.

목표 (Goals)

중재계획의 목표는 장기목표(LTGs) 또는 결과라고 불린다. 이들은 대개 클라이언트가 현재 설정된 작업치료 서비스로부터 종결 시 달성하고자 하는 목표이다. 당신이 인식한 각각의 문제에 대해 당신은 적어도 하나 이상의 LTG를 가지고 있을 것이며 종종 하나 이상일 수 있다.

목적 (Objectives)

목적은 단기목표(STGs)로 불린다. 이러한 목표는 종결 목표를 향해 나아가면서 더 작은 단위로 충족되는 목표이다.

예를 들어 만약 LTG가 :

클라이언트는 1주일 이내에 워커를 사용하여 독립적으로 3단계의 식사 준비를 완성할 수 있다.

라면, STG 중 하나는 :

클라이언트는 3일 이내에 워커와 카트를 이용해 냉장고에서 물건을 꺼내고 전자레인지로 이동시킬 수 있다.

만약 당신의 LTG가:

클라이언트는 2주일 이내에 통증으로 인한 고통 없이 테이블에서 작업하는데 필요한 35개의 물건을 테이블에 옮겨놓을 수 있다.

라면, STG 중 하나는 :

클라이언트는 1주일 이내에 통증 없이 작업에 필요한 10개의 물체를 들어 올릴 수 있다.

각 LTG에 대해 STG(목적)가 여러 개 있을 수 있다. 예를 들어, 당신이 Ⓡ CVA로 인해 Ⓛ hemiplegia인 45세 Mr. Hawkins를 치료하고 있다고 가정해보자. 평가에서 당신은 그가 지남력, 언어능력, 지적능력, 그리고 배울 수 있는 능력이 있고 그를 지지하는 아내가 있다는 것을 발견하였다. 그가 작업치료에서 무엇을 성취하고 싶은지에 대해 얘기한 후에 당신과 그는 상의를 수정하여 독립적으로 입는 것을 목표로 삼았다. 당신은 그가 숙련된 교육을 받고 필요한 적응도구를 구비하고 있다는 점에서 현실적인 목표라고 생각한다. 당신은 다음과 같은 일련이 STG를 설정할 수 있다:

1. 클라이언트는 침대의 가장자리에서 3번째 치료 세션이 끝날 무렵에 접촉보조를 통해 동적 앉은 자세를 유지하며 옷가지에 팔을 뻗을 수 있다.
2. 6번째 치료 세션에서 클라이언트는 접촉보조를 통해 침대의 가장자리에 앉아서 쉬는 시간 없이 10분 이내로 옷 입기 활동에 참여할 수 있다.
3. 숙련된 교육을 받은 후에 클라이언트는 8번째 치료 세션에서 언어적 큐를 통해 한손을 사용하여 침대의 가장자리에서 셔츠를 준비할 수 있다.
4. 클라이언트는 10번째 치료 세션에서 2개 혹은 더 작은 언어적 큐를 받고 버튼훅을 통해 셔츠의 버튼을 잠글 수 있다.
5. 클라이언트는 종결 2주 안에 침대의 가장자리에 앉아 수정된 독립적 상의입기 과제를 완료한다.

그림 6-1. 장기목표를 위한 단계

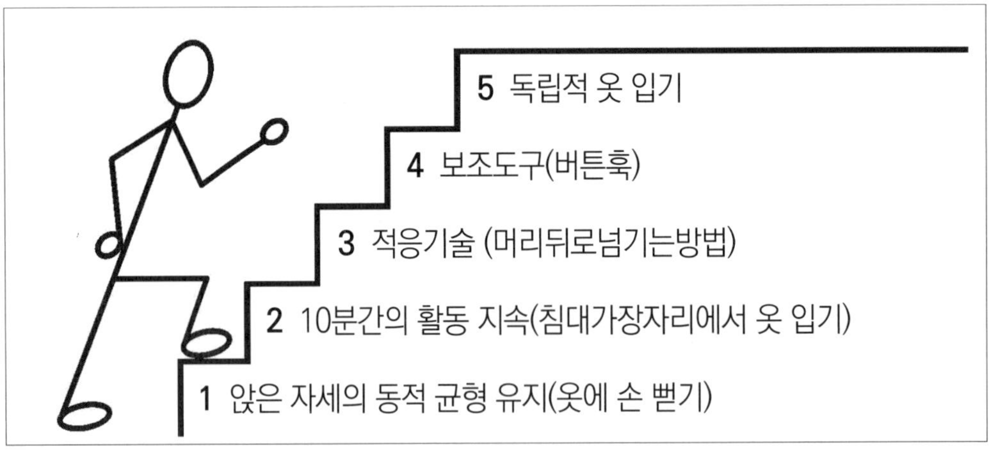

중재계획은 항상 진행 중인 작업이다. 예기치 못한 상황과 사건은 클라이언트가 자신의 목표를 달성하는 데 영향을 미칠 수 있다. 만약 당신의 목표가 비현실적이라면, 당신은 그것을 바꿀 의무가 있다. 효과가 없는 계획을 계속하는 것은 유용하지 않다. 예를 들어, 당신의 클라이언트가 환측 팔의 약간의 운동기능을 갖기 시작한다고 가정하자. 당신은 이제 그가 적응기술이나 장비 없이 상의를 입을 수 있다는 것을 안다. 그렇다면 당신은 그를 위해 새로운 STG를 작성할 필요가 있다.

목표 작성하기: COAST 방법 (Goal Writing: The COAST Method)

목표 문장을 작성하기 위해서는 여러 가지 형식이 있다(Sames, 2015). 매뉴얼에서 이 교과서의 이전 판에서 처음 소개된 형식인 COAST방법으로 사용하기를 권한다. 이 방법은 Crepeau, Boyt Schell, and Cohm(2009)이 제시한 원칙을 중심으로 현대의 실무가 클라이언트 중심이고 직업 중심적이어야 한다는 원칙을 바탕으로 고안되었다. AOTA는 최근 효과적인 문서-지급을 위한 핵심 및 뚜렷한 가치를 명확히 표현할 수 있는 연례 특별 회의를 열었다. COAST 방법은 작업치료 전문가가 제 3자에게 직업성과에 대한 우리의 중점적인 초점을 전달하도록하는 방법으로 회의에서 발표되었다(Amini, 2014).

SOAP형식이 작업치료 서비스를 문서화하는 방법 중 하나인 COAST방법은 단순히 목표를 작성하는 법을 배우는 한 가지 방법이다. 설정은 사용되는 형식에 따라 다를 수 있지만 COAST방법을 학습하면 목표 서술에 필요한 모든 정보를 일관되게 포함할 수 있다.

◆ C-클라이언트	클라이언트가 수행할 것
◆ O-작업	어떤 작업?
◆ A-보조수준	어떤 수준의 보조/독립인가?
◆ S-특별한 조건	어떤 조건에서?
◆ T-타임라인	언제까지?

> 작업, 활동 및 업무 개념에 대한 상당한 논쟁이 있었고, 개념 모델 간에는 다양한 정의가 있었다. 이 논쟁에 참여하는 것은 이 교과서의 범위에 포함되지 않는다. OTPF-Ⅲ (AOTA, 2014)는 활동이나 업무라는 용어를 포함하는 작업에 대한 여러 정의를 제공한다. 이 교과서의 목적상, COAST약어의 “O”는 OTPF-Ⅲ에 정의된 대로 작업영역의 수행과 관련된 모든 활동 혹은 과제를 포함한다고 가정할 수 있다.

측정할 수 있는 방식으로 목표와 목적을 작성하기 위해 포함될 요소는 매우 구체적이다. 각 영역(category)를 자세히 살펴보자.

C (클라이언트: Client)

치료 목표를 작성할 때 클라이언트가 핵심 담당자이다. 목표는 치료사가 무엇을 할 것인가가 아니라 이 클라이언트가 할 일의 관점에서 작성되어야 한다. 치료사의 행동은 나중에 중재 전략 하에 문서화된다. 수행, 입증 또는 완료와 같은 행위 동사도 여기에 삽입된다.

예를 들면:

클라이언트가 수행할 것은..... 이다.

O (작업: Occupation)

이것이 목표와 관련된 특정 작업이며, 확립된 문제 서술과 관련되어야 한다. 작업에 참여하는 개인의 능력을 향상시키는 것은 작업치료 수행의 핵심이다. 그것은 목표를 작성하는데 있어서 가장 먼저 생각하는 것이고, 목표 서술의 근본적인 초점이어야 한다.

예를 들면 :

클라이언트는 3단계 요리 과정을..... 수행한다.

A (보조수준: Assist Level)

이것은 귀하가 기대하는 보조수준을 지정하는 곳이며, 궁극적으로 클라이언트가 입증해야 할 독립 수준으로 해석된다. 여기에는 클라이언트가 활동을 하기 위해 필요한 물리적 및/또는 언어적 단서가 포함되어야 한다.

예를 들면 :

클라이언트는 순서화 및 안전성을 위한 2개 이하의 언어적 지시를 가지고 3단계 요리 과정을 수행한다.

> **주의:** 보조수준을 설명하는데 사용되는 방법은 환경 및 자금출처별로 다를 수 있다. 예를 들어, 노인의료보험제도(Medicare)가 입원 재활센터 및 장기간호시설과 같은 주요 자금출처인 환경은 종종 클라이언트 결과의 공통 척도로서 기능 독립측정 도구를 사용한다. 당신은 당신의 환경에서 사용되는 공통된 용어를 알고 목표작성에 통합할 필요가 있다.

보조의 수준을 혼합(mix)하지 않도록 주의해라. 이것은 학생들이 목표 작성을 처음 배울 때 흔히 범하는 실수다.

예를 들면:

클라이언트는 수정한 독립성과 2개 이하의 언어적 지시를 사용해서 3단계 요리과정을 수행한다....

수정 독립성의 정의에 내재하는 것은 언어적 지시가 필요 없다는 것이다. 동일한 목표에서 두 가지 수준의 보조를 모두 사용할 수는 없다.

S (특별한 조건: Specific Conditions)

여기서 클라이언트가 위치, 조정할 수 있는 장비 혹은 수정된 기술 같은 원하는 작업수행을 위해 예상되는 **다른 조건을 지정한다.**

예를 들면 :

클라이언트는 2단계 이하의 언어적 지시를 사용하여 3단계 조리 과정을 수행하고 재활분야의 주방 수준에서 w/c 수준의 안전성을 보장한다.

"A"와 "S"를 같이 목표 서술을 측정할 수 있게 하고 클라이언트의 진도를 보여줄 수 있게 한다. 다른 예는 다음과 같다.

- *...2개 이하의 언어적 지시를 가지고 옷 입기(dressing)스틱을 사용하여*
- *...CGA를 가지는 워커를 사용하는 것은*
- *...슬라이딩 보드를 사용하는 모드 Ⓐ를 가지고*
- *...언어적 지시 없이 4번의 시도 중 3번*
- *...독립적으로 서있는 자세*
- *...설정을 위해서 매주 주치의와 함께 약물 주최자를 사용하는 것*
- *...저녁 식사 중 5회 시도 중 3회*

- *...욕조 벤치와 손 샤워 호스를 사용해서 수정된 독립성과 함께*
- *...비속한 말을 사용하지 않고 그룹 세션 중에서*
- *...균형을 위한 CGA와 함께 EOB를 앉힌*

드문 경우지만 "A" 혹은 "S" 중 하나를 생략해도 되지만 **둘 다 생략해서는 안된다.** 수행할 수 있거나 할 수 없는 작업에 대한 목표를 작성할 수 있으며 보조는 적용되지 않을 수 있다. 예를 들면, 오른쪽 CMC 접합부에 통증이 있는 클라이언트가 있다고 가정한다. 그녀는 대부분의 IADL 작업을 독립적으로 수행할 수 있지만 문손잡이를 여는 것과 같은 작업 중에는 통증이 있다. LTG는 다음과 같이 보일 수 있다.

클라이언트는 2주 이내에 손목 통증에 대한 보고 없이 오른쪽 손을 사용하여 문손잡이를 연다.

이러한 예에서는 도움 수준이 언급되어 있지 않지만 "손목 통증이 없다."는 보고로 표를 측정할 수 있다.

다른 예:

클라이언트는 퇴원 후 모든 옷 입기 작업 스스로 완료한다.

이 예에서는 보조 수준(혹은 보조 수준의 부족한 사례 중에서)이 명시되어 있지만 이 목표에 필요한 다른 특별한 조건은 없다.

T (타임라인: Timeline)

이것은 목표 달성이 예상되는 기간이다. LTG의 경우, 예상되는 퇴원날이다. 이 책의 여러 예제에서 특정 날짜를 사용할 경우 예제는 달과 날로 제공하는 것으로 기록해야 한다. 그러나 연습 설정에서 이 방법을 사용하는 경우 연도를 입력해야 한다(예: 3-20-18).

예를 들면 :

- *클라이언트는 <u>3월 20일</u>까지 재활 시설 주방에서 w/c 수준의 순서 및 안전성을 위해 2단계 또는 3단계 조리 과정을 수행한다.*
- *클라이언트는 <u>2주 이내</u>에 재활 부엌에서 w/c 수준의 순서 및 안전성에 대해 2개 이하의 언어적 지시를 사용하여 3단계 조리 과정을 수행한다.*

설정에 따라 STG의 일정은 매일, 매주 또는 세션 수에 따라 달라질 수 있다.

- *클라이언트는 <u>3월 16일</u>까지 재활 부엌에서 w/c 수준에서 순서 및 안전을 위해 2개 이하의 언어적 지시가 포함된 샌드위치를 준비한다.*
- *클라이언트는 <u>1주 이내</u>에 재활 시설 주방에서 w/c 수준에서 순서 및 안전을 위한 2개 이하의 언어적 지시를 포함한 샌드위치를 준비한다.*
- *클라이언트는 <u>5회 치료 세션</u>에서 재활 부엌에서 w/c 수준의 순서 및 안전성을 위해 2개 이하의 언어적 지시가 포함된 샌드위치를 준비한다.*

클라이언트의 LTG에 대한 시간 틀은 일하는 환경에서 현실적이어야 한다는 것을 기억하는 것이 중요하다. 예를 들어, 평균 체류기간이 불과 며칠인 급성 치료 병원에서 일하는 경우 클라이언트가 3주 동안 해야 할 일에 대한 목표를 쓰는 것이 타당하지 않다. 그때까지는 의뢰인이 가정건강이나 외래 작업치료사와 함께 일할 수 있다. 당신은 설정에 전형적이었던 시간틀 안에서 당신이 달성할 수 있는 것을 추정해야만 한다. 이것은 도전적으로 들리지만 경험으로는 더 쉽게 느껴진다. 다음은 일반적인 작업치료 실습 설정을 위한 최대시간대에 대한 대략적인 지침이다:

- *입원 환자 급성 치료*: 종종 며칠이 걸린다. 환자가 의학적으로 안정되면 즉시 입원 환자 재활, 재택 건강 치

료 서비스가 있는 집 또는 외래 환자 치료 서비스가 있는 집과 같은 다른 환경으로 퇴원한다.

- *입원 환자 재활 시설:* 몇 주에서 몇 주 동안 장애의 설정 및 심각성에 따라 달라진다.
- *외래 진료소:* 몇 주에서 몇 주. 자금 출처는 의사에게 업데이트가 필요할 수 있으며 자금 조달 출처는 일정한 간격으로 요구될 수 있다.
- *학교:* 연간 기준. 아동이 특수 교육 서비스를 필요로 하고 작업치료가 관련 서비스로서 아동 계획에 열거되어있는 경우 LTG는 매년 업데이트된다.
- *조기 개입:* 몇 달에서 몇 달. 각 주에서는 문서화 요구 사항에 대한 자체 지침을 설정한다.
- *지역 사회 기반 실습:* 설정 유형 및 클라이언트 수에 따라 크게 다르다.

또한 위에 나열된 기간은 LTG의 최대 기간에 대한 일반적인 지침임을 유의해야 한다. 이것은 모든 클라이언트의 상태가 그 기간을 정당화함을 의미하지는 않는다. 당신의 시간 틀은 클라이언트가 당신의 환경에서 최대한 기능을 발휘하는데 걸리는 시간을 가장 정확하게 예측할 수 있어야 한다. 당신이 보는 모든 클라이언트를 위한 목표를 동일한 시간대로 일관되게 설정하는 것은 제 3자 지급심사원이 주장하는 위험신호가 될 수 있다(Valdes, 2014).

목표서술의 예시 (Examples of Goal Statements)

COAST방법은 쓰는 것을 배우는데 유용하지만 문장이 올바르게 바뀌려면 순서를 약간 변경해야 할 수 있다. 필요한 모든 요소가 존재한다면 당신은 문장의 어떤 요소부터 시작하던 상관하지 않는다. 몇 가지 예를 살펴보자:

C: *클라이언트가*
O: *50%정도 스스로 식사를 한다*
A: *최소한의 물리적 도움을 받아*
S: *빌트업 스푼을 사용하여*
T: *3회기 안에*

목표의 의미를 변경하지 않고 이 목표서술의 요소는 재배열할 수 있다.

- *3회기 안에 클라이언트는 빌트업 스푼을 사용하여 최소한의 신체적 보조를 통해 50%정도의 식사를 스스로 할 수 있다.*
- *클라이언트는 빌트업 스푼을 사용하여 3회기 안에 50%의 식사를 최소한의 신체적 보조를 통해 스스로 할 수 있다.*

여기 다른 예시가 있다:

C: *클라이언트는 수행한다*
O: *침대 만들기 활동*
A: *최소한의 언어적 단서를 통해*
S: *수술 후 주의사항을 준수하면서*
T: *퇴원 후 3일 내에*

목표의 의미를 변경하지 않고 이 목표서술의 요소를 재배열할 수 있다:

최소한의 언어적 단서를 통해 클라이언트는 퇴원 3일 후 수술 후 주의사항을 준수하며 침대 만들기 활동을 수행한다.

"C" 와 "O"의 일부 요소를 재배치하는 것은 허용되지만 그것은 항상 함께 유지하며 작업에 초점을 맞추어야 한다.

잘못된 예: *클라이언트는 한정적인 독립으로 3일 이내에 하의입기를 완성하기 위해 보조도구를 사용할 수 있다.*

옳은 예: *클라이언트는 3일 이내에 한정적인 독립으로 보조도구를 사용하여 하의입기를 완성할 수 있다.*

첫 번째 예에서 초점은 하의입기가 아니라 보조도구에 있다. 당신의 목표 중 가장 중요한 부분을 보험검토자가 쉽게 파악할 수 있도록 하라. 클라이언트가 무엇을 할 것인가? 클라이언트는 하의를 독립적으로 입는 것을 완성할 것이다.

일상생활 활동 수행 (Activities of Daily Living)

- *브리트니는 오버헤드방법을 통해 mod Ⓘ 1개월 안에 코트를 입을 수 있다.*
- *클라이언트는 5월 2일까지 최소한의 언어적 지시로 버튼훅을 사용하여 2분 안에 2개의 버튼을 잠글 수 있다.*
- *3회기 안에 Mr. S는 높은 변기시트를 사용하고, 옷을 입을 때 균형을 위한 min Ⓐ으로 화장실 사용을 완성할 수 있다.*
- *환자는 1주일 이내에 손잡이가 긴 스펀지로 욕조 밴치에 앉아 샤워를 할 수 있다.*
- *아이는 mod Ⓐ으로 3주 이내에 변형된 숟가락을 사용하여 식사의 50%를 스스로 먹을 수 있다.*
- *환자는 1주일 이내에 최소한의 언어적 지시로 카테터 주머니를 비울 수 있다.*
- *클라이언트는 11월 30일까지 CGA를 받으며 워커를 사용하여 옷장에서 옷을 옮기고 안전하게 착용할 수 있다.*
- *보호자는 2번째 치료를 마친 후 상의를 입는 과제수행을 하며 언어적 지시 없이 클라이언트의 수술 후 착용 코르셋을 올바르게 적용하는 것을 보여 줄 것이다.*
- *1주일 이내에 거주자는 최소한의 왼쪽 측각 단서를 통해 w/c 수준에서 완벽하게 몸단장 과제를 수행할 것이다.*
- *Caitlyn은 한 학년이 끝날 때 까지 min Ⓐ으로 코트를 입고 코트걸이에 거는 능력을 발휘 할 것이다.*

수단적 일상생활 활동 (Instrumental Activities of Daily Living)

- *6월 23일까지 클라이언트는 3회 혹은 그 이하의 언어적 지시를 받아 수술 후 예방을 준수하며 10개의 세탁물을 세탁기에서 건조기로 옮길 수 있다.*
- *2주 이내에 2회 혹은 그 이하의 언어적 지시를 받아 적응된 한손 사용법을 사용하여 유아용 기저귀를 갈 수 있는 능력을 시연할 수 있다.*
- *Rachel은 8월 19일까지 최소한의 언어적 지시를 통해 3, 4번의 시도를 통해 청구서 분석하고 수표를 작성할 수 있다.*
- *3일 이내에 클라이언트는 수술 후 엉덩관절의 예방을 준수하며 감독하에 안전하게 차에서 타고 내리는 것을 시연할 수 있다.*
- *거주자는 7월 5일까지 4륜 워커를 사용하여 한정적 독립으로 요양시설의 침실에서 안전한 경로로 나가는 것을 확인하고 길을 찾을 수 있다.*
- *클라이언트는 3번째 치료 회기 종료 시 언어적 지시나 신체적 지시 없이 전화기의 목록에서 비상연락 서비스 번호를 찾을 수 있다.*
- *브라이언은 다음 치료회기동안 감독하에 집에서 병원까지 공공버스 체계를 찾을 수 있다.*

- *2주 내에 Mr. S는 에너지 절약 기술을 결합하여 한정적 독립으로 침대를 만들 수 있다.*

휴식과 수면 (Rest and Sleep)

- *기억력 보조 도구로 체크리스트를 사용하는 테일러는 9월 21일까지 5일간 연속적으로 취침시간 전에 방문을 잠그는 것을 기억 할 것이다.*
- *소비자가 직업에 효과적으로 참여하기 위해 2주 내에 적절한 수면을 취하려고 적어도 평일 밤에 75%는 12시 이전에 잠들 것이다.*
- *1달 이내에 십대들은 2회 혹은 그 이하의 언어적 지시를 통해 시각적 스케줄을 사용하여 3단계의 취침순서를 완성 할 것이다.*

교육 (Education)

주의: 공립학교에서 일하는 치료사들은 약간 다른 용어를 사용한다. 교육목표에서 한 학년은 목적 혹은 행동 목적이라 불린다. 교육적 목표는 종종 5/7/11이나 3주 이내와 같은 시간으로 측정되지 않는다. 개별화된 교육 프로그램이 매년 작성되기 때문에, 교육목표를 위한 시간표는 매년 추정된다. 아이들은 때때로 이것이 실제로 규정되기 전에 변덕스럽게 새로운 행동을 보인다. 그러므로 아이들에게 사용되는 측정은 행동이 확립되었는지를 반영해야 한다. *예를들어 Li Mei는 10일 중 9일을 w/c에서 mod ①으로 점심시간에 식판을 테이블로 옮기는 데 참여할 수 있다.*

- *Na'Kyra는 교실 활동 중 75%의 시도 하에 엎침된 가위잡기를 통하여 선에서 2회 이하로 벗어나 독립적으로 원을 자를 수 있다.*
- *아동은 5일 중 4일을 연속적으로 2회 혹은 그 이하의 언어적 지시를 통해 5분 이내로 책상에 앉은 자세를 유지할 수 있다.*
- *아동은 75%의 시도로 3회 이하의 오류로 넓은 줄 공책에 독립적으로 알파벳을 줄맞춰 적절하게 작성할 수 있다.*
- *학생은 학교생활의 시작과 끝에 독립적으로 90%의 신체적 도움 없이 코트를 입고 벗을 수 있다.*
- *Addison은 4일중 3일을 연속으로 어른의 중재 없이 운동장의 도구를 사용할 것이다.*
- *아동은 80%의 시도로 언어적 지시 없이 2회 이하의 오류로 화이트보드에서 종이로 수학문제 10개를 베껴 적을 수 있다.*
- *Logan은 75%의 시간에 3회 이하의 언어적 지시를 통해 학급 과제를 수행할 것이다.*
- *Mia는 5일 중 4일을 연속적으로 학생들에게 공격적인 행동을 보이지 않고 최대 10분 동안 그룹 활동에 참여 할 것이다.*

일 (Work)

- *직원들의 지원이 없다면, 말릭은 1주일 이내에 레스토랑에서 적어도 하나의 직업 지원서를 요청할 것이다.*
- *클라이언트는 10월 17일까지 작업 시연 동안 적절한 신체 역학을 증명하는 것으로 박스 10개를 바닥에서 선반으로 옮기는 작업을 언어적 지시 없이 적절하게 할 수 있다.*

- *5월 4일에 클라이언트는 병원 선물가게에서 자원봉사자로 복귀하기 위해 언어적 지시 없이 20달러짜리 지폐를 잔돈으로 바꿀 수 있다.*
- *Alejandro는 다음 그룹 회기에서 독립적으로 자원봉사모임을 위해 적어도 두 번의 기회를 찾을 것이다.*
- *클라이언트는 3주 내에 물체나 사람들과 마주치지 않고 작업 환경에서 w/c를 조절할 수 있다.*
- *클라이언트는 2주 내에 cock-up스플린트를 착용하고 작업 수행을 시연하는 동안 1분당 20단어를 입력하는 능력을 보일 것이다.*

놀이 (Play)

- *아동은 6월 30일까지 양쪽 방향 45도로 장난감을 추적함으로 부모와 형제들과 함께 놀 것이다.*
- *2개월 이내에, Joaquin은 Ⓡ hand의 최소한의 신체적 조치를 통해 Ⓛ UE을 사용하여 움직이는 장난감을 안정시킬 것이다.*
- *아이들은 3개월 이내에 언어적 단서 없이 퍼즐보드 안에 3개의 모양을 넣을 것이다.*
- *Katrina는 2월 28일까지 최소한 어른의 조치를 통해 3분 내에 친구들과 함께 놀이에 참여 할 것이다.*
- *아동은 12월 10일까지 1분 동안 지원 없는 독립적 상황에서 양쪽 팔 놀이에 참여한다.*
- *아동은 3주 내에 10피트 떨어진 곳에서 던져진 테니스 공을 10번의 시도 중 8번은 양손으로 잡을 것이다.*
- *Lauren은 1개월 내에 탑을 안정화하기 위해 Ⓡ hand을 사용하여 6개 이상의 블록을 독립적으로 쌓을 수 있다.*

사회적 참여 (Social Participation)

- *소비자들은 1개월 내에 일주일에 한번씩 독립적으로 사회 활동을 선택하고 참여 할 것이다.*
- *언어적 지시를 통해 소비자들은 상황이 발생할 때마다 룸메이트가 건물 밖에서 담배 피울 것을 요구할 것이다.*
- *Matias는 일주일 내에 5일동안 최소한이 언어적 유도 없이 그룹 토론에 적어도 2단어 이상 참여 할 것이다.*
- *2개월 내에 리암은 보호자 보고서의 80%에서 이야기 나누는 활동 중 동료의 예상치 못한 접촉에 공격적인 행동을 보이지 않고 견딘다.*
- *Myah는 3개월 이내에 시각적 일정과 언어적 지시를 최소한으로 하여 가정과 유치원 환경 사이에서 전환할 때 적어도 50%의 불안이나 두려움을 표현하지 않는다.*

여가 (Leisure)

- *독립적으로 클라이언트는 9월 8일까지 음주와 관련되지 않은 여가활동 최소 3가지를 확인 할 것이다.*
- *3주 이내에, 클라이언트는 치약 뚜껑, 단추, 바늘을 떨어트리지 않고 뜨개질 하는 조정된 협력을 보여 줄 것이다.*

> **주의:** 본 매뉴얼의 마지막에 COAST 공식을 검토하고 목표의 몇 가지 예를 제시하는 장을 빼두었다. 조긴표 가이드를 사용하도록 꺼내고 이것을 휴대하라.

의학적 필요성 (Medical Necessity)

작업치료사로서, 우리는 클라이언트의 욕구, 관심, 문제, 장점, 우선순위 등을 고려하여 전체론적으로 본다. 우리는 여가가 전체 그림의 중요한 부분이라는 것을 안다. 이것이 클라이언트의 우선순위가 될 때, 우리는 여가 기술과 관심사에 초점을 맞추어 문제와 목표를 작성하는 경향이 있을지도 모른다. 예컨대:

◆ 문제: *클라이언트는 AROM의 저하와 우측 손목의 통증으로 인해 소프트볼을 할 수 없다.*

◆ LTG: *클라이언트는 6주 안에 손목의 통증 없이 소프트볼을 던질 수 있다.*

그러나 우리는 의료보험과 개인보험 모두 우리의 건강 관리비와 의료적 필요에 대해서만 지출 비용을 승인한다는 것을 안다. 심지어 변기 의자와 같은 보조도구조차 항상 의학적으로 필요로 한 것이 아니기 때문에 클라이언트의 레저 목적에 초점을 맞춘 치료는 현재의 보상 제도에서 거부될 가능성이 있다. 클라이언트의 전체적 요구사항과 보상 한도를 고려하여, 우리는 클라이언트가 중재 계획에서 다양한 기능적 직무를 수행할 수 있도록 기여하는 요인을 다룰 수 있다. 문서화는 클라이언트에게 삶의 질에 있어서 중요한 여가 뿐 아니라 자기관리, 일과 같은 목표와 중재에 초점을 맞출 것이다. 워크시트 6-1은 이 문서 기술을 연습할 수 있게 해준다.

예를 들어 우리는 클라이언트가 오른쪽 팔의 사용을 요구하는 집안일 또는 업무에서 어려움을 겪고 있다고 예측할 수 있다. 이는 IADL을 목표로 세우는 것이 더 적절 할 것이다. 예컨대:

클라이언트는 6주 내에 손목의 통증 없이 설거지를 하는 동안 팬과 솥을 들어 올릴 수 있다.

중재는 클라이언트의 움직임 범위, 통증과 같은 클라이언트 요소가 대상이 되며 이러한 클라이언트 요소의 향상은 여가활동을 추구할 수 있는 능력을 증가시킬 것이다.

> **주의:** 치료에 참여하는 것을 목표로 삼아서는 안 된다. 예를 들어:
>
> *클라이언트는 IADL을 더 독립적으로 수행하기 위해 1파운드씩 무게를 증가하여 견디며 어깨 움직임을 20회 반복한다.*
>
> 대신에 클라이언트가 작업 기반 활동 중 입증해야 할 지구력의 양을 명시하는 목표를 작성한다. 예를 들면 :
>
> *클라이언트는 2주 내에 옆에 선 보조를 통해 쉬는 시간 없이 오분 이내에 앉은 자세에서 요리 과제를 완성할 수 있다.*

다른 환경에서의 목표 (Goals in Different Settings)

COAST형식은 많은 작업치료 환경에서 잘 맞는다. 이러한 목표를 달성할 수 있는 방법은 클라이언트의 상황에 영향을 주는 작업영역에 초점을 맞춤으로써 작업치료 서비스에 대한 구체적인 필요성을 입증할 수 있다. 어떤 환경에서는 제공된 서비스의 본성 때문에 문제와 목표가 다르게 작성된다.

정신건강과 남용의 본질 (Mental Health and Substance Abuse)

정신 건강과 약물 남용에서 문제와 목표는 종종 다원적이고 특정한 규율이 아닌 치료팀에 의해 처리하도록 작성된다.

예를 들면 :

◆ 문제: *알콜중독*

◆ 행동 징후: *Kyle은 적어도 8온스를 마시는 것을 인정한다. 성적 저하로 7~8잔의 술을 밤마다 마시고 동료들에게 신체적 폭력 때문에 법적으로 연루되었다.*

◆ STG: *다음 그룹 회기에, Kyle은 음주와 관련되지 않은 여가 활동 2가지를 확인 할 것이다.*

다른 예시 :

◆ 문제: *비협조적 행동*

◆ 행동 징후: *Amanda는 가족의 규칙과 사회적 규범에 부합하지 않으며(학교에 다니며 법을 준수하고 있음) 가정교사를 두는 데 3번 실패하고 경찰을 배치하는 결과를 낳았다.*

◆ STG: *Amanda는 1주일 안에 부모님과 행동 계약에 참여함으로써 가족과 협력하려는 의지를 보여 줄 것이다.*

초기중재 (Early Intervention)

최근 몇 년간, 3세 이전 아동을 위한 초기중재 프로그램은 가족 중심의 서비스 제공 모델을 지향한다(Mulligan, 2014; Myers, Case-Smith, & Cason, 2015). 가족 중심의 접근법의 한 가지 측면은, 전문가가 목표를 설정하는 것이 아니라 가족이 그들의 자녀가 성취하기를 바라는 "결과"를 확인한다. 예를 들어 가족은 다음과 같은 결과를 확인할 수 있다:

◆ *Jayden은 그의 필요를 표현하기 위해 놀이와 식사 중 단어를 사용할 것이다.*

◆ *Jayden은 신날 때 그의 감정을 긍정적으로 표현할 것이다.*

◆ *Jayden은 배변훈련에 흥미를 보일 것이다.*

◆ *Jayden은 집에서 도움 없이 계단을 오르내릴 것이다.*

◆ *Jayden은 그의 식사 중 적어도 절반을 스푼을 사용해 스스로 먹을 것이다.*

초기중재의 관점에서 볼 때,가족들은 컨설팅 서비스를 제공하는 다른 종목과 함께 정기적으로 한 두명의 팀원과 직접적으로 상호작용을 할 것이다. 작업치료사는 초기 중재 서비스에서 선험적 모델로 역할의 필요성에 직면할 수 있다. "전문가들이 직접적으로 전문적인 교육, 학습 그리고 직접적인 서비스를 제공하는데 전념하는 것은 전통적이지 않을 수 있으며 그들의 특정한 역할에 속한다"(Mulligan, 2014, p.15). 만약 당신이 초기 중재 환경에서 일한다면, 당신의 문서와 중재는 기관이 요구하는 서비스 제공 모델을 반영해야 한다.

참고문헌 (References)

American Occupational Therapy Association. (2014). *Occupational therapy practice framework: Domain & process* (3rd ed.). Bethesda, MD: AOTA Press.

Amini, D. (2014). *Documentation for occupation-based practice*. Paper presented at the 2014 AOTA Specialty Conference, Alexandria, VA.

Baker, N., & Tickle-Degnen, L. (2014). Evidence-based practice. In B.A. Boyt Schell, Gillen, & Scaffa (Eds.), *Willard & Spackman's occupational therapy* (12th ed., pp. 398-412.) Philadelphia, PA: Lippincott Williams & Wilkins.

Brown, C. E. (2014). Ecological models in occupational therapy. In B.A. Boyt Schell, Gillen, & Scaffa (Eds.), *Willard & Spackman's occupational therapy* (12th ed., pp. 494-504.) Philadelphia, PA: Lippincott Williams & Wilkins.

Centers for Medicare & Medicaid Services. (2015). IRF Patient Assessment Instrument. Retrieved from https://www.cms.gov.

Crepeau, E., Boyt Schell, B., & Cohn, E. (2009). Contemporary occupational therapy practice in the United States. In E.B Crepeau, E.S. Cohn, & B.A. Boyt Schell (Eds.), *Willard & Spackman's occupational therapy* (11th ed., pp. 216-221). Philadelphia: Lippincott Williams & Wilkins.

Lamb, A. J. (2014). *Documenting the distinct value of occupational therapy through documentation.* Presentation at the 2014 AOTA Specialty Conference – Effective Documentation: The Key to Payment & Articulating Our Distinct Value held September 12-13, 2014 in Alexandria, VA.

Mulligan, S. (2014). *Occupational therapy evaluation for children: A pocket guide* (2nd ed). Philadelphia, PA: Lippincott Williams & Wilkins.

Myers, C. T., Case-Smith, J., & Cason, J. (2015). Early intervention. In J. Case-Smith & J. Clifford O'Brien (Eds.), *Occupational therapy for children and adolescents* (7th ed., pp. 636-663). St. Louis, MO: Elsevier.

Sames, K. M. (2015). *Documenting occupational therapy practice* (3rd ed.). Boston, MA: Pearson.

Valdes, K. (2014). *How to comply with Medicare documentation requirements for Part B therapy services.* Summit Professional Education seminar held August 23, 2014 in Columbia, MO.

워크시트 6-1

의학적 필요성을 위한 목표선택하기

아래는 여가의 우선순위를 명시한 클라이언트를 위한 시나리오이다. 당신은 그녀의 여가 활동 수행에 영향을 미치는 동일한 기여요인들을 계속 다루면서 다른 작업 영역에 초점을 둔 목표를 작성할 기회를 갖게 된다.

- ◆ 문제: *클라이언트는 오른손 근육에서 2+/5 근력으로 인해 바느질을 수행할 수 없다.*
  - ■ LTG: *클라이언트는 8주 이내에 20분 동안 자수를 ①으로 수행한다.*
  - ■ STG: *↑자수의 수행을 높이기 위해 클라이언트는 2주 이내에 5분간 계속 바늘을 사용한다.*

1. 이 여성이 그녀의 오른손에서 힘이 줄어들기 때문에 어떤 다른 문제가 있을 수 있습니까?

2. 오른쪽 상지 근력을 증가시키기 위해서 의학적 필요성을 보여줄 수 있는 LTG는 무엇입니까?

3. LTG를 달성하기 위한 단계로 어떤 STG가 사용될 수 있습니까?

워크시트 6-2

목표 평가하기

작업치료 문서에 유용한 각 구성 요소들이 다음 목표 중 어느 것인지 결정하려면 COAST요소를 참조하시오. 불완전하거나 부정확하다고 판단되는 각 목표에 대해 빠진 것이 무엇인지 나타낸다.

1. *2주 안에 퇴원할 때까지 클라이언트는 휠체어에 앉아있는 동안 양말 보조기구와 리처(reacher)를 사용하여 균형을 위해 min Ⓐ으로 옷을 입을 것이다.*

___ 이 목표에는 필요한 모든 COAST 구성요소가 있다.

___ 이 목표에는 다음 사항이 부족하다:

2. *클라이언트는 매일 10분 동안 치료를 할 수 있다.*

___ 이 목표에는 필요한 모든 COAST 구성요소가 있다.

___ 이 목표에는 다음 사항이 부족하다:

3. *클라이언트는 2주 이내에 딸과 대화할 때 대처 능력이 향상되었음을 보여준다.*

___ 이 목표에는 필요한 모든 COAST 구성요소가 있다.

___ 이 목표에는 다음 사항이 부족하다:

4. *클라이언트는 매일 아침 식사 전에 ADL 활동을 완료하기 위해서 Ⓑ UE를 사용하여 휴식 시간 없이 15분간의 활동을 한다.*

___ 이 목표에는 필요한 모든 COAST 구성요소가 있다.

___ 이 목표에는 다음 사항이 부족하다:

5. *작업치료는 3회의 치료 섹션에서 reacher, dressing, stick, sock aid를 사용하여 하의를 입는 방법을 가르친다.*

___ 이 목표에는 필요한 모든 COAST 구성요소가 있다.

___ 이 목표에는 다음 사항이 부족하다:

6. *환자는 그의 입출금기록장에서 돈 관리 기술을 잘할 수 있을 것이다.*

___ 이 목표에는 필요한 모든 COAST 구성요소가 있다.

___ 이 목표에는 다음 사항이 부족하다:

워크시트 6-3

클라이언트 중심, 작업 중심, 측정 가능한 목표 작성

아래 시나리오에 대한 목표 설정은 클라이언트 중심, 작업 중심 그리고 측정 가능한 목표를 설정해야 한다는 점을 유념해야 한다. 이 워크시트를 통해 클라이언트와 함께 목표를 설정한다고 가정해보자.

1. Ayana는 몇 분 이상 과제에 참여할 수 없으며, 이는 IADL활동을 어렵게 만든다. 그녀는 요리하는 것을 좋아하고 퇴원 후 요리를 하러 가고 싶어 하기 때문에 그녀와 함께 부엌에서 일 해왔다. 당신은 그녀가 다음 주에 퇴원할 때까지 10분 동안 작업을 수행하는 것을 보고 싶다. 요리 중 아야나의 주의력을 다루는 목표를 작성하시오.

C : ________________________________
(클라이언트의 수행)

O : ________________________________
(작업)

A : ________________________________
(도움의 정도)

S : ________________________________
(특정 조건)

T : ________________________________
(타임라인)

2. 이제 Ayana가 상자 뒤를 읽으며 식사를 준비하고 궁극적으로 요리할 때 요리법을 배울 수 있도록 지시를 따를 수 있는 목표를 세우시오.

C : ________________________________
(클라이언트의 수행)

O : ________________________________
(작업)

A : ________________________________
(도움의 정도)

S : ________________________________
(특정 조건)

T : ________________________________
(타임라인)

3. Scott는 뇌졸중 이후 스스로 옷입는 데 어려움을 겪고 있다. 당신은 그에게 오버헤드 방법으로 셔츠 입는 방법에 대해 가르치고 있고 버튼훅을 사용하도록 제공하였다. 스코트의 옷 입기 목표를 작성하시오.

C : ________________________________
(클라이언트의 수행)

O : ________________________________
(작업)

A : ________________________________
(도움의 정도)

S : ________________________________
(특정 조건)

T : ________________________________
(타임라인)

워크시트 6-3 (계속)

클라이언트 중심, 작업 중심, 측정 가능한 목표 작성

아래 시나리오에 대한 목표 설정은 클라이언트 중심, 작업 중심 그리고 측정 가능한 목표를 설정해야 한다는 점을 유념해야 한다. 이 워크시트를 통해 클라이언트와 함께 목표를 설정한다고 가정해보자.

4 Nikki는 매우 약하고 그녀는 접수원으로 일하러 돌아가는 것을 원한다. 그녀는 또한 생후 4개월 된 아이를 돌볼 수 있기를 원한다. 작업 기반 활동 중 지구력을 다루는 목표를 세우시오.

C : ______________________________
(클라이언트의 수행)
O : ______________________________
(작업)
A : ______________________________
(도움의 정도)
S : ______________________________
(특정 조건)
T : ______________________________
(타임라인)

5. Demarco는 공동체에서 독립적으로 살아가기를 바라지만 기본적인 금전 관리 기술이 부족하다. 금전관리 기술을 향상시키기 위한 데마르코의 목표를 작성하시오.

C : ______________________________
(클라이언트의 수행)
O : ______________________________
(작업)
A : ______________________________
(도움의 정도)
S : ______________________________
(특정 조건)
T : ______________________________
(타임라인)

6. Tiffany는 지난 몇 주 동안 더욱 우울해졌고 자살 시도 후 공인되었다. 당신은 그녀를 1주일 동안 그룹으로 나눌 것이라고 추정한다. 당신은 그 주에 그녀의 기분 변화를 보고 싶어 한다. 기분의 향상을 나타내는 작업 기반 목표를 작성하시오.

C : ______________________________
(클라이언트의 수행)
O : ______________________________
(작업)
A : ______________________________
(도움의 정도)
S : ______________________________
(특정 조건)
T : ______________________________
(타임라인)

제 7 장

"S"–주관적정보 작성하기
(Writing the "S" – Subjective)

SOAP 노트의 첫 번째 부분에는 클라이언트의 상태나 치료에 대한 그의 관점을 알려주는, 클라이언트로부터 얻어진 주관적(subjective) 정보가 들어간다. 주관적 자료는 치료 시간 중 증명되거나 측정될 수 없는 정보다. 치료사는 통증, 치료, 또는 그 외 감정표현, 태도, 관심사항, 목표, 계획뿐 아니라 한계, 걱정, 문제에 대해 클라이언트가 알려주는 사항을 이 부분에 기록한다. SOAP 노트의 주관적 사항 부분에 들은 말을 직접 인용하게 되면, 따로 설명이 없는 경우 이는 치료를 받는 사람이 한 말로 이해된다.

클라이언트에게서 얻은 정보는 본질적으로 특정한 내용이기는 하나 당신의 노트에 훨씬 더 의미가 있고 관련성이 있을 것이다. 예를 들어, 클라이언트가 "어깨가 아파요"라고 말한다면, 당신은 "어디서 다치셨나요?" 또는 "언제 다치셨나요?"하고 추가 질문을 하여 환자의 상태에 대해 더 자세한 정보를 기록할 수 있도록 할 것이다. 당신은 클라이언트가 한 말을 직접 인용하거나 그가 한 말을 요약해서 기록할 수 있다. 따라서 다음과 같이 기재될 수 있을 것이다.

"셔츠를 입으려고 하면 Ⓡ shoulder가 아파요."

또는

클라이언트는 셔츠를 입으려고 하면 Ⓡ shoulder에 통증이 있다고 한다.

"S" 설명 예시 (Examples of "S" Statements)

- *"전 치료가 필요 없어요."*
- *입원환자는 머리를 빗으려고 팔을 뻗으면 Ⓡ shoulder에 통증이 있다고 한다.*
- *환자는 치료 중 도움이 필요하면 도움을 요청했다.*
- *클라이언트의 보고에 따르면, "집에서 계속 화를 내고 모든 사람들에게 소리를 지르고 있는데, 어떻게 해야 할지 모르겠어요."*
- *"설거지를 하거나 코트의 지퍼를 올릴 수 없어요."*
- *재향군인은 손가락이 "죽은 것 같은 느낌"이라고 한다.*
- *환자는 치료가 시작되었을 때 누군가를 만나러 가고 일을 해야 한다고 했다. "제 말이 들리세요?" 같은 질문을 하면, "전 가야 해요."라고 대답한 경우가 많았다.*
- *입원환자는 지금 기분이 "매우 좋다"며 자신의 목표는 "가능한 한 독립적인 상태로 복귀하는 것"이라고 한다.*

- *소비자는 집을 나서는 것이 두렵다고 한다.*
- *클라이언트는 주치의가 "스스로를 돌보는 법을 배우는 데 도움이 되도록 며칠 동안 재가보조"를 지시했다고 한다.*
- *클라이언트는 아탈구를 줄이기 위해 근육테이프(kinesiotape)를 사용한 후 어깨가 더 좋아진 것 같다고 했다. "저의 단기적 목표는 글을 쓸 수 있는 것이고, 장기적 목표는 직장으로 복귀하는 거예요."*
- *신디는 지난 밤 응급실로 전화해서 "소화기관(gut)"에 작열감이 있어서, 죽을 것 같아 두렵다고 했다. 오늘은 죽음에 대해 걱정해 왔으며 그저께부터 샤워를 하지 않았다고 한다.*
- *입원환자는 혼자서 독립적으로 목욕을 하고 옷을 입을 수 있다고 하지만, 최근에 서랍장 서랍을 열다가 넘어져 엉덩관절 골절을 입은 탓에 서랍장 서랍과 옷장 문을 열지 못한다. 질문을 받으면 정확한 월일을 말할 수 있었다.*
- *환자는 왼손을 사용해 컵을 잡곤 했다고 했지만 지금은 그렇게 할 수 없다. 그는 또한 Ⓛ shoulder가 쓰라리다고 호소했으며 자신이 집으로 돌아가면 집안일을 도와줄 수 있는 에이전시에 대해 문의했다.*
- *클라이언트는 화장실에 가려고 할 때 요실금을 여러 번 겪었다고 설명했다.*
- *소비자는 자신이 가장 다스리기 힘든 감정은 아무에게도 들키지 않았을지도 모르는 자신의 신체적 문제에 대한 걱정과 두려움이라고 한다. 그녀는 "우울증으로 괴로울" 때는 집에서 제대로 기능적 활동을 할 수 없지만(요리하거나, 집을 정리하거나, 빨래를 할 수 없다), 이런 일들을 다시 하고 싶다고 한다. 그녀는 운동, 기도, 자원봉사활동이 가장 중요한 대처 전략이며, 휴식 기술에 대해 좀 더 배우고 싶다고 한다.*
- *학생은 "전 그냥 필기를 잘 못 해요. 글 쓰는 게 싫어요!"라고 하며 글쓰기에 대해 짜증을 표한다.*

최초 평가 과정의 일환으로서, 작업치료사는 클라이언트의 우려사항과 우선순위에 대해 대화를 나누고 작업프로파일을 만듦으로써 협력적 관계를 구축해 나간다. 작업프로파일은 "클라이언트의 작업 이력 및 경험, 일상생활 유형, 관심사항, 가치, 욕구에 대한 요약"이다(미국작업치료협회; AOTA, 2014; p.S13). 작업프로파일을 위한 추가 정보는 가족이나 보호자와 의논하여, 그리고 기존 의무기록을 검토함으로써 수집할 수도 있다. 평가노트에서 "S"에는 클라이언트의 작업프로파일 전체 또는 일부가 포함될 수 있다.

예를 들면 :

- *클라이언트는 낙상으로 인한 혼란과 왼쪽 약화로 입원했다고 한다. 입원 전에는 단층주택에서 혼자 살고 있었으며 모든 ADL에서 독립적이었다. 그녀는 은퇴한 사서이며, 10년 전 남편을 여의었다고 한다. 그녀는 자신의 독립성을 가치있게 여기며 집으로 완전히 돌아가고자 한다. 그녀는 바느질, 독서, 친구와 카드놀이 등 자신의 활동이 주로 앉아서 하는 것이라고 한다. 그녀는 딸이 두 블록 떨어진 곳에 살고 있어서 필요할 때 차를 태워준다고 한다.*

또 다른 예로는 :

- *클라이언트는 자신의 현재 증상과 입원하게 된 경위에 대해 이야기했다. 그는 우울증으로 인해 2주간 출근하지 못하고, 아내와 다툼을 하고, 약물 과다복용한 후 건설회사의 직장을 잃었다고 한다. 그는 항상 "건설업종에 종사"해 왔으며 다른 일은 잘 모른다고 한다. 그는 전 고용주가 "괜찮은 평가"를 해 주지 않을 것이라고 걱정한다고 한다. 그는 "퇴근 후 동료들과 술 마시러 가는 것"과 가을에 가끔 사냥하러 가는 것 말고는 다른 여가 활동에는 정말 관심이 없다고 한다.*

때로 클라이언트가 말을 할 수 없거나 관련된 언급을 전혀 하지 않을 수도 있다. 그런 경우에는, 그 정보를 "S" 부분에 포함시켜라.

예를 들면 :

- ◆ *클라이언트는 aphasia로 인해 언어적 의사소통을 할 수 없다.*
- ◆ *클라이언트는 신호를 주지 않으면 말을 하지 않았다.*
- ◆ *환자는 보완 및 대체 의사소통 장치를 사용해 자신을 혼자 힘으로 돌보고 싶다고 했다.*
- ◆ *입원환자는 치료 중 정확하게 말로 표현하지 못하지만, 질문을 받으면 적절히 미소를 짓고 고개를 끄덕인다.*
- ◆ *클라이언트는 치료시간 거의 대부분 동안 말이 없었지만 얼굴표정, 몸짓, 때로 "아니, 아니, 아니" 같은 발성을 통해 치료에 대한 불안 및 불쾌함을 표현했음.*

때로는 가족이나 보호자가 클라이언트에 대해 제공한 정보가 치료나 클라이언트의 진전과 관련된다면 이를 포함시킬 것이다.

예를 들면 :

- ◆ *어머니는 "아이가 경직되고 등을 구부려요"라고 말하며 아이에게 기저귀를 갈아주거나 옷 입히는 데 어려움이 있다고 한다.*
- ◆ *양부모는 아이가 계속해서 집 주변을 뛰어다니고 가구 위로 뛰어 오르는 등 과도한 에너지를 보여준다고 한다. 그들은 또한 아이가 수양형제들과 가족의 반려동물에 대해 공격적이며, 식사시간에 앉아있지 않으려 한다고 한다.*
- ◆ *부모는 아이가 유아용 식사 의자에서 밥을 먹는 동안 똑바른 자세로 앉아 있는 것을 어려워한다고 한다. "아이가 계속 오른쪽으로 넘어져요."*

"S"는 주로 클라이언트의 관점을 기재하게 되어 있지만, 때로는 보호자와 다른 전문가들의 의견이 클라이언트의 작업치료서비스와 직접적으로 관련되어 있는 경우 그런 의견을 기재하는 것도 허용된다. 이를 통해 치료팀의 협력 노력을 보여줄 수 있다.

예를 들면 :

- ◆ *환자는 치료 내내 말은 거의 하지 않고 울먹임. 사회복지사는 환자의 가족이 방금 환자에게 자신들이 더 이상 집에서 그녀를 돌볼 수 없으며 전문요양시설로 가야 할 것이라고 알렸다고 한다.*
- ◆ *담임교사는 아이가 고유수용 자극을 더 주기 위해 의자에 감각쿠션을 사용한 이후로 책상에 앉아 있는 능력이 현저히 개선되었다고 한다. 아이는 "쿠션의 울퉁불퉁한 느낌이 너무 좋아요!"라고 한다.*
- ◆ *물리치료사는 환자가 중심 이동을 위한 체중지지 주의사항을 지킬 수 없기 때문에 모든 이동 시에 이동판을 사용해야 한다고 한다. 환자는 "휠체어에서 침대로 갈 때 저 판을 사용할 수 있지만, 화장실 갈 때 사용하면 떨어질까 봐 무서워요."라고 한다.*
- ◆ *클라이언트는 재정 관리에 전혀 어려움이 없다고 하지만, 배우자에 따르면 최근 몇 달 간 대금지불과 수표책 관리에서 여러 차례 실수가 있었다고 한다.*

흔히 범하는 오류 (Common Errors)

클라이언트의 의사소통 시간을 효과적으로 사용하지 못함 (Not Using Communication Time With the Client Effectively)

신입 치료사들이 주관적 정보 수집 시 범하는 가장 흔한 오류는 치료 시간 중 클라이언트와의 의사소통시 시간 활용을 잘 하지 못하는 것이다. 훌륭한 치료사는 치료 중 그 시간을 사교적으로 대화하는 데 사용하는 것이 아니라, 클라이언트의 말을 효과적으로 듣고 그의 태도와 우려사항에 대한 관련 정보를 제공해 줄 질문을 하는 데 사용할 것이다. 이러한 정보는 적절한 문서기록뿐 아니라 효과적인 치료에 사용될 수 있다. 클라이언트에게 날씨나 월요일 저녁 미식축구 경기에 대한 이야기를 하는 대신, 그가 치료 중 어떻게 하고 있다고 생각하는지 또는 곧 있을 퇴원과 관련하여 기분이 어떤지를 질문하는 것이 어떨까? 치료사는 경험이 쌓이면서 작업 이력, 기능적 상태, 이전 기능 수준, 동기, 우선순위, 가족의 지원과 관련된 자료를 수집하는 데 치료시간을 사용하기 시작한다.

치료시간 중 효과적인 의사소통과 인터뷰는 얼핏 보기에는 단순한 대화처럼 보일 수 있다. 그러나 숙련된 치료사로서 당신은 그 대화를 피상적이기보다는 클라이언트 돌보기에 의미 있는 주제로 이끌어가고 있는 것이다. 이 기회를 활용해 클라이언트의 작업프로파일을 확장시키고 가능한 가장 최선의 작업치료를 제공하는 데 필수적인 자료를 수집하라. 클라이언트와 대화를 나눌 때에는, 클라이언트의 이력, 문제, 욕구, 강점, 지원 시스템, 생활 현황, 치료 목표로 대화를 이끌어 가라. 이러한 정보를 클라이언트의 관점에서 알지 못한다면, 효과적인 치료를 계획하는 데 어려움을 겪을 것이다. 치료사가 치료 중 효과적으로 들어주지 않는 경우, "S" 항목은 다음과 같이 기재될 수도 있다.

◆ *클라이언트가 손녀들의 방문에 대해 이야기했다.*

◆ *환자는 좋은 책을 읽고 있다고 한다.*

"S" 항목 내에 이러한 설명이 나온다면, 이는 그 시간과 공간을 보고에 쓰는 데 그다지 도움이 될 만한 정보가 아니다.

간결하고 일관성 있는 내용을 작성하지 못함
(Not Writing Concise, Coherent Statements)

신입 치료사들이 노트의 주관적 항목을 작성하면서 두 번째로 흔히 하는 실수는 클라이언트가 자신의 상태에 대한 모든 언급을 단순히 나열하는 것이다. 예를 들면, 한 치료 회차 동안, 다음과 같은 주관적 정보가 수집되었다.

◆ *클라이언트가 말하기를, "손에 아무런 감각이 없어요."*

◆ *클라이언트는 "오늘 아주 심하게 기우뚱거려요."*

◆ *클라이언트는 앉은 자세에서 바닥에 닿으려 몸을 굽힌 후에 어지럽다고 했다.*

◆ *클라이언트는 지난주에 비해 앉을 때 균형감이 증진되었음을 인정했다.*

이 설명들은 많은 부분이 안정성, 균형, 안전과 관련된 것이다. 인용문은 자료를 보고하는 데 매우 객관적인 방법이고 모든 설명이 중재 세션과 관련되어 있지만, 클라이언트가 한 말을 각각 별개로 "S" 항목에 나열하는 것보다는 간결하고 일관된 방식으로 요약하는 것이 더 효과적이다.

예를 들면 :

◆ *클라이언트는 양손에 감각이 없고 앉은 자세에서 역동적인 움직임을 할 때 어지럽다고 했다("기우뚱거리는" 느낌). 또한 지난 주 이후로 앉은 자세의 균형감이 증진되었음을 인정했다.*

또는

◆ *클라이언트는 지난주에 비해 앉은 자세의 균형감이 증진되었음을 인정했다. 그러나 앉은 자세에서 앞으로 구부린 후 어지러움을 표했고, "기우뚱거리는" 느낌이 있다고 했다. 또한 양손에 감각을 느낄 수 없다고 했다.*

워크시트 7-1에서는 클라이언트의 설명을 일관되고 간결한 "S" 설명으로 통합하는 기회를 가지게 될 것이다.

참고문헌 (References)

American Occupational Therapy Association. (2014). *Occupational therapy practice framework: Domain & process* (3rd ed.). Bethesda, MD: AOTA Press.

워크시트 7-1

간결하고 일관성 있는 "S" 항목 작성

1. Mrs. P는 엉덩관절전치술 후 회복중이다. 치료시간 중 그녀는 다음과 같은 말을 한다.
   - *"보여주신 대로 드레싱 스틱과 양말 신기 보조도구를 이용해서 오늘 아침 옷을 입었어요."*
   - *"일어서거나 앉을 때 엉덩관절이 아프지 않아요, 특히 제게 주신 새 변기시트를 사용하면요."*
   - *"이제 옷 입는 게 점점 쉬워지고 있어요."*
   - *"제 딸이 어제 욕실용 장비가 전부 배달되었다고 하더군요."*

이 설명들을 이용해, 스스로 SOAP 노트의 "S" 항목에 들어갈 내용을 간결하게 정리하여 작성하라.

2. Tanner는 14세로 최근 어머니의 수면제를 과다복용하여 자살 시도 후 소아청소년과에 입원했다. 집단치료 시간 중 그는 다음과 같은 말을 한다.
   - *"살 이유가 없어요."*
   - *"전 친구가 없어요."*
   - *"우리 가족은 어쨌건 제가 없는 게 더 나을 거에요."*
   - *"아마 다음번에는 그냥 총을 사용해서 제대로 할 거예요."*

이 설명들을 활용하여, 스스로 SOAP 노트의 "S" 항목에 들어갈 내용을 간결하게 정리하여 작성하라.

워크시트 7-2

주관적 설명 고르기

한 작업치료사가 3주 전 뇌졸중으로 쓰러진 62세 여성 W 씨 치료 후 다음과 같은 관찰사항을 기록했다.

O : *클라이언트는 병실과 재활운동센터에서 상체 오른쪽 어깨의 능동가동범위, 활동력, 상체 힘, 동적 기립 균형을 증가시키고 일상생활 활동의 독립성을 증진시키기 위해 45분간 작업치료에 참여하였다.*

일상생활 활동: *병실에서 클라이언트에게 화장실 사용 시 안전 기술 및 적응 장비 사용을 지시했다. 클라이언트는 화장실 사용 중 앉은 자세에서 일어서는 자세로 안전하게 바꾸기 위해 욕실에 양쪽 가로대가 필요하다. 클라이언트는 보행보조기와 한쪽 가로대를 당겨서 일어서려고 했다. 클라이언트에게 안전 관련 이슈와 양쪽 가로대 사용에 대해 교육했고, 그녀는 권고사항을 이해했다고 말했다.*

수행 기술: *클라이언트는 앉은 자세와 일어선 자세를 바꾸는 동안 균형을 유지하기 위해 접촉보조가 필요했다. 오른쪽 어깨의 활동력, 동적 기립 균형, 관절 가동범위 증가에 대처하기 위해, 클라이언트는 5분간 통조림을 카운터에서 벽장으로 옮겼고, 이후 2분간 앉은 자세로 휴식이 필요했다. 휴식 후에는 균형 유지를 위해 접촉보조를 받아 일어선 상태에서 피처에 담긴 액체를 부음으로써 동적 기립 균형 증가를 위한 활동에 참여했다. 1분간 앉아서 휴식한 후, 클라이언트는 바퀴 달린 보행보조기 이용 및 접촉보조를 받아 걸으면서 장대집게를 이용해 바닥에 있는 물건을 집어올림으로써 동적 기립 균형과 안전을 증진시키는 활동을 계속했다.*

클라이언트 요인: *오른쪽 어깨 외전 능동가동범위가 90° 이하임. 오른쪽 어깨 외전 수동 관절운동(PROM) 기능적 한계 이내임.*

치료시간에는 다음 사항이 모두 포함되었다. SOAP 노트의 주관적 항목 부분에는 어떤 것을 사용하는 것이 가장 좋을까?

1. *클라이언트는 치료시간 내내 매우 협조적이었으며 사교적 대화에 참여했다.*
2. *클라이언트는 손자가 이번 주말에 방문할 것이며, 그를 만나면 매우 기쁠 것이라고 말했다.*
3. *클라이언트는 오늘 기분이 "매우 좋다"고 한다.*
4. *클라이언트는 왜인지는 모르겠으나 오른쪽 상체를 움직이는 데 어려움을 겪고 있다고 한다. 그녀는 "정말 아프지는 않아요. 그냥 좀 뻑뻑해요."*
5. *간호담당자는 클라이언트가 밤에 실금이 있다고 한다.*

제 **8** 장

"O"-객관적정보 작성하기
(Writing the "O" - Objective)

노트의 다음 부분은 객관적 사항 항목으로, 이 부분에는 치료시간에 얻어진 모든 측정가능하고, 수량화 가능하며, 관찰 가능한 데이터를 기록하게 된다. 이 부분에서는 당신이 준비한 그림을 중재시간에 보여줄 것이다. 일단 당신의 전문가적 시각으로 보기 시작하면, 이들은 새삼 달라 보일 수 있다. 장난감을 가지고 놀고 있는 아이를 보는 대신, 이제 아이의 비대칭적 자세, 양손 사용 부족, 정중선 교차를 못하는 것, 미숙한 잡기 및 집기 유형을 기록하기 시작한다. "O" 항목 작성 기술은 어떤 자료를 포함시키고 어떤 것은 생략할지를 아는 것이다. 처음에는 당신이 작성한 내용은 숙련된 치료사가 작성한 것보다 길어지는 경향이 있겠지만, 시간이 지날수록 보다 완벽하고 간결한 내용으로 작성하는 법을 배우게 될 것이다.

좋은 관찰내용 작성 단계 (Steps to Writing Good Observations)

SOAP 노트의 "O" 항목 작성 시에 기억해야 할 중요한 4가지 단계가 있다.

1. 치료 회차의 소요시간, 환경, 목적에 대한 설명으로 시작하라.
2. 다음으로, 클라이언트의 수행에 영향을 미치는 주요 장애를 전반적으로 간단하게 제시하라.
3. 관찰한 내용을 요약하여 서두 설명을 이어가라.
4. 전문적이고, 간결하며, 구체적으로 작성하라.

다음 부분에서 이 각 단계들을 더 자세하게 살펴볼 것이다.

1단계: 치료회차의 소요시간, 환경, 목적에 대한 설명으로 시작하라
(Step 1: Begin With a Statement About the Length, Setting, and Purpose of the Treatment Session)

이 서두 설명으로 독자는 "O" 항목의 나머지 부분에 대해 소개받는다. 여기에는 클라이언트의 작업치료 서비스에 대해 "어디서", "무엇을", "얼마나 오래" 그리고 "왜"가 설명되어 있다. 당신의 기록내용은 클라이언트가 받은 서비스에 대한 어떠한 질문에 답하는 데 있어서 근거가 된다. 3장에서 우리는 '현행 절차상 용어(CPT)' 코드에 대해 학습했다. 대부분의 CPT 코드는 클라이언트가 각 특정 서비스를 몇 분간 받는지에 근거한 것이다. 모든 환경에서 제공된 시간에 따라 작업치료 비용을 청구하는 것은 아니지만, 그래도 이것이 "O" 항목의 서두에서 전체 치료시간 길이를 설명하는 데 현재 가장 좋은 방법이다.

Sames (2015)는 치료사들이 작업치료에서 클라이언트가 "보인다"라고 하는 수동적 용어에서 벗어나, 클라이언트가 작업치료에 "참여했다"고 설명할 것을 제안했다(15쪽). 이러한 차이가 중요한 이유는 보험금 지급 기관이 클라이언트가 훈련 또는 재활 과정에 능동적으로 참여하고 있다는 증거를 원하기 때문이다.

작업 또는 작업기반활동(미국작업치료협회[AOTA], 2014)를 활용하고 있다면, 서두 설명에 다음 양식을 사용하라. 클라이언트는 ________________를 위해 ________________에서 ____분간의 작업치료에 참여했다. 작업기반 중재 어떤 장소 #

예를 들면 :

- *클라이언트는 식사준비 활동을 위한 재활 주방에서 45분간 작업치료에 참여했다.*
- *소비자는 지역사회 내 이동을 위한 대중교통 이용을 위해 2시간 동안 감독하에 외출활동에 참여했다.*
- *환자는 적응장비를 사용해 아침 목욕, 옷 입기, 몸 단장 등 일상적인 규칙적 활동을 완료하기 위해 병실에서 30분간 작업치료에 참여했다.*
- *환자는 목욕 중 안전 및 독립성 증진을 위해 목욕의자를 사용하여 이동하는 연습을 하려고 재활운동센터 욕실에서 30분간 작업치료에 참여했다.*

치료가 준비 방법이나 과제(AOTA, 2014)에 중점을 두고 있는 경우, 서두 설명에 작업의 관련 분야에 대한 참고사항을 추가하라. 클라이언트는 __________를 위한 __________를 위해 _________에서 ____분간의 작업치료에 참여했다. 예상되는 작업 중재 어떤 장소 #

예를 들면 :

- *아이는 놀이 활동을 더 잘 하기 위해 자세 조절 및 Ⓑ UE 조절력을 증진시키는 데 초점을 두고 외래병원에서 30분간 작업치료에 참여했다.*
- *학생은 학교 활동 참여에 필요한 감각처리 및 선택적 집중을 증진시키는 데 초점을 두고 교실에서 30분간 작업치료에 참여했다.*
- *클라이언트는 IADL 중 숙련된 에너지 보존 지시를 위해 병실에서 30분간 작업치료에 참여했다.*
- *조(Joe)는 자신의 사회적 욕구를 충족시키기 위한 대안적 방법을 찾기 위해 외래 정신과에서 30분간의 자기주장 집단 활동 중 역할극에 참여했다.*
- *클라이언트는 건설업에 복귀할 준비로 Ⓡ hand 강화와 상처 둔감화에 대처하기 위해 외래 수부 병원에서 30분간 작업치료에 참여했다.*
- *아이는 학교에서 필기를 증진시키는 데 필요한 힘 및 어조를 증진시키기 위해 치료실에서 30분간 작업치료에 참여했다.*

이 서두 설명에서는 **작업치료사로서 당신의 기술이 필요함을 보여주는 것이 매우 중요하다.** 그러므로 단순히 "클라이언트가 일상생활 활동 훈련을 위해 침상에서 45분간 작업치료에 참여했다"라고 하기보다는, 다음과 같이 말하는 것이 좋겠다.

- *클라이언트는 보충적인 옷 입기 기술에 있어 숙련된 지시를 받기 위해 침상에서 45분간 작업치료에 참여했다.*
- *입소자는 일상생활 활동 과제 중 안전을 증진시키기 위해 적응 장비 사용 시 숙련된 지시를 받기 위해 45분간 작업치료에 참여했다.*
- *재향군인은 자기관리 활동 중 왼쪽에 더 집중하기 위해 침상에서 45분간 작업치료에 참여했다.*

2단계: 클라이언트의 주요 장애에 대한 전반적 개괄
(Step 2: Provide a Brief Overview of the Client's Key Deficits)

이상적인 경우라면, 다른 팀원들과 보험 심사관들이 당신이 클라이언트의 장애에 대해 완전히 이해하기 위해 작성한 모든 기재사항을 읽을 것이다. 실제로는, 당신의 클라이언트를 인계받는 치료사는 다음에 할 일을 생각하기 위해 당신이 작성한 내용 중 가장 최근 것만 읽을지도 모른다. 또는, 보험심사관은 당신의 서비스에 대한 비용을 지급할지 결정하기 위해 특정 일자의 내용만 검토할지도 모른다. Muir (2015)는 최고의 문서기록이란 클라이언트에 대한 그림을 그려보인다고 설명했다. 다시 말하면, 대기실이나 재활운동센터에 여러 명의 클라이언트가 앉아 있다면, 당신의 문서기록을 읽는 누군가가 당신이 설명한 내용을 근거로 당신의 클라이언트를 찾아낼 수 있어야 한다. 클라이언트의 주요 장애에 대해 한두 문장의 설명을 제시하라. 예를 들면 :

- *클라이언트는 w/c에 앉아 있으며 Ⓛ UE 및 Ⓛ LE의 극심한 hemiparesis, Ⓛ hand의 edema, 중증 Ⓛ neglect를 보인다.*
- *클라이언트는 Ⓡ BKA으로 보조기를 착용하고 있다. Ⓑ shoulder의 AROM는 심각한 골관절염으로 인해 90°로 제한되어 있다.*
- *클라이언트는 치료사가 도착했을 때 침대에 반듯이 누운 상태였으며, 요추 추간판절제술 및 유합술로 생긴 비치료절개부위에 wound VAC을 하고 있음.*
- *아동은 오른쪽 사경 및 사두증을 보이며 머리에 헬맷을 착용하고 있다.*
- *아동은 치료시간 내내 심한 자극추구 행동을 보였으며, 또한 치료사가 책상 앞에 앉혀 기능적 활동에 참여시키려고 하자 방어 행동을 나타냈다.*

3단계: 관찰한 내용을 요약하여 서두 설명을 이어가라
(Step 3: Follow the Opening Statements With a Summary of What You Observed)

장소 및 목적을 정하고 클라이언트의 장애에 대해 매우 간단한 개괄을 한 후에는, 완료된 중재와 그에 대한 클라이언트의 반응에 대해 다룰 것이다. "O" 항목의 정보를 정리하는 데 허용되는 방식이 여러 가지 있다.

- *시간순:* 각 치료 내용을 치료시간 중 발생한 순서대로 작성하라.
- *분류별:* 정보를 분류에 따라 정리하라. 선택하는 분류는 클라이언트 및 치료의 목적에 따라 달라질 것이다. 활용할 수 있는 분류는 OTPF-III(AOTA, 2014)를 참고할 수 있다. 예를 들어, 작업분야, 클라이언트요인 또는 수행기술에 따라 객관적 정보를 정리하는 것이 도움이 될 수 있다.
  - 작업분야(예를 들면, ADL, IADL, 일, 사회적 참여)
    - 각 수행기술과 관찰된 클라이언트요인이 관련 작업 분야의 수행에 어떤 영향을 미치는지 기록하라. 필요한 보조수준 및 구성, 사용된 적응장비 또는 기술, 제공된 신호 유형, 보호자 교육, 관련 자세잡기 및 이동 관련 이슈, 그리고 제공된 치료에 대한 클라이언트의 반응을 포함시켜라. 집단 내 다른 사람에 대한 클라이언트의 인식, 대화 개시, 집단 내 동료들과의 상호작용을 기술하라.

- 클라이언트요인(예를 들면, ROM, strength, edema, sensation, attention, reflexes)
  - 허리둘레와 같은 특정 수치 또는 부종의 면적 측정치, 악력과 꼬집는 힘, PROM과 AROM, 온전하거나 손상된 감각의 유형, 과제에 집중하는 시간, 관찰되거나 유도된 비자발적인 운동반사를 제시하라.
- 수행기술(예를 들면, balance, coordination, cognition, behavior)
  - 균형감이 정적인지 동적인지 기록하라. 클라이언트가 한 방향으로 기대어 있는지, 자세를 바꾸었는지, 또는 체중이 고르지 않게 분산되었는지 고려하라. 주로 사용하는 손, 사용되는 포착 유형, 의도적인 잡기 및 놓기, 총체적 운동 및 미세 운동 능력을 설명하라. 성향, 과제 개시, 과제를 지속하는 능력, 순서배열, 판단, 지시를 따르는 능력에 대해 보고하라. 클라이언트의 불안감, 무기력, 정서, 강박, 또는 요구 행동을 기록하라.

"O"를 정리하는 여러 가지 방식의 사례를 몇 가지 살펴보자.

시간순 (Chronologically)

SOAP 노트의 "O"를 작성하는 한 가지 방법은 치료시간 중 일어난 사건을 시간순으로 기록하는 것이다. 이 방법은 읽는 사람에게 치료시간을 "실황중계"하는 것이라고 생각하면 된다.

예를 들면 :

- *클라이언트는 오늘 사회적 상호작용 기술과 고용 유지 능력을 개선시키기 위해 분노관리집단에 45분간 참여했다. 클라이언트에게 먼저 간호인력과 보안요원으로부터 언어적 지시를 받아 집단에 참석해야 했다. 클라이언트는 단정치 못한 겉모습에, 집단활동 내내 팔짱을 끼고 있었으며, 다른 참가자들과 제한적인 눈맞춤을 했다. 그는 집단활동에 참여할 것을 요청받자 비속한 말을 하면서 불쾌함을 드러냈다. 집단활동 중, 클라이언트는 팀원들이 자신을 계속해서 귀찮게 한 일 두 가지를 이야기했고, 자신이 그런 상황을 보통 어떻게 처리하는지에 대해 이야기했다. 그가 그런 상황을 다루는 다른 가능한 방법에 대해 동료들이 피드백을 해주었다. 클라이언트는 다음에 그런 귀찮은 상황이 생기면 이런 대안을 고려해 보겠다고 했다.*
- *클라이언트는 허리 하부 통증에 대한 평가와 IADL 중 적절한 신체 운동에 대한 지시를 받기 위해 작업치료실에서 30분간 평가에 참여했다. 클라이언트는 앉은 자세와 일어선 자세를 전환할 때 통증을 느끼자 움찔하는 것이 보였고 체중을 왼쪽 엉덩관절로 옮기면서 앉는 것으로 관찰되었다. 클라이언트는 평소 냉장고에서 물건을 꺼내고, 설거지를 하고, 바닥 청소를 하고, 물건을 들어올리는 방식을 보여주었다. 그런 다음 golfer's lift(골프선수가 하듯이 한 다리를 뒤로 들고 한 다리만으로 지탱하여 바닥의 공을 주워올리는 자세–역주) 이용, 스쿼트, 꺼내고자 하는 물건 쪽으로 다가가기, 무거운 물체 처리하기, 그것을 신체 가까이에 유지하기를 비롯해 도구적 일상생활 활동 과제를 완수하는 데 적절한 신체 운동을 지시받았다. 클라이언트는 최소한의 언어적 지시로 이러한 기술들을 보여주었으며 올바른 자세유지를 상기시켜주는 교육자료를 제공받았다.*

분류별 (Categorically)

많은 학생들과 신입 치료사들은 처음에 시간순으로 "O" 항목을 정리하는 것을 선호한다. 그러나 그렇게 되면 "O" 항목이 너무 길어질 수 있다. 대신, 정보를 분류별로 정리할 수도 있다. 정보를 분류할 때는 노트 내용에 알맞은 분류를 선택하라. 스스로에게 질문해 보라. "이 치료에서 어떤 점이 중요했는가?" 예를 들면, 오늘 클라이언트가 퇴원을 준비하면서 요리 시간 동안 주방에 있는 것을 보았다고 하자. 그녀는 집으로 돌아가면 요리랄 할 계획이지만, 당신은 그녀가 휠체어를 탄 채 그 활동의 모든 단계를 수행할 능력이나 그녀의 안전을 확신하지 못한다. 당신의 그녀의 힘, 활동력, 필요한 손과 팔을 사용할 능력이 요리를 하는 데 충분한지 의문이 들며, 그녀의 판단력 및 문제해결능력을 평가해 보고 싶다. 따라서 당신은 클라이언트요인과 수행기술의 조합을 이용해 다음과 같은 분류를 선택한다.

- ◆ 기능적 이동
- ◆ 상지 범위 및 힘
- ◆ 손의 기능 및 힘
- ◆ 기능적 인내력
- ◆ 인지

노트의 내용은 이런 식으로 될 것이다.

O : *클라이언트는 안전하고 독립적인 요리를 위한 보충 기술에 있어 숙련된 지시를 받기 위해 치료실 주방에서 1시간 동안 작업치료에 참여했다. 환자는 다발성 경화증 악화에 따른 균형감 저하 및 인내력 저하로 인해 기능적 이동을 위해 휠체어를 사용한다.*

***Functional Mobility**: 클라이언트는 주방 전역에서 휠체어를 타고 언어적 지시를 받아 물체에 닿기 위해 w/c를 적절히 위치시키는 연습을 했다. 클라이언트는 물건을 안정되게 잡아 무릎 위로 옮기고 동시에 w/c를 조작하는 데 있어 min Ⓐ를 필요로 했다.*

***UE ROM 및 Strength**: 독립적으로 서랍에서 물건을 꺼내고, 오븐 문을 열고, 접시를 싱크대에 놓기 위한 기능적 한계 이내임. 클라이언트는 플라스틱 저장 용기를 여는 데 min Ⓐ가 필요함.*

***Hand Function 및 Strength**: 독립적으로 뚜껑을 돌려 열고, 달걀을 깨고, 머핀 상자를 여는 데 적절함. 클라이언트는 독립적으로 과제를 수행하기 위해 필요한 도구를 사용할 수 있음. 클라이언트는 독립적으로 오븐 다이얼을 설정하고 머핀을 오븐 안에 넣을 수 있음.*

***Functional Endurance**: 클라이언트는 독립적으로 약 20분간 활동 후 3분간 휴식을 취했다.*

***Cognition**: 클라이언트는 언어적 지시에 반응할 수 있으며 질문에 대해서는 3번 모두 올바른 답을 할 수 있었다. 클라이언트는 자신이 오븐에서 머핀을 꺼내는 것이 안전하지 않을 것이라고 생각했다. 클라이언트는 치료시간의 75% 동안 자신의 w/c 위치를 바꾸는 데 대해 독립적으로 문제를 해결할 수 있었음.*

분류별로 정리된 노트의 또 다른 예를 보자. 분류별로 정리된 노트의 또다른 예를 보자. 당신이 학교에서 일을 하게 되었으며 한 달에 한 번 자문에 따라 작업치료서비스를 받아 온 아이를 맡고 있다. 월간 방문 중, 당신은 담임교사 및 아이의 전문직 보조원의 자문을 받고 교실에서 아이를 관찰한다. 지난 번 작업치료사의 권고사항 이후 이 아이의 필기 수행 및 분열성 행동 없이 교실에서 필요한 사항을 충족시킬 능력이 훨씬 개선된 것 같지만, 교사 및 보조원은 아이가 점심을 먹기 위해 줄을 서 있는 동안 학우들에게 공격성을 보이고 있다는 새로운 우려사항을 보고한다. 그 후 당신은 점심시간 동안 이 아이를 관찰하고 교사 및 전문보조원에게 권고를 한다. 당신의 노트는 이런 시으로 자성될 것이다.

O : *30분간의 월간 자문이 오늘 완료되었으며, 교실 및 구내식당에서 학생 관찰, 교사 및 전문보조원에게 아이가 점심시간 중 효과적으로 참여할 수 있는 능력을 개선시키는 데 도움이 될 권고사항 전달도 함께 이루어졌다. 루카스는 센 감각 투입에는 조용하지만 예상치 못한 접촉에는 공격적으로 반응한다.*

***교실에서의 관찰**: 루카스는 자기 수용 감각 증진을 위한 중량조끼를 착용하고서 연습문제를 끝내는 8분*

동안 책상 앞에 잘 앉아 있는 모습을 보였다. 그는 이제 보조선이 교차로 강조되어 있는 적응용지와 고무로 된 연필쥐기 보조용품을 사용하여 모든 알파벳을 알아볼 수 있게 쓸 수 있다.

구내식당에서의 관찰: *루카스는 무심코 줄에서 부딪쳤을 때 2번 학우를 향해 언어 및 신체적 공격성(밀기)을 보였다. 루카스에게 그에 따른 질문을 하자 그는 예상치 못한 접촉을 "고통스러운" 것으로 인지하는 것으로 나타난다.*

담당자 교육: *담임교사와 루카스의 전문보조원에게 예상치 못한 접촉과 관련된 감각처리장애에 대해 교육했다. 루카스에게 몇 분 일찍 식당으로 갈 수 있도록 해 주거나 다른 친구들이 그에게 부딪칠 가능성을 줄이기 위해 그를 줄 제일 앞이나 끝에 서게 해 주도록 권고했다. 담당자들은 이해했다고 하며 내일 제안사항들을 실행할 계획이다.*

학생과 신입 치료사들은 작업치료가 본질적으로 주로 말로 이루어지는데 "S" 항목과 "O" 항목이 어떻게 다른지 파악하기가 힘들다. 정신건강 측면과 인지적 재활에서, 평가 및 중재의 많은 부분이 물리적 과제 수행보다는 클라이언트와의 대화가 이루어진다. 그러나 어떤 것이 클라이언트의 주관적 보고사항이고 어떤 것이 향후 비교에 사용될 수 있는 치료 중의 객관적 관찰사항인지를 구분하는 것은 여전히 중요하다. "O" 항목의 분류별 정리는 이 과정에서 매우 도움이 될 수 있다. 예를 들면 :

S : *클라이언트는 스스로 힘으로 살고 싶다고 한다. 그러나 가족들은 1년 전 외상성 뇌 손상으로 인한 인지적 장애에 대한 우려를 표한다. 평가 중 보여준 도전적인 과제 중, 클라이언트는 "바보 같아요. 왜 가족들이 저한테 이런 걸 하게 하는지 모르겠어요."라고 했다.*

O : *클라이언트는 외래에서 일상생활 활동 및 도구적 일상생활 활동 수행과 관련한 인지적 능력 평가를 위해 45분간 평가에 참여했다. 평가시간 내내 클라이언트는 과제에 2분 이상 집중하지 못했고 잘 되지 않는 활동을 밀어내는 경우가 많았다.*

Memory: 클라이언트는 모든 직계가족의 이름을 정확히 말할 수 있음. 3단어 중 3개를 즉시 반복할 수 있으며, 5분간 다른 과제를 한 후에는 3단어 중 1개를 기억할 수 있음.

Problem Solving: 클라이언트에게 간단한 레시피를 알려주고 필요한 항목 중 식료품의 목록을 만들어 보도록 했다. 클라이언트는 레시피를 큰 소리로 정확하게 읽었지만 작성한 목록에서는 레시피의 항목 8개 중 3개를 빠뜨렸다.

Money Management: 클라이언트는 한 가지 종류의 동전이나 지폐의 경우에는(예를 들면, 10센트, 50센트, 5달러, 20달러) 정해진 금액을 정확히 셀 수 있음. 여러 종류의 동전 및/또는 지폐의 경우에는(예, 72센트, 1.42달러, 17.87달러) 정해진 금액을 세는 데 최대한의 언어적 지시가 필요함.

Safety Awareness: 클라이언트는 사진에서 가정 내 안전 위해요소를 10가지 중 4가지 찾아낼 수 있음. 그러한 안전 위해요소에 대한 잠재적 해결책을 찾아내는 데는 중간 수준의 언어적 지시가 필요함.

Medication Management: 클라이언트는 매일 복용하는 3가지 약의 이름, 목적, 또는 올바른 용량을 말할 수 없음. 투약 안내 라벨의 지시에 따라 1주일치 알약통을 채우는 데 최대 수준의 언어적 지시가 필요함.

Daily Routines: 클라이언트는 학교 갈 준비 시 규칙적인 아침 일과들을 열거하는 데 중간 수준의 언어적 지시가 필요함.

사용되는 분류는 "정해진" 것이 없음을 기억해야 한다. 각 클라이언트와 상황에 맞는 분류를 사용하라. 워크시트 8-1에서 시간순으로 정리된 내용을 분류별로 다시 작성하는 기회를 가질 것이다.

숙련된 치료사들은 2단계와 3단계를 결합하는 경우가 많음을 알아두어라. 그러나 수년간 문서기록을 가르친 우리의 경험에 따르면 학생과 신입 치료사들은 클라이언트가 무슨 일을 했는지를 자세하게 설명하는 데 치우친 나머지 클라이언트가 기능적 활동을 어떻게 수행했는지에 대한 자세한 내용을 전달하지 못한다. 본 장과 본 교재 전체에서 일부 사례는 클라이언트의 주요 장애에 대한 분명한 설명을 하지만, 다른 사례들은 관찰한 사항의 요약 속에 그 정보를 녹여놓은 것이다. 읽는 사람이 클라이언트의 기능적 수행에 대해 분명하게 알 수만 있다면, 어떠한 방법이든 허용된다.

4단계: 전문적이고, 간결하며, 구체적으로 작성하라
(Step 4: Be Professional, Concise, and Specific)

"O" 항목은 완전한 문장으로 작성할 필요는 없다. 가능한 한 가장 간결한 방식으로 완전한 정보를 전달하라. 어떤 세부사항은 반드시 포함되어야 한다. 예를 들면, ROM는 active, passive 또는 assistive로 구체화되어야 하며 그 운동이 일어난 관절을 표시해야 한다. UE나 LE를 다룰 때는 항상 Ⓡ, Ⓛ, 또는 Ⓑ을 표시해야 한다. 제공된 보조 수준을 명시해야 한다. 다음은 문서기록내용을 좀 더 전문적이고, 간결하고, 구체적이 되도록 바꾸어 쓴 사례이다.

이렇게 말하기보다는: *거주자는 숨이 차서 침대에 주저앉아서, 눈을 감고, 신음소리를 냈다. min Ⓐ를 받아 침대에 누웠다.*

이렇게 말하라: *거주자는 치료시간 후 숨이 가빠 피곤해 보였으며 침대에 눕기 위해 min Ⓐ가 필요했다.*

이렇게 말하기보다는 : *재향군인은 앉으려면 공중 그네를 사용해야 했다.*

이렇게 말하라 : *공중 그네를 사용해 누운 자세에서 앉은 자세로 변환했다.*

이렇게 말하기보다는 : *클라이언트는 슬라이딩보드를 이용한 이동을 위해 보드를 설치했다.*

이렇게 말하라 : *클라이언트는 이동을 위해 슬라이딩보드를 설치했다.*

평가 결과를 기록하는 경우, 이를 기술식으로 써내려가기보다는 다음과 같은 표로 만드는 것이 도움이 된다.

Ⓛ Hand Sensation	
Hot/Cold	온전함
Sharp/Dull	손바닥 쪽 손상, 손등 쪽 온전함
Stereognosis	없음

클라이언트 관찰 내용 작성을 처음 배우고 있다면, 어떤 내용을 포함시키고 어떤 내용을 버려야 할지 결정하기가 어렵다. 처음에는, 무언가 중요한 것을 빠뜨릴 가능성을 두기 보다는 매우 많은 자료를 포함시키는 것이 더 낫다. 관찰기술이 세밀해질수록, 중요한 데이터는 저절로 포함시키게 될 것이며, "O" 항목이 더 간결해지기 시작할 것이다. 다음은 미숙한 치료사가 작성한 클라이언트 관찰내용이다. 필요한 모든 자료를 포함시키려다가, 말이 너무 길어졌다.

O : *클라이언트는 외래치료센터에서 향후 어깨 탈구를 예방하기 위한 오른쪽 상체 강화를 위해 30분간 치료에 참여했다. 클라이언트는 이전에 수술 후에 착용하고 있던 버팀대를 더 이상 착용하지 않아도 되지만, 여전히 앉을 때 오른쪽 상체를 배 쪽에 닿지 않게 몸에 가까운 방어 자세로 유지한다. 클라이언트는 센터에서 보행 시 오른쪽 상체 동일한 자세를 유지했다. 클라이언트에게 양손을 서로 움켜쥐고 머리 위로 팔을 30회 들어올리도록 했다. 그런 다음 정중선을 건너고 오른쪽 상체로 반대쪽 어깨 닿기를 30회 하도록 했다. 클라이언트는 이를 끝내는 데 휴식시간이 6번 필요했다. 클라이언트는 과제를 독립적으로 끝냈다. 그런 다음 도르래운동을 소개해 주었다. 클라이언트에게 자신이 어느 정도 무거운 것을 들 수 있다고 생각하는지 말해보도록 했다. 그녀는 5파운드라고 답했다. 클라이언트는 어깨가 다시 탈구될 가능성을 줄이기 위해 회선건판 강화를 위한 어깨구부리기 시 5파운드를 사용한 도르래운동을 30회 실시했다. 강화운동 후, 클라이언트는 통증을 줄이기 위해 어깨에 핫팩 3개를 사용했다.*

좀 더 숙련된 치료사는 다음과 같이 작성할 것이다.

O : *클라이언트는 치료센터에서 향후 어깨 탈구를 예방하기 위한 오른쪽 상체 강화를 위해 30분간 치료에 참여했다. 클라이언트는 수술 후 방지 장치를 더 이상 착용할 필요가 없지만 앉을 때와 기능적 이동 중에는 조심해야 할 자세에서 오른쪽 상체를 조심하고 있었다. 클라이언트는 다음 사항을 완료했다.*

- *양쪽 손 움켜쥐고 어깨 구부리기 및 신전 30회*
- *오른손을 왼쪽 어깨로 수직 내전 30회*
- *5파운드 무게로 오른쪽 어깨 구부리기 30회*

치료 후 통증을 줄이기 위해 오른쪽 어깨에 핫팩 3개를 사용했음.

하지만 이 내용에는 원래 기록이 장황하다는 사실 말고도 또 다른 문제가 있다. 이는 작업치료 기록보다는 물리치료 기록인 것 같다. 이 기록은 "O" 항목의 서두설명에 기능적 구성요소가 추가되어야 한다. 클라이언트가 회선건판 손상으로 인해 무엇을 할 수 없는지에 대해 "S" 항목에서 클라이언트의 설명과 기능적 문제/목표를 보여주는 "A" 및/또는 "P" 항목의 설명이 있으면 훌륭한 작업치료 기록이 될 것이다.

더 간결하라는 것은 관찰내용의 질이 저하되지 않으면서 어떤 정보가 생략될 수 있는지를 아는 것임을 주지하라. 지나치게 간결하려다 필요한 정보를 빠뜨릴 가능성도 있다. 예를 들면, 지역사회 정신보건센터 평가에서 다음과 같은 "O" 항목을 생각해 보라.

O : *클라이언트는 COPM을 사용해 사무실에서 평가받았다. 클라이언트는 COPM을 끝내는 데 45분이 필요했다. 클라이언트는 자기돌봄, 생산성, 여가와 관련된 직접 질문에 대답했다.*

이 "O"항목은 그다지 많은 정보를 제공하지 않는다. 추가 정보가 더해지면, 이 클라이언트의 평가에 대한 훨씬 많은 점을 알게 된다.

O : *클라이언트는 COPM을 이용하여 사무실에서 평가에 참여했으며, 이를 끝내는 데 45분이 걸렸다. 그녀는 약속시간에 45분 늦게 도착했으며, 잘 단장을 마치고 깔끔하게 차려입었다. 생산성과 여가에 관련된 질문에는 명확한 발음과 활기찬 어조로 답했지만 자기돌봄 관련 질문(특히 상처 관리에 관한 질문)은 거부하거나 슬픈 어조와 눈맞춤 없이 단답형으로 답했다. 클라이언트는 평가 중 몸통의 상처를 자주 만졌다.*

"O" 항목을 작성할 때 간결해야 할 필요성과 완전해야 할 필요 사이의 균형을 맞추는 것이 중요하다. 워크시트 8-2에서 그런 정보성 내용을 빠뜨리지 않으면서 더 간결하게 관찰내용을 작성할 기회를 줄 것이다.

문서기록이 더 전문적으로 보이게 하는 팁
(Tips for Making Your Documentation Sound More Professional)

문서기록이 전문적으로 보이게 하는 방법은 여러 가지가 있다. 다음은 노트 작성 시 기억해야 할 몇 가지 팁이다.

- ◆ 작업에 초점을 맞추어라.
- ◆ 치료사가 한 일보다는 제공된 치료에 대한 클라이언트의 반응에 초점을 맞추어라.
- ◆ 자신의 의견은 빼고 클라이언트의 관점에서 작성하라.
- ◆ 보조 수준에 대해 구체적으로 기재하라.
- ◆ 활동 및 보조 수준을 열거하지 말라.
- ◆ 치료 매체를 강조하지 말라.
- ◆ 자신이 치료에서 단순히 수동적 관찰자가 아니었음을 분명히 하라.
- ◆ 클라이언트를 판단하지 말라.
- ◆ 표준 약어만 사용하라.

이 권고사항 각각에 대한 예를 몇 가지 살펴보자.

작업에 초점을 맞추어라 (Focus on Occupation)

작업이 노트에 필수적임을 확실히 하라. 자기돌봄 활동에 치중한 치료에서는 기능이 명확하다. 하지만 힘이나 인내력과 같은 클라이언트요인에 대처하는 치료, 양식이 사용되는 치료, 또는 합동치료에서는, 숙련된 작업치료를 정당화하기 위해 기능이 별도로 언급되어야 한다. 예를 들면, 다음 노트는 수행 구성요소에 치중한 치료의 관찰내용이기는 하나, 여기에는 해당 운동의 기능적 의도에 관한 설명이 들어 있다.

O : *재향군인은 스스로 옷을 입는 능력을 다시 가지도록 Ⓛ UE의 AROM와 강화를 위해 병실에서 30분간 작업치료에 참여했다. 클라이언트는 Ⓛ UE AROM가 90°로 나타났고 몸통 대용품을 피하기 위해 언어적 지시가 필요했다. 클라이언트는 균형감을 위해 도움을 받아 서서 그리고 실수를 고치기 위한 언어적 지시를 받으며 선 자세와 앉은 자세에서 스스로 가능한 범위의 운동을 실시했다. 클라이언트는 옷 잠금장치를 조작하는 능력을 위한 힘을 증진시키기 위하여 최소 저항 퓨티(putty)로 왼손을 사용하여 5분간 치료 퓨티 운동을 마쳤다.*

제공된 치료에 대한 클라이언트의 반응에 초점을 맞추어라
(Focus on the Client's Response to the Treatment Provided)

이렇게 말하기보다는 : *클라이언트에게 엉덩관절 예방조치에 대해 상기시켰다.*
이렇게 말하라: *클라이언트는 신발을 신을 때 바른 자세로 엉덩관절을 유지시키기 위해 언어적 지시가 4번 필요했다.*

이렇게 말하기보다는 : *클라이언트에게 하루 중 시간에 관한 오리엔테이션 질문을 했다.*
이렇게 말하라 : *시계를 보라고 언어적 지시를 주어도, 클라이언트는 시간을 정확히 말할 수 없었다.*

이렇게 말하기보다는 : *클라이언트에게 휴식해야 함을 상기시켰다.*
이렇게 말하라 : *상체 탄력이 적당히 증진되었으나 자세를 바꾸기 위해 언어적 지시를 받아 휴식함.*

이렇게 말하기보다는 : *아동에게 가지고 놀 퍼즐을 주었다.*
이렇게 말하라 : *아동은 조각을 재배치하기 위해 min Ⓐ를 받아 단순한 모양을 퍼즐로 맞출 수 있다.*

클라이언트의 관점에서 작성하라 (Write From the Client's Point of View)

훌륭한 전문가의 작성내용에 있어 초점은 항상 클라이언트이다. 클라이언트가 내용의 중심이 되도록 당신이 작성한 문장을 바꾸어라.

이렇게 말하기보다는: *작업치료사가 클라이언트의 신발을 신겨 주었다.*
이렇게 말하라: *클라이언트는 신발을 신을 수 없다.*

이렇게 말하기보다는: *작업치료사는 클라이언트와 그 가족에게 에너지 보존 기술을 알려주었다.*
이렇게 말하라: *클라이언트와 그 가족은 에너지 보존 기술을 지시받았고 ADL 활동 중 기술들을 포함함으로써 이해하였음을 보여주었다.*

보조 수준에 대해 구체적으로 기재하라 (Be Specific About Assist Levels)

보조 수준을 기록할 때는, 활동의 어떤 부분에서 클라이언트가 이를 수행하기 위한 물리적 보조 또는 언어적 지시가 필요했는지를 확실히 기재하라.

- *재향군인은* ***등 쪽의 줄을 풀기 위해*** *min Ⓐ를 받아 잠자리옷을 벗었다.*
- *아동은 가위로 자를 때* ***줄을 정확하게 잘 유지하기 위해*** *두 손을 번갈아 도움이 필요했다.*
- *클라이언트는 양말을 벗을 때 안전을 위해* ***앉으라는*** *언어적 지시가 필요했다.*
- *소비자는* ***정확한 시간을 알아내라는*** *최소한의 언어적 지시를 받아 버스 배차시간을 따를 수 있음.*
- *입원환자는* ***오른쪽으로 돌라는*** *최소한의 언어적 지시를 받아 침대에서 반듯하게 누운 자세에서 앉는 자세로 바꾸었다.*
- *표준 보조기를 사용해 선 자세에서 w/c로 이동 시, 환자는 최소한의 신체적 보조와 보조기를* ***완전히 휠체어 뒤로 가져가서 앉기 전에 뒤로 뻗어 팔걸이를 잡으라는*** *최소한의 언어적 지시가 필요했다.*
- *아동은* ***움직임을 일으키기 위한*** *최소한의 촉각 신호로 반듯이 누운 자세에서 엎드린 자세로 구를 수 있음.*
- *환자는 아침 ADL 루틴 중* ***과제의 순서배열을 위해*** *5차례의 언어적 지시가 필요했다.*
- *클라이언트는 손잡이가 긴 스펀지로 다리와 발을 씻는 동안* ***엉덩관절전치술 예방조치를 따르기 위해*** *중간 수준의 보조가 필요했다.*

워크시트 8-3에서 보조 수준을 구체적으로 작성하는 연습을 할 것이다.

활동 및 보조 수준을 열거하지 말라 (Avoid Making a List of Actions and Assist Levels)

경험이 부족한 치료사들은 간결하게 하다가 보조 수준과 함께 활동만 열거하는 식으로 "O" 항목을 작성하는 실수를 범한다. 이는 흔한 실수이지만, 올바르지 못하다. 활동이나 보조 수준을 단순히 열거하는 것으로는 숙련된 작업치료가 제공되었음을 보여주지 못한다. 이 작업치료사의 관찰내용을 살펴보자.

O : *클라이언트는 샤워 중 활동력을 증가시키고 균형감을 증진시키기 위해 샤워실에서 1시간의 작업치료에 참여했다. 노력 시 숨가쁨 및 몸통 및 모든 사지의 운동실조 움직임을 보인다. 클라이언트에게 1주 후 퇴원 준비를 위해 가정 내 샤워를 가장한 더 간단한 샤워를 보여주었다.*

클라이언트는 사람, 장소, 시간, 상황을 잘 알고 적응함.

클라이언트는 양말을 벗고 Ⓑ LE를 말리기 위해 휠체어에 앉으라는 언어적 지시로 min Ⓐ가 필요했다.

클라이언트는 자발적으로 샤워 중 가로대를 잡기 전 손의 비누를 헹구었다.

클라이언트는 샤워실 이동 시 보행보조기를 사용했다.

클라이언트는 샤워하는 내내 독립적으로 서 있는 자세를 유지할 수 있었다.

클라이언트는 가정 내 샤워를 지시받았음.

이제 동일한 관찰내용을 좀 더 유용한 형식으로 다시 작성한 것을 살펴보자.

O : *클라이언트는 샤워 중 활동력을 증가시키고 균형감을 증진시키기 위해 샤워실에서 1시간의 작업치료에 참여했다. 클라이언트는 cerebellar CVA 후 몸통 및 모든 사지의 ataxic 움직임을 보인다. 클라이언트는 1주 후 퇴원 시 안전과 독립적인 샤워를 준비하기 위해 가정 내 샤워를 가장한 더 작은 샤워 스톨에서 샤워를 끝냈다.*

***Functional Mobility**: 환자는 샤워실로/에서 보행해 이동했으며 안정감을 위한 표준 보행보조기를 사용하여 독립적으로 옷 입고/벗기 중 서 있는 자세를 잘 유지했다.*

***Cognition**: 사람, 장소, 시간, 상황을 잘 알고 적응함.*

***ADL**: 클라이언트는 안전하게 양말을 벗고 양쪽 하체를 말리기 위해 앉으라는 언어적 지시와 min Ⓐ가 필요했음. 클라이언트는 샤워 중 가로대를 잡기 전 언어적 지시 없이 손의 비누를 헹구었다. 클라이언트는 숨가쁨 없이 샤워 중 약 5분간 독립적으로 서 있는 자세를 유지했다. 클라이언트는 자신의 샤워 스톨에서 사용할 안전 기술에 대한 숙련된 지시를 받았으며 가로대 설치와 관련하여 권고사항을 들었다. 클라이언트는 모든 권고사항을 이해했다고 말했다.*

치료 매체를 강조하지 말라 (De-Emphasize the Treatment Media)

클라이언트의 수행 기술을 증진시키기 위해, 클라이언트가 기능적 목표에 도달하는 데 도움이 될 장비나 활동과 같은 다양한 매체를 사용할 수도 있다. 그러나 이러한 치료에 대한 관찰내용을 기록할 때는, 사용된 매체를 강조하지 말고 대신 기능을 위해 필요한 수행기술에 초점을 두어야 한다. 예를 들면, 경험이 없는 치료사는 다음과 같이 작성할 수 있다.

클라이언트는 나무못을 판에 꽂는 일을 했다.

이 설명은 무심한 관찰자가 본 내용을 정확히 설명한 것일 수 있지만, 훈련받은 전문가로서 당신은 사용된 매체 이상을 것을 보고 클라이언트가 정말로 성취한 바가 무엇인지 보아야 한다. 여기서 사용된 매체는 나무못과 판이지만, 수행기술은 무엇인가? 나무못을 판에 박는 것은 이 클라이언트가 스스로를 돌볼 수 있기 위해 필요한 기술이 아니다. 그러나 그녀가 이 활동 중 행한 수행기술은 독립성을 얻는 데 매우 중요한 것이 당연하다. 치료사가 이렇게 썼다고 해 보자.

클라이언트는 나무못과 판을 이용해 삼각대 모양으로 집기(tripod pinch)를 했다.

이 예에서 치료사는 "삼각대 모양으로 집기를 증진시키기 위해 나무못을 판에 박는 일을 했다"라는 설명에 단순히 수행기술을 추가한 것이 아니라, 실제로 그 문장을 바꾸어 삼각대 모양으로 집기가 강조되었으며 매체는 단지 명확하게 하기 위해 언급되었음을 주목하라. 치료사가 이렇게 썼다고 해 보자:

클라이언트는 ADL 활동에 필요한 물체를 집을 수 있는 삼각대 모양으로 집기를 여러 번 반복해서 보여주었다.

이 사례에서 매체의 언급은 선택적으로 된다. 치료사는 또 이렇게 쓸 수도 있었다.

클라이언트는 ADL 활동에 필요한 물체를 집을 수 있기 위해 나무못과 판을 이용해 삼각대모양 집기를 여러 번 반복해서 보여주었다.

앞선 세 가지 예 중 어떤 것이 이 치료에서 일어난 숙련된 지시를 가장 잘 기술한다고 생각하는가? 이는 사소한 차이처럼 보일 수 있지만, 숙련된 치료사의 필요성과 치료를 통한 기능적 결과에 대한 강조를 나타내는 데 있어 중요한 것이다.

미숙한 작업치료사들이 하는 가장 흔한 실수 중 하나는 매체의 사용에 의해 개선된 수행기술의 작업분야가 아니라 사용된 매체에 주목하는 것이다. 이 작업치료사의 관찰사항을 살펴보자.

O : *클라이언트는 선 자세의 균형감 활동을 위해 외래 재활치료실에서 30분간 작업치료에 참여했다. 클라이언트는 기능적 이동을 위해 바퀴 달린 보행보조기에 의존하며 지지를 위한 보조기가 없이는 정적 및 동적 기립 균형감의 감소를 나타낸다. 클라이언트는 풍선을 치기 위해 Ⓡ UE를 사용했으며 10번 중 약 7번은 Ⓡ 및 Ⓛ에 닿을 수 있었다. 활동은 3분간 계속되었다. 클라이언트는 휴식을 요청했으며 30초간 앉아 있었다. 그 후 클라이언트는 mod Ⓐ를 받아 일어서서 보조기 쪽으로 갔으며 3분간 Ⓛ UE로 풍선을 쳤다. 클라이언트는 10번 중 약 6번 풍선을 칠 수 있었으며 풍선이 오른쪽 끝으로 가자 자발적으로 2인 보조로 오른손으로 바꾸었다. 클라이언트는 또 다시 앉아 휴식을 취한 후 활동을 바꾸었다. 클라이언트는 CGA를 받아 일어서서 4분간 오른손으로 헝겊공을 던졌다. 클라이언트는 목표를 향해 헝겊공을 던져 오른손으로 240점을 기록했다. 헝겊공을 모두 던진 후에는 30초간 앉아서 휴식을 취했다. 클라이언트는 균형을 잡기 위해 CGA를 받아 일어서서 30초간 왼손으로 헝겊공을 던졌다. 목표를 향해 헝겊공을 던져서 왼손으로 150점을 기록했다. 헝겊공을 모두 던진 후에 클라이언트는 앉았고 치료가 종료되었다.*

이 노트를 수행기술에 초점을 두어 다시 작성해 보면, 전문성의 차이가 보이며 이런 식으로 된다.

O : *클라이언트는 ADL 및 IADL에 필요한 기립균형감 연습을 위해 외래 재활치료실에서 30분간 작업치료에 참여했다. 클라이언트는 기능적 이동을 위해 바퀴 달린 보행보조기에 의존하며 지지를 위한 보조기가 없이는 정적 및 동적 기립 균형감의 감소를 나타낸다. 클라이언트는 풍선 치기 활동을 이용해, 독립적인 샤워에 필요한 동적 기립 균형감을 위해 mod Ⓐ를 받아 보조기를 잡고 일어섰다. 클라이언트는 왼손으로 보조기를 잡고 오른쪽 상체를 사용해 오른쪽과 왼쪽에 모두 닿는 데 10번 시도 중 약 7번 성공했다. 클라이언트는 3분간 활동을 지속적으로 한 후 30초간 앉아서 휴식이 필요했다. 클라이언트는 다시 중간 수준의 보조를 받아 보조기를 잡고 서서 3분간 체중 이동 및 균형감과 관련된 활동을 계속했다. 클라이언트는 움직이는 물체를 잡기 위해 오른쪽과 왼쪽에 닿는 능력은 10회 중 약 6회 성공했다. 클라이언트는 물체에 닿기 위해 자발적으로 2회 체중 이동 능력을 보여주었다. 클라이언트는 다음 활동을 하기 전 30초간 앉아서 휴식이 필요했다. 클라이언트는 목표에 헝겊공 던지기 활동을 이용해 동적 기립 균형감을 연습했다. 클라이언트는 CGA를 받아 동적 균형감 활동 중 4분간 보조기를 잡고 서 있었으며, 그런 다음 30초간 앉아서 휴식했다. 클라이언트는 다시 CGA를 받아 일어나서 동적 균형감 활동을 3분 30초간 계속했다.*

치료 매체 강조하지 않고 연습은 워크시트 8-4를 참고하라.

자신이 치료에서 단순히 수동적 관찰자가 아니었음을 분명히 하라
(Make It Clear That You Were Not Just a Passive Observer in the Session)

이 부분은 비용환급 시 매우 중요한 요소일 것이다. 앞서 설명한 것처럼 클라이언트의 관점에서 내용을 작성해야 하지만, 우리는 클라이언트가 무언가 하는 것을 지켜보는 것으로는 비용을 받지 못한다. 작업치료사의 기술이 필요하다는 것을 보여주기 위해, 활동 평가나 수정과 같이 당신은 적극적으로 중재에 개입해야 한다. 그렇지 않다면 특별한 기술이 필요 없는 것으로 여겨질 것이다.

이렇게 말하기보다는 : *클라이언트는 이해 활동 중 전신을 앞으로 구부려서 어깨 구부리기를 대신했음.*
이렇게 말하라: *클라이언트는 이해 활동 중 어깨를 대신하는 것을 피하도록 숙련된 지시가 필요했음.*

이렇게 말하기보다는: *클라이언트는 가정 운동 프로그램을 수행했다.*
이렇게 말하라: *클라이언트의 가정 운동 프로그램 수행에 대해 정확한 운동 유형을 평가하고 진전사항을 반영하기 위해 수정했다.*

클라이언트를 판단하지 말라 (Avoid Judging the Client)

이렇게 말하기보다는 : *클라이언트는 불평이 많았다/클라이언트는 협조적이었다.*
이렇게 말하라: *클라이언트는 WFL 이내 3단계 지시 및 순서배열을 따르는 능력을 보였다.*

어려운 클라이언트나 당신이 동의하지 않는 의견과 행동을 보이는 클라이언트를 맡아 일하는 경우, 클라이언트를 판단하고 당신의 관찰사항에 당신의 판단내용을 반영시키기 쉽다. 다음 내용은 힘든 상황에 처했던 학생이 작성한 내용이다. 클라이언트가 학생에게 스펀지 목욕을 거부하고, 이미 목욕을 한 사실에 대해 거짓말을 하고, 수건을 던져서 학생이 주우러 가야 하게 만들고, 바지를 입지 않으려 하고, 치료가 "바보같다"고 하며 "버럭 화를 냈다." 이 모든 일에도 불구하고, 이 학생은 클라이언트에 대해 개인적 판단을 피하는 관찰내용을 작성했다.

클라이언트는 오늘 오전 30분간의 치료에 참여하기 위해 최대한의 격려가 필요했음. 클라이언트는 독립적으로 앉은 상태에서 일어나고 보행하여 세면기로 이동했다. 클라이언트는 세면기에서의 긴 손잡이가 있는 스펀지를 이용한 목욕 활동 상황에서 독립적으로 조절했다. 클라이언트는 독립적으로 장대집게를 이용해 바닥에서 수건을 집었다. 클라이언트는 세팅 후에 적응 장비가 있으면 양말과 신발을 신고벗을 수 있음. 클라이언트는 장대집게를 가지고 독립적으로 가운과 양말을 집었다. 클라이언트는 바지 입기를 거부했다.

표준 약어만 사용하라 (Use Only Standard Abbreviations)

당신은 **소속기관에서 승인받은** 약어만 사용할 수 있다. 4장의 약어 목록은 본 교재의 연습문제를 사용하여 문서기록을 학습할 목적으로 제공되는 것이다. 다른 약어는 흔히 사용되는 것으로 보이더라도 사용하지 말라. 많은 학생들이 휴대전화 문자 및 다른 소셜미디어 상 의사소통에서 약어를 흔히 사용하는 세대이기 때문에 이 점은 특히 중요하다. 익숙하지 않은 약어를 포함한 노트를 읽으려고 하면, 이 점이 얼마나 중요한지 즉시 이해하게 될 것이다. 당신의 기록내용은 의료보건 전문가들이 매우 자유롭게 사용하는 "속기"에 익숙하지 않은 사람들이 읽을 것이 틀림없다는 점을 기억하라. 당신이 작성한 차드를 보험사무원, 변호사, 또는 당신의 클라이언트를 위해 장비 구입비용을 기부하려는 라이온스클럽 위원회와 같은 다른 배경의 사람들이 읽는다고 가정해 보라. 모든 사람들이 이해할 수 있게 노트를 작성하기 위해서는, 약어 사용을 신중하게 하고 매우 표준화된 것만 사용하라. 이런 규칙을 따르면 좋다: **의심이 들면, 자세히 풀어써라!**

요약 (Summary)

훌륭한 문서기록은 정확한 관찰에 근거하며, 이는 무엇을 찾아야 할지를 아는 것이 기초다. 숙련된 치료사에게 이는 아주 간단하고 자연스러운 일이 된다. 학생 치료사에게는 본 교내의 지침을 다시 살펴보고, 가장 중요한 항목을 주의깊게 보고 있는지 확실히 하도록 치료 중 감독 치료사가 관찰한 내용과 자신의 관찰내용을 확인해 보는 것이 도움이 된다.

참고문헌 (References)

American Occupational Therapy Association. (2014). *Occupational therapy practice framework: Domain & process* (3rd ed.). Bethesda, MD: AOTA Press.

Muir, S. (2015). *Documenting function*. Session presented at Missouri Occupational Therapy Association Annual Conference, Kansas City, MO.

Sames, K. (2015). *Documenting occupational therapy practice* (3rd ed.). Upper Saddle River, NJ: Prentice Hall.

워크시트 8-1

분류 사용

다음의 시간순 관찰내용을 살펴보라.

O : *아동은 식사기술과 놀이를 하는동안 reach/grasp/release 연습하기 위해 주간보호센터에서 60분간 작업치료에 참여했다. 아이는 오른손에 대한 강한 선호도를 나타냈고, 왼쪽 상체를 구부렸으며, 자기돌봄 또는 놀이 중 기능적 보조로서 왼쪽 상체를 자발적으로 사용하지 못했다. 팔꿈치 연장을 돕기 위해 최소한의 보조를 받아, 물체당 1-2번의 언어적 지시를 받고 오른쪽 상체 움직임을 제한한 상태에서, 왼쪽 상체를 이용해 5개 물체에 닿기, 잡기, 놓기 능력을 보여주었다. 아이는 50% 미만으로 흘리면서 독립적으로 스스로 먹을 수 있었지만, 약 3번의 회전식 씹기와 씹지 않고 음식의 90% 미만으로 삼킨 후 씹는 활동에서 현저한 한계를 나타냈다. 아이는 과제에 집중력을 유지하기 위해 치료 내내 언어적 지시가 필요했음. 아이는 치료 내내 엄지손가락에 나선상 붕대 부목을 하고 있었다.*

이 정보를 어떻게 분류별로 나누어 더 읽기 쉽게 만들겠는가? 3-4개의 분류를 골라 위 내용을 선택한 분류별로 재배열하라.

워크시트 8-2

더 간결하게 만들기

다음 노트를 완전하지만 더 간결하게 수정하라.

O : *환자는 아침의 규칙적인 일상생활 활동을 끝내기 위해 침상에서 60분간 작업치료에 참여했다. 환자는 기립 균형감과 안전 인식이 감퇴된 것으로 나타났다. 환자는 일어설 때 안전을 위한 도움이 없이 일어서서 샤워실로 1미터 미만으로 보행했다. 환자는 앉아서 샤워를 끝내라는 지시를 받았다. IV 라인을 관리하는 데 도움이 없이 일어서서 샤워를 했다. 환자는 도움을 받아 선 채로 상체 및 하체를 씻고 샤워를 끝낸 후에는 도움을 받아 선 채로 전신을 닦을 수 있음. 환자는 샤워를 끝내는 데 20분 미만이 필요했음. 그 후 환자는 1미터 미만을 보행하여 의자로 가 앉았다. 환자는 속옷과 바지를 입는 동안 앉아 있으라는 언어적 지시가 필요했음. 환자는 독립적으로 상의를 입을 수 있고 앉아 있으라는 언어적 지시 후 하의를 입을 수 있음. 환자는 앉은 자세의 균형감은 좋았지만, 기립 균형에는 도움을 받아 서 있어야 했다. 샤워 후, 클라이언트는 낮잠을 자고 싶다고 하며 도움을 받아 침대로 돌아갔다.*

워크시트 8-3

보조 수준을 구체적으로 작성하기

관찰내용 중 보조 수준에 대한 내용을 작성할 때는, 단지 필요한 보조 수준을 기록하는 것으로는 충분하지 않다. 과제의 어느 부분에서 보조가 필요한지도 기록해야 한다.

예를 들면 :

◆ *입원환자는* ***엉덩이 위로 끌어올리는 데*** *최소한의 보조를 받아 바지를 입었다.*

◆ *클라이언트는 병실에서 작업치료실까지 휠체어를 밀고 왔지만* ***다른 클라이언트 쪽으로 달려가지 말라는*** *언어적 지시가 필요했다.*

아래 설명을 다시 작성하여 과제의 어느 부분에서 보조가 필요한지 제시하라. 해당 클라이언트를 보지 못했기 때문에, 어떤 부분에서 실제로 보조가 필요한지는 알 수 없다. 실제 전문가의 행동이라면 이야기를 꾸며내는 것은 사기이므로, 당신이 상상하려고 하는 클라이언트가 단순히 연습을 위해 창조된 인물임을 기억하라. 이 연습을 위해, 당신은 마음속에 클라이언트를 만들어 내어 그 클라이언트가 설명된 과제를 하고 있다고 상상할 것이다. 마음 속 클라이언트를 보면서, 과제의 어떤 부분에서 보조가 필요한지 잘 보고, 그에 따라 아래 문장들을 수정하라.

1. *클라이언트는 min Ⓐ를 받아 반듯이 누운 자세에서 앉은 자세로 바꾸고, 중간 수준의 보조를 받아 침대에서 w/c로 이동했다.*

2. *클라이언트는 w/c와 화장실 간 이동 시 도움을 받아 일어서야 했다.*

3. *클라이언트는 min Ⓐ를 받아 낮은 서랍에서 옷을 꺼냈다.*

4. *클라이언트는 머리를 빗는 데 최대한의 보조가 필요했다.*

5. *클라이언트는 min Ⓐ를 받아 옷 입기, 몸단장, 위생용무를 끝냈다.*

워크시트 8-4

치료 매체 강조하지 않기

치료 중 실제 일어난 숙련된 작업치료를 강조하도록 다음 설명들을 다시 작성하라.

1. *클라이언트는 잡기 및 놓기 유형을 더 잘 하도록 양쪽 상체를 이용해 캐치볼을 했다.*

2. *입소자는 흙을 화분에 반 정도 담고, 묘목을 심고, 컵으로 흙을 옮겨와 화분 나머지를 채웠다. 입소자는 8분간 서서 화분 3개를 더 끝낸 후 5분간 휴식이 필요했다. 입소자는 다시 선 자세로 약 5분간 완성한 화분에 물을 주었다.*

3. *클라이언트는 공예그룹에서 창문 장식용 색유리 몇 개를 채색하여 자신의 무언가를 성공적으로 할 수 있음을 볼 수 있었다.*

4. *환자는 자신의 감정을 나타내는 잡지 그림을 오려서 그것을 판지에 풀로 붙였다.*

5. *아이는 글쓰기 준비를 위해서 핀셋으로 콩을 집어 알약병에 넣으며 삼각대 모양 집기 연습을 했다.*

제 9 장

"A"-평가의견 작성하기 (Writing the "A" - Assessment)

노트의 세 번째 장은 클라이언트의 프로그레스, 작업적 한계와 작업치료 중재의 효과가 포함된 평가이다. 평가부분에서는 "S"와 "O"에서 제시한 데이터의 의미를 해석하기 위해 임상적 추론을 사용할 것이다. 그리고 의미 있는 작업에 참여하기 위한 클라이언트의 잠재적 능력과 당신의 전문적인 판단을 설명 할 것이다.

노트의 평가부분에서 당신은 문제, 진행, 재활 잠재력 이 세 가지를 중점적으로 기록 할 것이다. 또한 당신은 불연속을 지적하거나 감정적인 요소를 논의하거나 혹은 계획대로 되지 않은 일에 대하여 이유를 제시 할 수도 있다. 마지막으로 평가부분은 작업치료 서비스의 지속을 정당화할 수 있다.

> 평가는 기록하기 나름이다. 만약 6줄 밖에 쓸 수 없다면, 당신이 기록한 평가부분은 여러가지 평가 중 당신이 선택한 6줄이 포함될 것이다. 이 부분은 작업치료 실무자로서 당신의 임상적 추론을 나타내는 부분이다.

데이터 평가 (Assessing the Data)

데이터를 평가하려면 "S"나 "O"에서 나온 정보를 살펴보고 의미 있는 작업에 참여하기 위한 클라이언트의 능력을 나타내는 정보를 찾아야 한다. 평가 부분에서는 당신이 찾은 문제, 진행 및 재활 잠재력을 기록한다.

문제 (Problems)

일부 기록에는 진전 및 재활잠재력이 표기되지 않지만 대부분은 표기된다. 문제영역은 클라이언트를 적극적으로 치료하기 위해 클라이언트의 문제를 확인하는 것이며 문제는 다음을 포함할 수 있다:

- ◆ 안전위험성:
  - ■ *휠체어의 브레이크를 잠그지 않고 ADL의 이동시 낙상에 대한 안전문제가 제기된다.*
  - ■ *혼자 집에 머물기 위해 난로 사용 시 안전문제의 발생이 높아진다.*
  - ■ *스트레스에 대처하기 위한 제한적인 대처전략이 계속적인 자기 파괴적 행동을 보여준다는 우려가 높아진다.*
- ◆ *클라이언트 보고서와 객관적인 결과 사이의 불일치 :*

- *클라이언트가 가정생활수준이 이전과 같이 복귀하여 어려움이 없다고 보고했음에도 불구하고 편측무시는 가정 내 안전 위험을 야기할 수 있다.*
- *클라이언트가 ADL활동을 수행하겠다는 의지를 보이지만, 운동계획의 문제는 ADL수행에 어려움이 있다.*
- *클라이언트가 다음 단계로 나아가고자 하는 욕구를 표현하지만, 보상 인센티브를 사용할 수 없을 때 행동 통제는 이러한 진전을 제한한다.*

◆ *작업치료사의 개입에 영향을 받을 수 있는 요인 :*

- *왼쪽 편마비는 욕조에서 균형을 잡는데 어려움이 있다.*
- *왼쪽무시는 ADL활동 중 왼쪽에 집중하게 하기 위해 언어적 지시를 제공할 필요가 있다.*
- *인지적 결함은 주방 작업을 안전하게 수행하기 위해 지속적인 언어적 지시가 필요하다.*

당신이 평가할 가장 보편적인 문제 영역은 작업에 참여하는 능력에 영향을 미치는 요인이다. 치료사가 처음 SOAP노트를 쓰는 것을 배울 경우, 관찰과 평가를 구분하는 것이 어려울 수 있다. 5장에서는 기능적 문제를 작성하기 위한 여러 형식을 배웠다. SOAP노트의 "A"섹션에서는 **제한 요소를 문장의 주제로 삼고**, 그 요인이 작업 영역에 참여하는 클라이언트의 능력에 어떠한 영향을 미치는지 작성한다.

기여 요인	영향	작업에 참여하는 능력

당신은 기여요인을 확인하기 위해 OTPF-III (American Occupational Therapy Association [AOTA], 2014b)에서 설명한 대로 작업치료 영역의 측면을 검토하기 위해 1장과 5장을 다시 확인할 수 있다. 예시:

◆ *클라이언트 요인: ROM, 힘, 부종, 감각 등*

- *아래팔의 강도와 활동 저항력에 제한이 있어 클라이언트의 기본적인 자기 관리 작업을 수행하는 능력을 제한한다.*
- *아래팔의 바깥돌림과 팔꿈치 굽힘의 중력 저항 움직임이 부족한 경우 아동의 수행 능력에 방해가 된다.*
- *어깨통증은 클라이언트의 보육 및 집안일 수행 능력을 제한한다.*

◆ 수행기술: *균형, 조정, 인지, 행동, 사회적 상호작용 등.*

- *주의력 결핍은 IADL의 수행을 어렵게 하며 잠재적으로 불안전하게 한다.*
- *분노를 관리하지 못하면 일자리를 찾거나 친밀한 관계를 유지하는 데 어려움이 있다.*
- *미세 운동 협응력이 감소되면 아동의 이름쓰기 능력에 영향을 미친다.*

◆ 수행패턴: *습관, 일상 등*

- *장난감을 일렬로 세우며 집요하게 반복하는 것은 학교에서 친구들과 아동의 사회적 상호작용을 제한한다.*
- *클라이언트의 습관적인 도박은 매달 월세를 지불 할 재정을 부족하게 한다.*
- *매일 12시간 이상 TV를 시청하는 클라이언트는 가정관리 수행이 제한될 수 있다.*

◆ 상황과 환경: *자연환경, 건설환경, 사회경제적 지위, 사회적 환경 등.*

- *교실의 소음은 아동의 쓰기작업에 참여하는 것을 제한할 수 있다.*
- *가정 내의 좁은 출입구는 욕실과 화장실의 휠체어를 이용하는 클라이언트의 접근 능력을 제한할 수 있다.*
- *재정 자원의 부족은 클라이언트의 취업에 필요한 옷을 구입할 수 있는 능력에 영향을 미친다.*

작업치료 영역에서 위에 열거된 잠재적 요인에 추가적으로 당신은 작업에 대한 클라이언트의 참여에 영향을 미치는 활동 및 작업 요구를 고려해야 한다. OTPF-III에서는 이러한 요구를 "활동과 작업의 구성요소는 ... 클라

이언트의 환경과 필요에 따라 ... 참여의 제한 또는 지원으로 간주될 수 있다."(AOTA, 2014b, p.S32).

- 활동 및 작업요구: *공간적 필요, 사회적 필요, 순서 및 타이밍 요구사항, 필요한 신체기능 및 구조 등.*
  - *다단계 수행에 도움이 필요한 경우 독립적인 자가 카데터 삽입에 제한이 있을 수 있다.*
  - *손의 절단환자의 경우 신발끈을 묶는 능력이 제한된다.*
  - *그룹 수업 동안 동료의 접근을 허용할 수 없다면 활동에 참여하는 아동의 능력에 영향을 미친다.*

주어진 각 예제에서, 기여 요인은 문장의 주제이며, 그 뒤에는 작업의 특정 영역에 미치는 부정적 영향이 뒤따른다. 이것이 문제영역에 대한 평가를 작성하는 유일한 방법은 아니지만 처음 배우는 경우 객관적인 서술을 단순히 반복하는 것을 자제하는데 도움이 된다. 이 평가서 작성 공식을 사용하는 연습은 워크시트 9-1을 참조하라.

프로그레스 (Progress)

작업치료가 효과가 있는지 생각해보라. 어떤 개선사항이 있는가? 이는 이전 회기와 비교하여 단일회기 또는 진행상황에서 관찰되는 진전일 수 있다. 예시:

- *무게감 있는 도구는 식사 시 활동떨림을 50%까지 감소시킨다.*
- *Brady는 외출을 준비하고, 지시에 따라 규칙을 존중하며, 직원과 사회적으로 상호작용 하며 행동을 조정함으로써 지역사회에 복귀하기 위한 진전을 알린다.*
- *팔꿈치의 AROM의 10도 증가는 클라이언트의 셔츠를 수선해서 입도록한다.*
- *유아의 앉은자세 유지 능력은 놀이활동 참여에 필요한 자세 조절 능력이 향상되었음을 나타낸다.*
- *환자가 ADL활동에 3분간 참여할 수 있는 능력은 기본 주의집중 시간인 60초에서 크게 향상되었다.*
- *그룹토론에 대한 클라이언트의 자발적 참여는 사회적 상호작용 기술 개발에 있어 좋은 향상을 보여준다.*
- *향상된 잡기기술은 아동에게 지퍼달린 코트를 입을 수 있게 한다.*

때로는 이전 목표를 달성했거나 수정했다고 명시함으로써 진전이 표기된다.

- *STG #2 (셔츠의 단추 3개) 이번주에 만남.*
- *STG #3 "싱크대에 최소 3분 동안 서서 완벽하게 몸단장 수행" 으로 향상됨.*
- *STG #4 "매일 적어도 2회 그룹 세션에 참석함"으로 변경됨.*

때로는 진전이 부족한 이유를 설명해야 할 수도 있다:

- 급성 감염으로 인해 그 주의 ADL 과제의 의존도가 높아졌다.
- 배우자가 말기 환자인 클라이언트의 경우 이번 달 치료 회기에 출석이 드물었다.
- 최근 우세손의 노뼈 골절로 위팔에 케스트를 한 아동이 글쓰기를 목표로 했지만 진전이 제한되었다.
- 초기 의료 절차에서 마취를 한 클라이언트는 작업치료동안 각성상태를 유지하는 능력이 저하되었다.

잠재력 (Potential)

문제 및 진전 외에 "A"섹션에서는 재활의 성공을 위한 클라이언트의 잠재력에 대한 의견을 제시해야 한다:

- *지시를 이해하고 독립적으로 삶에 돌아가려는 바람은 이전의 생활 상태로 돌아가기에 좋은 잠재력을 나타낸다.*
- *엉덩관절 예방 조치를 시연할 수 있는 능력이 있는 환자는 퇴원 후 엉덩관절 예방조치를 따를 수 있는 잠재력을 보여준다.*

- *환자의 온전한 인지 능력은 ADL과 IADLs에 대한 보상 전략을 학습할 수 있는 잠재력을 나타낸다.*
- *그룹에 참여하고, 방해하지 않으며 적절한 질문을 하고, 자신의 경험을 공유하는 것은 성공적인 사회적 관계를 형성할 수 있는 좋은 잠재력을 나타낸다.*
- *학생들이 가위를 사용할 수 있는 능력은 개인 교육프로그램에 명시된 목표를 달성할 수 있는 잠재력을 나타낸다.*

> **주의:** 평가 섹션은 새로운 자료를 소개하는 곳이 아니다. **"S" 또는 "O"에서 논의되지 않은 것은 "A"에 넣지 마라.** 만약 "S" 또는 "O"의 자료에서 나타나지 않은 것을 "A"에서 설명하고자 하는 경우 평가서를 뒷받침하기 위해 무엇을 관찰했는지 자문해보아라. 그런 다음 "S" 또는 "O"에 추가할 필요가 있는지 결정하라.

작업치료서비스의 지속 정당성
(Justifying Continuation of Occupational Therapy Services)

클라이언트의 문제, 진전 그리고 잠재력을 문서화 하고 나면, 당신은 계속되는 작업치료서비스의 정당성을 가지고 "A"섹션을 끝내야 한다. 클라이언트를 위해 지속적인 작업치료를 정당화할 수 있는 매우 유용한 방법은 "클라이언트가 혜택을 받을 수 있도록..."이라는 문구를 "A"의 끝에 첨부하고 작업치료 전문가의 기술이 지속적인 치료를 위해 요구되어진다고 문장을 완성한다. 모든 치료사들이 이 방법으로 "A"를 끝내는 것은 아니지만 배움을 위해 우리는 이 방법을 사용할 것이다. 이것은 지속적인 치료에 대한 정당한 근거가 있는지 확인 하는 것에 도움이 되고, 계획을 세우는데 좋은 방법이다. 다음은 몇 가지 예시이다:

- *거주자는 환경에 적응할 수 있도록 환경적인 단서로부터 이익을 얻을 수 있다.*
- *소비자들은 성공적인 인간관계나 사회적 관계를 위해 지속적으로 문제해결능력과 분노관리기법으로부터 가르침을 받아야 한다.*
- *클라이언트는 안전성을 높이기 위해 시지각과 문제해결활동과 더불어 IADL과제에 대한 추가적인 지침을 얻을 수 있다.*
- *Veteran은 옷 입기와 이동기술을 촉진하기 위해 몸통 돌림을 장려하는 활동으로부터 이익을 얻을 것이다.*
- *소비자들은 정신건강 교육, 약물치료의 필요에 대한 교육, 어떠한 도움이 필요하고 왜 재활이 필수적인지에 대한 정보를 얻을 수 있다.*
- *클라이언트는 옷 입기 활동을 위해 리처, 양말 신기도구, 손잡이가 긴 구둣주걱과 같은 도구를 사용하여 도움을 받을 수 있다.*
- *거주자는 ADL과제를 수행하는 동안 안전을 증진하기 위해 작업 순서를 결정하는 숙련된 지시로부터 이익을 얻을 수 있다.*
- *클라이언트는 식사준비와 청소를 수행하기 위해 에너지 절약 기술의 지침을 활용 할 것이다.*
- *아동은 가정 프로그램에 참여하고 촉각방어 모델을 지속적으로 사용함으로써 이익을 얻을 수 있다.*
- *유아는 놀이 활동 동안 요구되는 자세조절을 위한 몸통의 폄을 격려하기 위하여 볼 위에서 치료적 운동을 함으로 이익을 얻을 수 있다.*

당신은 클라이언트가 치료를 통해 무엇을 얻을 수 있는지에 대한 설명과 중요한 이유에 대해 **명확하게** 설명해야 한다. "A"를 쓰는 법을 배울 때 학생들과 경력 없는 치료사의 공통적인 실수는 특정한 결과를 정하지 않고 같은 기술을 제공함으로 클라이언트가 누리는 혜택을 애매하게 진술하는 것이다. 클라이언트에게 더 이상 동일한 중재가 필요하다고 말하지 마라. 이것은 만약 작업치료서비스를 배상해야 할 때 제 3자가 주장하는 바에 의해 조사의 수준을 높일 수 있다. 클라이언트가 작업을 수행하는데 필요한 다른 것을 스스로에게 물어라.

너무 모호함: *클라이언트는 지속적인 ADL 훈련을 통해 이익을 얻을 수 있다.*
더 좋은 예: *클라이언트는 목욕 시 욕조밴치와 핸드샤워기의 사용을 활용하여 안전성을 높일 수 있다.*

너무 모호함: *학생은 지속적인 시지각적 활동을 통해 이익을 얻을 수 있다.*
더 좋은 예: *학생은 수학문제를 보드에서 종이로 베끼는 능력을 향상시키기 위한 시각기억 활동을 통해 이익을 얻을 수 있다.*

지속적인 작업치료서비스의 필요성을 정당화 할 때, 다른 분야의 전문가나 비전문가가 아닌 작업치료사나 작업치료사 보조원이 서비스를 제공해야만하는 이유를 문서화할 필요가 있다. The Scope of Practice(AOTA, 2014c)과 작업치료 서비스 제공 과정의 감독, 역할 및 책임에 관한 지침(AOTA, 2014a)은 작업치료 전문가가 요구하는 서비스의 개요를 간략히 설명한다.

> 작업치료사는 안전, 작업치료 서비스의 효과와 서비스 전달과정에 대해 모든 측면에서 책임을 진다. 작업치료사 보조원은 작업치료사의 감독하에 협력하여 작업치료 서비스를 제공한다(AOTA, 2014a, p.S16).

작업치료사는 다음과 같은 서비스를 제공한다:

- 클라이언트 평가, 문제 파악, 목표 수립, 중재 계획 수립 등
- 중재 효과 검토 및 필요에 따라 중재 계획의 수정

작업치료사와 작업치료사 보조원은 다음과 같은 서비스를 제공한다:

- 기능적 활동 수정 및 보상적 기술 설명
- 기능적 활동을 위한 보조도구 사용법 설명
- 작업수행 향상을 위한 웰니스 활동과 건강 증진
- ADL, IADL, 사회/직업 복귀 훈련
- 클라이언트, 가족, 간병인에 대한 개별화된 교육 제공
- 업무 성과 향상을 위한 환경 개조
- 스플린트 및 다른 보조기 제작
- 보철장비 사용 교육
- 적응장치 및 보조도구에 대한 교육
- 식사와 삼킴의 결손에 대한 관리
- 작업 수행의 향상을 위한 물리적 중개 유형의 적용
- 상처 관리 및 도수치료 기술의 관리
- 운전재활 및 지역사회 이동
- 치료적 운동과 개발활동 혹은 수행기술의 결손 보상

작업치료사나 작업치료사 보조원이 다음과 같은 서비스를 제공할 때 숙련된 작업치료법은 명확하지 않다.

- ◆ 목표를 달성한 후에도 지속적인 치료가 이루어지거나, 더 이상 중대한 진전이 예상되지 않는다.
- ◆ 적응 절차 이후 일상 프로그램의 수행은 더 이상 진행되지 않을 것으로 예상된다.
- ◆ 클라이언트와 보호자가 활동을 수행하지 않고 유인물이나 비디오를 통해 정보를 제공한다.
- ◆ 재활 잠재력이 낮은 클라이언트에게 서비스를 제공한다.
- ◆ 다른 규율로 서비스를 신청한다.
- ◆ 유지 관리 프로그램 수행 시 작업치료전문가가 문서 작성을 명확하게 기록하지 않는다. "숙련된 서비스는 개인의 건강상태를 유지하거나 나빠지는 것을 예방하기 위해 필요하다."(AOTA, 2013).

지속적으로 숙련된 작업치료의 필요성을 문서화 하는 것은 매우 중요하다. 작업치료 전문가는 그들을 돕기보다 숙련된 교육을 클라이언트에게 제공한다. 예를 들어, 작업치료사는 클라이언트가 힘든 업무를 수행하는 것을 돕는 대신 에너지 절약 및 작업 간소화에 대한 지침을 제공할 수 있다. 작업치료사는 가정 프로그램을 디자인하고, 작업치료사나 작업치료사 보조원은 가정 프로그램에 대한 지침을 제공할 수 있으며, 이는 클라이언트, 보조도구, 혹은 가족 구성원에 의해 수행될 수 있다.

왜 클라이언트의 보호자에게 클라이언트가 매일 수행하는 가정 운동프로그램을 수행하는 것을 보도록 해야 하는가? 당신이 그의 모든 요소를 정확하게 평가하거나, 최근의 개선사항을 보완하기 위해 수정한다면, 당신의 전문적인 기술은 분명히 요구되어진다. 임상적 추론을 분석한 뒤 숙련된 작업치료 서비스의 지속을 정당화하기 위해 치료기간 동안 사용된 원칙과 전략을 문서화해라. 계속되는 작업치료 서비스의 지속을 정당화하기 위한 실습은 워크시트 9-2를 참조하라.

지속적인 치료에 대한 정당성은 메모의 "P"에서 정한 계획의 빈도 및 기간을 뒷받침해야 함을 기억하라. "A"의 마지막 문단에서 "클라이언트의 에너지 절약 기술의 정보로부터 이익을 얻는다."라고 한다면, 치료 세션이 한번 더 추가되는 것을 기대하지 마라.

만약 이것이 당신의 마지막 치료 세션이라면, 퇴원 후 클라이언트가 혜택을 받을 수 있는 문장을 완성하라. 예를 들면:

- ◆ *재활 시설에서 퇴원 후, 클라이언트는 ADL과 IADL에서 휠체어 사용을 위한 필요성을 평가하기 위해 작업치료사로부터 혜택을 받는다.*
- ◆ *클라이언트는 보조기구에 의해 제공되는 지속적인 PROM으로 인해 위팔의 위축 및 피부손상을 예방한다.*
- ◆ *6개월 내에 작업치료 재평가를 받는 경우, 적절한 운동 능력이 연령에 적합한 수준으로 발달하고 있는지 판단할 수 있다.*

평가 작성 (Writing the Assessment)

"S"와 "O"의 자료를 주의깊게 읽으면, "A"를 빠르게 작성하는데 도움이 되는 경우도 있다. 예를 들어, 다음과 같이 "S" 와 "O"를 고려하라:

S : *클라이언트는 할 일이 없는 날에 지루해하며, "좀더 쉽게 나갈 수 있도록 내 차가 있었으면 좋겠어"라고 말한다.*

O : *클라이언트는 병원에서 퇴원 후 지역사회 재통합을 위해 자신의 집에서 식료품 가게까지 시내버스를 이용하는 90분짜리 작업치료 세션에 참가하였다. 클라이언트의 문제에는 문제해결능력과 자금관리기술의 제한이 포함된다. 클라이언트는 시뮬레이션을 통해 가정 관리 기술과 애완동물을 돌볼 수 있는 능력을*

보여주었다. 또한 클라이언트는 식료품가게로 가는 버스를 구분할 수 있었지만 그의 선택이 맞았다는 확신을 필요로 하였다. 식료품가게에서 클라이언트는 그 주의 점심을 위해 고기와 과일을 독립적으로 고를 수 있었지만 지불을 위한 신용카드를 필요로 하였다.

치료사는 서비스의 지속을 위해 문제, 진전, 잠재력을 확인하였다:

- ◆ 문제 :
  - ■ 클라이언트는 자신이 선택한 버스를 바르게 선택하였는지 불안해한다.
  - ■ 클라이언트는 여전히 독립적으로 재정 관리를 할 수 없다.
- ◆ 프로그레스 :
  - ■ 클라이언트는 집과 동물 관리 시범을 보일 수 있다.
  - ■ 클라이언트는 식료품점으로 가는 버스를 바르게 선택할 수 있다.
  - ■ 클라이언트는 방문한 식료품점에서 더 건강한 식품을 선택할 수 있다.
- ◆ 잠재력 :
  - ■ 치료사의 전문적인 판단에 따르면, 현재까지 보여준 진전은 클라이언트를 위한 재활 잠재력의 좋은 지표이다.
- ◆ 서비스 지속의 필요성 :
  - ■ 기능적 독립성을 높이기 위해서는 클라이언트의 지역 사회 이동과 이동 관리 기술을 향상시켜야 한다.

A : *바른 버스 선택과 돈 관리 지원에 대한 필요성은 계속해서 클라이언트의 독립성을 제한한다. 앞에서 설명한대로 클라이언트의 가정 관리와 애완동물을 기르는 활동은 지역 사회에서 독립적으로 생활할 수 있는 좋은 진전을 보여준다. 바른 버스를 식별할 수 있는 능력과 건강한 식품을 선택할 수 있는 것도 잠재적으로 간병인의 지원이 줄어들 수 있는 가능성과 클라이언트의 진전을 시사한다. 클라이언트는 간병인의 지원 없이 쇼핑할 수 있는 능력을 향상시키기 위해 지역사회의 새로운 장소에서 금전관리에 대한 지침을 계속해서 제공 받으면서 혜택을 얻을 수 있다.*

다음은 완성된 평가를 기록한 몇 가지 예시이다:

A : *Ⓛ LE의 보조기구를 착용할 수 없다는 것은 기능적 화장실 이용에 필요한 이동과 움직임을 현저히 제한하고 있다. 오늘 최소한의 보조장비 착용은 어제 필요한 보조의 양보다 진전되었음을 나타낸다. 최근의 진보와 동기부여는 보조장비 관리에 있어서 독립적인 잠재력을 보여주는 좋은 지표이다. 클라이언트는 한손으로 풀리 모양의 패스너를 사용하는 것과 같은 숙련된 기술이 도움이 된다.*

A : *두려움, 고립감, 활동의 감소는 도미니크의 독립적인 생활 기술을 제한하고 현재 치료의 초점이 된다. 다른 사람들과 대화를 시작하고 매일 목욕과 단장을 시작하려는 의지는 목표에 대한 좋은 진전을 나타낸다. 그녀는 최근의 정신병 에피소드 이전의 독립 수준으로 되돌아갈 가능성이 있다. 도미니크는 지역사회로 나아갈 수 있도록 사회화 및 신체 활동의 증가 뿐 아니라 자기관리 기술에 대한 지속적인 숙련된 교육의 혜택을 누릴 것이다.*

A : *아동의 Ⓛ neglect는 계속해서 자기 관리 및 놀이에서의 독립성을 제한한다. 60%의 기능 보조로 계속적인 왼손의 사용은 이전 방문동안 50% 미만의 자발적 사용보다 더욱 진전된 것을 보여준다. 그녀는 놀이 중 왼손 사용에 대한 더 많은 활동의 촉진 뿐 아니라 부모가 격주로 방문하는 프로그램을 개설할 수 있는 혜택을 얻을 수 있다.*

A : *그룹 내에서 클라이언트의 지속적인 활동은 대화를 나눌 의향, 복장 및 위생 개선으로 이번 주에 분위기가 개선되었다. 또한 진행상황은 2/8에서 6/8그룹까지 스스로 참석하였다고 기록되었다. 이 날의 목표#1(주장)과 #2(의사소통)이 충족되었다. 최근의 진전은 성공적인 커뮤니티 재 진입을 위한 우수한 잠재력을 나타낸다. 선호하는 여가를 계속해서 확인하는 것은 어렵기 때문에 개별적으로 그리고 다른 사람들과의 상호작용을 포함하여 클라이언트의 일상생활 활동의 계획 능력이 제한된다. 목표#3(여가 기술)은 퇴원 후에도 계속될 것이다. 클라이언트는 여가시간 사용 계획을 세우는데 있어 지속적인 교육의 기회를 통해 혜택을 얻을 수 있다.*

마지막 예에서 문제, 진행 및 재활 잠재력이 특정 순서대로 기록할 필요는 없음을 주목하라. 때로는 진행상황을 먼저 확인한 다음 계속된 서비스를 정당화하기 위한 나머지 문제에 대해 의견을 말하는 것이 적합한 경우가 있다. 한 가지 더 많은 예시를 단계별로 살펴보자.

W 부인의 뇌졸중 (Mrs. W's Stroke)

Mrs. W는 3주 전 stroke 진단을 받은 62세 여성이다. 그녀는 40년간 한 집에서 남편과 함께 살고 있다. 그녀의 남편은 지역 은행의 회계관리자로 일하고 있다. 그녀의 다리에서 좋은 경과가 있었고, 팔도 어느 정도 돌아오고 있는 중이다. 그녀는 남편과 함께 살기 위해 집으로 돌아가려 하고 있으며, 남편이 직장에 있는 동안에는 낮에 혼자 있을 것이다. (그녀의 치료 세션에 대한 주관적인 정보는 7장에 나와있다.)

S : *클라이언트는 오른쪽 팔이 왜 움직이는지 알지 못하며 팔의 움직임에 어려움이 있다고 말한다. 그녀는 "이건 정말 아프지 않지만 단지 뻣뻣할 뿐이다."라고 하였다.*

O : *클라이언트는 독립적인 ADL과 UE의 움직임을 활성화 하기 위하여 재활 센터에서 작업치료 30분 세션에 참여하였다. 클라이언트는 현재 Ⓡ shoulder의 AROM 저하와 활동 저항력 저하, Ⓡ UE의 근력 저하 그리고 dynamic standing balance에 어려움이 있다.*

ADLs: 클라이언트는 방에서 안전하게 있는 기술과 화장실에서 장비를 사용하는 것을 배웠다. 클라이언트는 화장실을 이용하는 동안 안전하게 변기로 이동하기 위해 양측에 바를 설치하는 것이 필요하다. 클라이언트는 일어서기 위해 워커를 밀면서 바를 잡는 것을 시도하였다. 클라이언트는 안전교육과 양측 바의 사용에 대한 교육을 받았다; 그녀는 권고사항에 대한 이해를 언어적으로 설명하였다.

Performance Skills: 클라이언트는 앉고 서기 위해 CGA를 필요로 하였다. 활동 저항력을 위해 선 자세의 동적 균형과 오른쪽 어깨의 AROM의 향상이 필요하며 클라이언트는 통조림을 조리대에서 찬장으로 5분간 옮기고 2분간 휴식을 취해야 한다. 휴식 후 그녀는 선 자세의 동적 균형능력 향상을 위한 것으로 CGA를 사용하여 서서 액체를 옮겨 담는 활동에 참여하였다. 1분간 휴식 후 클라이언트는 바퀴달린 워커와 CGA를 이용하여 걸으면서 리처를 사용하여 바닥의 물건을 가져오는 동적 균형과 안전을 유지하기 위한 활동을 계속했다.

Client Factors: 오른쪽 어깨의 벌림 AROM <90°. 오른쪽 어깨의 벌림 PROM 기능적 범위내. 이 정보를 어떻게 평가하는가? 어떤 문제를 식별할 수 있는가? 안전상의 위험? 작업치료가 영향을 줄 수 있는 기능 제한 범위 외의 수행 기술이 있는가? 진행상황에 대한 증거가 있는가? 클라이언트의 재활 가능성에 대한 징후가 있는가? 이 클라이언트는 어떠한 이점이 있는가?

치료사는 다음과 같은 문제, 진전, 잠재력, 서비스 유지의 필요성을 확인하였다.

◆ 문제
 ■ 클라이언트는 화장실에서 이동 시 안전하지 않다.
 ■ 클라이언트는 Ⓡ shoulder의 AROM의 ↓와 활동 저항력 ↓ 그리고 dynamic standing balance ↓되어 있다.

◆ 프로그레스
 ■ 안전 교육에 대한 언어적 이해

◆ 잠재력
 ■ Ⓡ UE의 PROM이 WNL.
 ■ 치료사의 전문적인 판단에 의하면 이 클라이언트는 독립적으로 집에 돌아가기 위한 좋은 잠재력을 가지고 있다.

◆ 서비스 지속의 필요성
 ■ 클라이언트는 AROM, 힘, 활동 저항력을 향상시킬 필요가 있으며, 안전 및 에너지 보존 기술에 대한 지침도 필요하다.

이 데이터의 평가를 준비하면서 작업치료사는 화장실에서 이동 시 안전하지 않다는 것과 클라이언트의 요인이 기능적 범위 내에 포함되지 않는다는 두 가지 주요 문제 영역을 확인하였다. 치료사는 특히 안전문제에 관심이 많았고 그 문제를 먼저 접근하였다. 클라이언트의 진전이 치료비용을 정당화하기에 충분한지에 대한 여부를 결정하기 위하여 재활 잠재력에 주목하였다.

A : **충동성과 선 자세의 동적 균형 저하는 화장실 이용 시 앉은 자세에서 서는 동안 안전 문제를 야기한다. 안전지침을 이해하는 것을 언어적으로 이야기할 수 있다면 진전이 입증되며 클라이언트의 독립성 확보를 위한 잠재력이 있다는 것을 나타낸다.**

다음으로 그녀는 재활 가능성에 비추어 클라이언트 요인을 해결하기 위해 시간을 투자한 뒤 임상적 추론에 대하여 설명하였다.

A : *충동성과 선 자세의 동적 균형 저하는 화장실 이용 시 앉은 자세에서 서는 동안 안전 문제를 야기한다. 안전지침을 이해하는 것을 언어적으로 이야기할 수 있다면 진전이 입증되며 클라이언트의 독립성 확보를 위한 잠재력이 있다는 것을 나타낸다.* ***클라이언트의 오른쪽 어깨 AROM의 저하와 활동 저항력 그리고 선 자세의 동적 균형저하 모두 안전하고 독립적으로 ADL을 수행하는데 방해가 된다.***

그녀는 지속적인 치료를 정당화함으로써 평가를 완료한다.

A : *충동성과 선 자세의 동적 균형 저하는 화장실 이용 시 앉은 자세에서 서는 동안 안전 문제를 야기한다. 안전지침을 이해하는 것을 언어적으로 이야기할 수 있다면 진전이 입증되며 클라이언트의 독립성 확보를 위한 잠재력이 있다는 것을 나타낸다. 클라이언트의 오른쪽 어깨 AROM의 저하와 활동 저항력 그리고 선 자세의 동적 균형저하 모두 안전하고 독립적으로 ADL을 수행하는데 방해가 된다.* ***클라이언트는 오른쪽 팔의 AROM과 안전 문제 및 에너지 보존 기술에 대한 지속적인 훈련과 함께 강화 운동을 통하여 혜택을 얻을 수 있다.***

이 경우 치료사는 AROM, 근력강화 및 활동 저항력에 대한 작업과 일부 에너지 보존 기술 교육을 통해 클라이언트 요인을 두 가지 방식으로 해결할 수 있다고 결정하였다. 우리는 움직임 범위와 근력 강화에 대한 지속적

치료가 종종 거부된다는 것을 알고 있다. 10장에서는 치료사가 이 클라이언트에게 비용 효과적인 방식으로 혜택을 누릴 수 있는 서비스를 어떻게 제공할 것인지에 대한 계획을 볼 수 있다.

참고문헌 (References)

American Occupational Therapy Association. (2013). Jimmo v. Sebelius: The so-called Medicare "Improvement Standard" deemed illegal, skilled maintenance care now covered. Retrieved from http://www.aota.org/advocacy-policy/federal-reg-affairs/news/2013/ improvement-standard.aspx.

American Occupational Therapy Association. (2014a). Guidelines for supervision, roles, and responsibilities during the delivery of occupational therapy services. *American Journal of Occupational Therapy, 68*(Suppl.), S16-S22. doi: 10.5014/ajot.2014.686S03

American Occupational Therapy Association. (2014b). *Occupational therapy practice framework: Domain & process* (3rd ed.). Bethesda, MD: AOTA Press.

American Occupational Therapy Association. (2014c). Scope of practice. *American Journal of Occupational Therapy, 68*(Suppl.), S34-S40. doi: 10.5014/ajot.2014.686S04

워크시트 9-1

평가 문제에 대한 글 쓰기

다음 공식을 사용하여 보다 효과적인 평가 보고서를 작성할 수 있도록 일부 문서를 작성한다.

기여 요인	영향	업무 참여 능력

예를 들어, 이 진술은 다음과 같다:

클라이언트의 하의입기 활동 저항력은 COPD의 SOB에서 2분 미만으로 나타났다.

그것은 중재를 제공하면서 치료사가 관찰한 것을 알려준다. 평가서를 작성하기 위해서는 다음과 같은 주제를 다루는 요소를 만들어 내는 것을 통해 강조할 필요가 있다. 이러한 요인들은 그녀의 옷 입기에 대한 독립성에 미치는 영향을 더해준다.

위 공식을 사용하여 다음과 같이 작성할 수 있다:

클라이언트의 SOB 및 활동 저항력 〈 클라이언트의 2분 내 하의를 완벽하게 입는 능력의 제한

1. *클라이언트는 기억력 및 순서화의 결손으로 인해 세탁 및 조리 작업에 어려움을 보인다.*

2. *아침에 옷 입기 활동을 하는 동안 보여진 의식 수준의 저하는 작업에 대한 수정이 요구되어진다.*

3. *클라이언트의 기억력 결손으로 인해 아침 옷 입기 활동은 엉덩관절의 주의가 요구되어진다.*

4. *바지를 입는 동안 바지와 양말 신기를 성공적으로 수행하기 위해 여러번의 시도가 요구된 것에서 증명된 것처럼 클라이언트는 문제 해결에 어려움이 있다.*

워크시트 9-2

치료의 정당화

다음 중 작업치료사의 기술이 필요한 것은?

___ 클라이언트 평가

___ 일상적인 조정 및 자가 관리 기술 습득

___ 측정 가능한, 행동적, 객관적, 개인화 목표 설정

___ 확립된 목표 달성을 위한 설계 계획 수립

___ 보조도구 또는 기술의 제공을 통한 기능적 활동 분석 및 수정

___ 수정된 활동이 안전하고 효과적인지 판단

___ 일상적인 연습 및 강화 프로그램

___ ADL을 수행하는 동안 학습한 호흡 기법을 사용하도록 클라이언트를 가르침

___ 클라이언트, 가족 또는 간병인에게 개별화된 교육 제공

___ 재평가에 의한 중재 계획 수정

___ 클라이언트의 손 보조기를 하루 동안 정기적으로 착탈함

___ 기능적 활동의 한계를 해소하기 위한 전문화된 지침 제공

___ 가정용 프로그램 개발 및 간병인 교육

___ 환경 변화

___ 보상 기술 습득

___ 보행 훈련

___ 독립적 하의 입기 기술에 대한 지침을 현재 ADL프로그램에 추가

___ 클라이언트가 활동을 수행하도록 지시하는것 뿐 아니라 유인물을 제공함

___ 한 손 신발 끈 묶기와 같은 보조도구 사용을 가르침

워크시트 9-3

평가 작성- Ellie's의 발달

Ellie는 임신 24주 만에 조산아로 태어났다. 그녀는 현재 거의 7개월의 나이로 3개월 된 교정연령을 가지고 있다. 그녀는 정상적인 발달 순서에 대한 심리 치료를 위해 작업치료를 의뢰 받았고, 그녀는 위험한 아기로 간주되기 때문에 작업치료 서비스를 받고 있다.

S : *부모들은 아기가 하루에 ~1온스를 얻고 유아는 아마도 "이틀" 안에 O_2를 중단할 수 있을 것이다. 라고 보고한다.*

O : *유아들은 시각적 기술과 관련하여 시각 기술과 연계하여 시각 기술과 연계하여 30분간의 작업치료 세션에 참여했다(머리 조절, 롤 백, 사이드 바, 엎드려 놓기). 유아들은 몸쪽 및 먼쪽의 낮은 톤과 미흡한 머리 조절을 보였다. 유아들은 머리를 돌려 검은 색&흰색 조명 디자인을 바라본다. 반듯이 누운 자세에서 유아는 수평면 20°면에서 시각적 추적을 보여주었다. 유아들은 보호자나 장난감의 도움 없이는 구르거나 머리를 똑바로 하거나 밀어 올릴수 없지만 무게 변화 및 몸쪽 안정성 촉진과 함께 유아들은 약 20초 후에 행동을 수행하고 자세를 유지할 수 있다. 1분씩 4번의 휴식이 있는 20분간의 치료 후 유아는 피곤해지고 "까다롭게" 되었다.*

이 정보를 어떻게 평가하는가? 어떤 **문제**를 확인할 수 있는가? 작업치료에 영향을 미칠 수 있는 기여 요인이 있는가? 위의 제한 요인들은 엘리의 나이에 적합한 작업에 참여하는 능력에 어떤 영향을 미치는가? **프로그레스**의 가능성이 보이는가? 엘리의 재활 **잠재력**에 대한 징후가 있는가? 그녀는 무엇으로부터 **이익**을 얻을 것인가?

Ellie와 함께 일하고 있는 치료사는 다음과 같은 고려를 했다.

◆ 놀이 중에 연령별 이동 기술을 수행할 수 있는 능력을 갖추지 못함
◆ 20분 후에 피로가 쌓이기 시작함
◆ 머리–목 정위반응의 부족
◆ O_2요구량

그녀는 다음과 같이 용기를 얻었다.

◆ O_2에 대한 수요가 감소하고 있으며 점점 살이 붙고 있음
◆ 가능한 경우 위치 유지 가능
◆ 검은 색 및 흰색 이미지로 방향을 전환하고 수평으로 시각적 추적할 수 있는 능력

위에 명시된 "S"와 "O"에 추가할 평가를 작성하시오.

A :

워크시트 9-4

평가 작성- Ms. D의 사회 능력

Ms. D는 조울증 진단을 받은 35세의 여성이며, 이전에도 정신 분열증을 앓고 있었지만 정신 분열증 진단을 받았다. 그녀의 목표 중 하나는 정신 건강 센터 직원들에게 그녀의 감정을 행동으로 옮기지 않고 그녀의 문제에 대해 이야기하는 것이다. 오늘날 그녀는 대인 관계 문제에 도움이 필요한 다섯명의 다른 클라이언트들과 함께 사회적 기술 그룹에 참여한다.

S : *클라이언트들은 그녀가 사회적 기술 그룹의 목적을 이해한다고 보고한다. 그녀는 그들이 "재미 있다"고 말하면서 모든 그룹에 참석하고 싶다고 말했다.*

O : *클라이언트는 60분간의 사교 모임에 참여했고, 우정에 초점을 맞추었다. 빗지 않고 빗어 넘긴 머리털이 헝클어져 있는 모습을 보였다. 다른 클라언트와 대화에 참여하는 클라이언트 의뢰인은 5차례에 걸쳐 다른 사람들을 방해했다. 클라이언트는 과거의 관계와 새로운 관계를 만들기 위한 유용한 방법들을 자발적으로 검토해 왔지만, 토론 중에 주제를 두 번 다시 잡아야 했다.*

1. 위"S"와 "O"에서 어떤 문제점이 보이는가?

2. 이러한 문제들이 어떤 분야에 영향을 미치는가?

3. 경과 및 잠재력의 증거는 무엇입니까?

4. 이 클라이언트의 이점은 무엇인가?

5. 이 노트에 대한 전체 평가 문을 작성하시오.

제 **10** 장

"P"-계획 작성하기
(Writing the "P" - Plan)

SOAP 노트의 마지막 단계는 계획(Plan)이다. 중재의 예상 빈도 및 기간과 클라이언트의 목표를 달성하는 데 사용되는 특정 중재법을 작성해야 한다. 계획은 "객관적 정보"와 "평가"에서 주어진 정보를 바탕으로 클라이언트의 진전에 대한 평가법도 제시해야 한다. "P"에서는 중재 제공 시 우선순위를 확인할 수 있다.

> **주의:** 초기 평가 보고서에서는 "P"단계에 장기 및 단기 목표도 포함된다. 12장에서 중재계획에 대해 심층적으로 다룰 것이다.

어떤 문헌에는 "P"를 "지속적 치료계획"이라고 간단하게 설명하고 있으나, 이는 본 장에서 설명할 목적으로는 충분하지 못하다. "P"는 다음을 포함해야 한다 :

- 빈도 (간혹 치료 세션 길이를 포함함)
  - *유아는* ***주 2회***
  - ***매일*** *작업치료를 지속적으로 받음*
  - ***30분간 1일 2회****로 치료를 진행함*
- 기간 (작업치료를 얼마나 오래 받을 것인지)
  - *유아는 주 2회* ***두 달간***
  - ***3일간*** *작업치료를 지속적으로 받음*
  - ***1주간*** *30분씩 1일 2회로 치료받음*
- 지속적인 치료 혹은 특정중재의 목적 (다른 전문가 혹은 기관에 의뢰하는 경우를 포함)
  - *영아는 먹기 훈련을 위해 2개월 동안 주2회 치료가 필요할 것으로 보인다. 구강감각 탈감작 및 보호자 교육을 포함한 적응훈련법을 사용한다. 또한 작업치료사는 사회복지사와 접촉하여 가사일 등의 가정지원을 위한 방법을 모색하고 클라이언트의 경제적 상황에 맞게끔 필요한 보조기구를 얻는 것에 도움을 주기 위해 지역 내 자립생활센터에 의뢰하였다.*
  - *클라이언트는 ADL 및 IADL의 안전한 수행에 필요한 시지각 및 인지기술을 다루기 위해 1 주일 동안 30분간 1일 2회로 치료를 받게 된다. BADL 동안 왼쪽으로 시각추적을 향상시키기 위한 환경수정이 이루어질 것이고, 전화번호책을 활용한 치료활동을 내일 오후에 시행할 것이다.*

앞서 설명한 예시에서 "P"를 읽고 치료사가 치료 중재를 진행하는 방법을 알 수 있다. 클라이언트에게 양질의 치료를 제공하는 것에 있어 다음과 같은 상황을 고려해야 한다.

- *급성기의 간호 및 재활에 있어 치료는 주 7회로 제공될 수 있으며 클라이언트는 병원에 있는 동안 여러 명의 작업치료사를 만나게 될 수 있다. "P"를 철저하게 작성하면 다음 치료사가 클라이언트를 치료 시 시간을 효율적으로 사용하여 목표를 달성하는 것에 유리할 수 있다.*
- *작업치료 보조원이 있는 치료실의 경우 "P"는 작업치료사와 작업치료 보조원 간의 의사소통에 중요하다.*
- *치료사가 예상치 못하게 부재하게 되는 경우, "P"는 다른 치료사가 클라이언트의 기존치료를 대체할 수 있도록 해준다.*

주의: 학생들이 "p" 작성법을 배울 때, 공통적으로 종종 범하는 두 가지 오류가 있다.

1. 첫 번째는 평가에 대한 계획을 계속해서 SOAP노트의 "P" 단계에 넣는 것이다. 보험 심사자의 입장에서 볼 때, 초기 평가에서 대부분의 평가가 이루어져야하며, 향후 세션에서는 치료적 중재에 중점을 둘 것이라고 여긴다. 이 세션에서 표준화된 시지각 검사나 인지검사와 같은 특정 평가를 계획하지 않는 한, "P"는 중재 계획에 초점을 맞춰야 하며 이는 진행 중인 평가가 모든 세션의 일부임을 암시한다.
2. 두 번째는 클라이언트의 현재 상태와 연관되지 않는 중재를 "P"에 작성하는 것이다. 예를 들어, 급성기 재활시설의 작업치료사의 경우 가정, 건강, 외래 환자의 환경에서 시행되는 중재가 포함 되서는 안된다. 클라이언트의 현재의 상황에서 시행할 수 있는 내용만을 계획해야 할 것이다.

다음은 "P"의 몇 가지 예시이다.

- *2주간 거주하는 동안 30분씩 식사준비나 정리 기술 훈련을 1일 2회 세션으로 시행한다. 이동을 위해 바퀴달린 보행기를 사용하여 전자레인지를 독립적으로 사용하는 것에 중점을 둔다.*
- *아동은 주 1회 30분간 학교에서의 수행력 증진을 위해 개별화된 교육프로그램 검토까지 소근육 기술 증진을 위한 치료세션에 참여할 것이다. 작업치료 세션은 글쓰기와 가위질 기술을 중점적으로 시행한다.*
- *클라이언트는 한 달간 주5회 사회참여를 위해 그룹활동 세션에 참여할 것이다. 그룹세션은 자기주장 기술 및 분노조절 기술 훈련을 중점으로 시행한다.*
- *클라이언트는 직업기술에 대해 1개월 동안 주5회 워크숍프로그램을 지속한다. 목표행동은 작업 집중력의 증진 및 2단계 지시 따르기 능력의 증진이다.*
- *ADL기술 훈련을 1주일간 매일 1시간 동안 지속한다. 셔츠를 입기위해 한손으로 옷입는 기술을 가르치고 단추걸이(buttonhook) 사용법을 훈련한다.*

서비스의 빈도 및 기간을 결정할 때는 치료사의 임상적 판단을 필요로 한다. 많은 경우에서 치료 세팅, 경제적인 상황, 의사의 처방에 따라 예상되는 빈도 및 기간의 규범이 있다. 예시:

- 학교 내 치료실에서의 서비스 빈도는 연간 개별화된 교육프로그램 회의 날짜에 결정되며 개별화된 교육프로그램이 수정 될 때까지 동일하게 유지된다.
- 급성기 진료 환경에서 정형외과수술을 받은 환자는 입원기간동안 하루에 한 두번씩 작업치료서비스를 받지만 이는 각 외과의사의 치료서비스 프로토콜에 따라 다를 수 있다. 병원에 머무르는 시간은 며칠간이며, 환자가 의학적으로 안정되면 즉시 입원 환자의 재활, 자택 치료서비스, 숙련된 간호 등과 같은 다른 환경으로 퇴원하게 된다.

- 폐렴 등의 다른 질병과 같은 일반적 의료문제로 병원에 입원한 환자는 집을 돌아갈 수 있는 능력을 평가하기 위해 한 두차례 작업치료 세션을 시행한다. 다시 말하면 환자의 치료기간은 퇴원 전 며칠정도까지이다.
- 재활시설에 입원한 환자는 하루에 3시간의 치료를 받아야 한다. 환자는 일반적으로 물리치료 및 언어치료 서비스의 양에 따라 일일 60~90분정도 작업치료를 받는다(일반적으로 두 세션으로 나눠 받는다). 치료기간은 장애의 정도 및 심각성에 따라 달라진다.
- 장기요양시설에서는 개인적인 상황 및 환자의 요구에 따라 작업치료 서비스를 받을 수 있다. 치료서비스의 총 지속기간은 장애의 심각성 및 환자의 진전에 따라 달라질 수 있다.
- 작업치료사는 가정으로 방문하여 가정 내 안전성을 평가할 수 있으며 기능회복을 위해 주 당 몇 차례씩 작업치료서비스를 제공할 수 있다.
- 정신과 병동에 입원한 환자는 입원기간 동안 매일 개인 및 그룹세션으로 치료를 진행하며 며칠에서 수주간 지속될 수 있다.
- 외래에서 의사는 작업치료서비스의 빈도 및 기간을 며칠에서 여러 주까지 지정하여 처방할 수 있다. 외래치료실 환경에서의 치료비는 30일마다 청구되어진다.
- 조기중재는 일반적으로 매월 한번상담에서 매주 한번 이상의 직접적인 서비스에 이르기까지 다양하며 치료서비스 기간은 며칠에서 수개월간 지속될 수 있다.

치료비의 지원은 작업치료사의 방문횟수(예를 들면 8주간 매주 60분)를 결정할 수 있다. 보험회사는 한해동안 치료방문횟수를 제한할 수 있다. 예를 들어, 작업치료, 물리치료 및 언어치료방문을 포함한 외래 환자방문횟수는 연간 60회이다. 이런 경우, 치료방문의 최적 빈도와 기간을 결정하기 위해 치료구성원과 클라이언트 간의 의사소통이 필요하다. 이 예제는 표준치는 아니며 단순히 서비스의 빈도 및 기간이 세팅환경이나 상황에 따라 크게 달라진다는 것을 설명한다. 치료사는 특정 환경에 대한 기대치에 익숙해져야 한다.

Mrs. W를 위한 계획 (Completing the Plan for Mrs. W)

이제 지난 챕터에서 평가한 Mrs. W에 대한 계획을 작성할 것이다. 9장에서 기억하듯이 W씨는 3주전에 뇌졸중이 발병한 62세의 여성이다. 그녀는 다리 기능이 많이 좋아졌으며 팔에서도 어느 정도 회복이 나타나고 있다. 그녀는 남편과 함께 살기 위해 집으로 돌아가려고 하고 있으며 남편이 직장에 있는 낮에는 혼자 생활하게 될 것이다.

S : *클라이언트는 팔이 움직이지 않는 이유는 알지 못하지만 팔 움직임에 어려움이 있다고 말한다. 그녀는 "정말 멀쩡해 보이는데 단지 뻣뻣하다"라고 보고했다.*

O : *클라이언트는 독립적인 ADL수행을 위해 UE 재활을 위한 작업치료를 30분간 참여했다. 환자는 Ⓡ shoulder AROM↓, activity tolerance↓, Ⓡ UE strength↓ 그리고 dynamic standing balance↓를 보였다.*

ADL: ADL훈련실에서 클라이언트는 화장실을 안전하게 이용하기 위해 필요한 기술과 보조도구적응을 배운다. 클라이언트는 욕조에서 안전하게 앉고 서기 위한 안전손잡이를 필요로 한다. 클라이언트는 한손으로 워커와 안전손잡이를 잡고 밑으로 누르며 일어나는 것을 시도했다. 클라이언트는 안전사고 및 안전손잡이를 사용하는 방법에 대한 교육을 받았고 권고사항에 대해 이해한다고 말했다.

Performance Skills: 클라이언트는 서고 앉는 동안 균형을 위해 CGA를 요구했다. 활동에 있어 Ⓡ

shoulder의 AROM, tolerance, dynamic standing balance의 증가를 위해 클라이언트가 통조림을 조리대에서 찬장으로 옮기는 활동을 5분간 시행 후 2분간 휴식할 수 있도록 하였다. 휴식 후, 그녀는 dynamic standing balance를 위하여 중력에 대항하여 서 있는 동안 CGA하에 액체를 물병에 따르게 하였다. 1분간 앉아서 휴식 후, 클라이언트는 선 자세에서의 동적균형 및 안전을 위하여 c̄ 바퀴가 달린 보행기와 CGA로 보행하는 동안 리처를 사용하여 바닥에 있는 물건을 집는 활동을 하였다.

Client Factors: *Ⓡ shoulder abduction AROM < 90°. Ⓡ shoulder abduction PROM WFL.*

A : *충동성과 선 자세의 동적인 균형은 화장실 이동 시, 앉은 자세에서 설 때 안전문제를 야기한다. 안전지침을 이해하는 것을 말한다면 진전이 확인되며 클라이언트가 독립적으로 진전을 보일 잠재력이 있다고 볼 수 있다. 클라이언트의 Ⓡ shoulder AROM, 활동에 있어서의 지구력, 선 자세에서의 동적인 균형능력은 모두 ADL 과제를 안전하고 독립적으로 수행하는 능력에 영향을 미쳤다. 클라이언트는 안전문제와 에너지 보존기술에 대한 지속적인 숙련된 훈련과 함께 Ⓡ UE AROM 및 근력강화운동을 통해 이익을 얻을 것이다.*

"A" 세션에서 치료사는 자신이 하고자 하는 주요치료내용을 정당화하고 클라이언트의 재활 가능성을 나타낸다. 이제 그녀는 클라이언트의 치료횟수와 기간에 대해 구체적으로 설명해야 한다. 그녀는 우선 치료 횟수와 기간을 정한다. :

P : *1주간 주 5회*

치료 세션의 시간을 정할 수 있었지만(예를 들어 한 세션당 1시간), 시간을 따로 정하지는 않았다. 다음으로 치료사는 치료시간을 어떻게 사용할지를 정한다.

P : *1주간 주 5회로 안전한 이동 및 화장실 이동기술을 훈련한다.*

치료사는 1주일 안에 퇴원을 예상하기 때문에, 그녀의 시간을 우선시해야 한다. 치료는 ADL 활동 중 기능적인 이동에서의 균형과 에너지보존작업을 선택한다. 치료사는 이미 클라이언트가 AROM 및 근력강화운동을 함으로써 이득을 볼 수 있는 "A"를 작성했으므로 이 필요성을 어떻게 해결할 것인지 명시할 필요가 있다.

P : *1주간 주 5회로 안전한 이동 및 화장실 이동기술을 훈련한다. 동적인 선 자세 균형을 유지하고 에너지보존기술에 대해 숙련된 교육을 제공할 계획을 세워야 한다. 어깨의 AROM 및 근력강화를 위한 가정프로그램을 가르쳐야 한다.*

이 노트는 이제 완성되었다. 이 치료사는 퇴원 날짜 이전에 퇴원계획을 세우는 임상적 추론을 보여주었다. 퇴원 후 치료사는 단순히 클라이언트에게 작성된 훈련방법에 대해 넘겨주는 것은 숙련되거나 청구 가능한 치료로 간주되지 않으므로 홈프로그램을 배우는 과정에서 클라이언트의 진전 상황을 차후 노트에서 보여줄 것이다. 홈프로그램을 배우는 과정에서의 클라이언트의 진전은 또한 클라이언트의 재활 잠재력에 대한 치료사의 평가가 치료목표에 도달했음을 확인할 수 있다.

워크시트 10-1

Ellie를 위한 계획

마지막 장에서 당신은 Ellie의 발달에 있어 치료노트를 위한 평가를 작성한다. 이제 계획을 추가하여 노트를 완성한다. 9장에서 기억하듯이 Ellie는 7개월 된 유아다(임신 24주에 조산한 후 교정 3개월). 그녀는 NICU에 있었고 고위험 신생아로 작업치료서비스를 지속했다.

"A"에서, 마지막에 당신이 이루고 싶은 것을 기술하였다. "P"는

S : *부모는 유아가 매일 ~1온스의 산소를 공급받고 있고 며칠 안에 산소공급을 중단할 수 있을거라 하였다.*

O : *유아는 시각기술을 평가하고, 놀이와 연관된 이동성기술(목가누기, 바로 누운자세→옆으로 누운 자세로 구르기, 엎드린 자세에서 몸통들기)을 증진시키기 위해 가정에서 30분간 작업치료를 받았다. 유아 몸통 근위부 및 원위부의 근 긴장도가 낮고 머리조절의 어려움을 보였다. 유아에게 흑백 그림을 보여주자 유아는 시선을 따라 머리를 움직였으며 바로 누운 자세에서 정중선으로부터 수평면에서 20도 정도 시각적 추적이 가능하였다. 유아는 보호자나 장난감을 가지기위해 구르거나, 고개를 가누거나, 엎드린 자세에서 몸통을 들수는 없지만 체중이동과 몸통부의 안정성을 촉진시키고, 20초간 과제수행을 위해 자세를 유지하는 것이 가능하였다. 유아는 20분간 치료를 받은 후 피로를 느껴 1분간 총 4번의 휴식을 제공했다.*

A : *자세조절과 체중이동촉진의 필요성 감소는 유아가 놀이에 필요한 조기이동성기술을 수행할 수 있는 능력에 제한을 주게 된다. 이동기술의 제한과 20분 이상 활동수행을 할 수 없을 정도의 지구력, 빈번한 휴식의 필요성으로 인해 유아는 환경탐색에 제한적이고 이로인해 전형적인 발달을 하는 것에 어려움이 있다. 흑백디자인그림을 이용한 촉진을 통해 이행성 움직임을 수행할 수 있는 능력과, 수평면에서 추적할 수 있는 능력은 향후 발달에서 긍정적인 진전가능성과 잠재력을 보여준다. 유아의 발달을 자극하고 가정내에서 부모교육을 위해 작업치료서비스가 필요하다.*

P :

워크시트 10-2

Ms. D를 위한 계획

9장에서 기억 하듯이, Ms. D는 양극성장애(조울증) 진단받은 35세 여성으로 기존에 정신분열증으로 진단받은 이력이 있다. Ms. D의 중재목표 중 하나는 정신건강센터 직원에게 자신의 감정을 자극하기보다는 문제에 대해 이야기하는 것이다. 오늘 Ms. D는 관계문제에 도움이 필요한 다섯 명의 다른 클라이언트들과 함께 사회기술그룹에 참여했다.

평가의 마지막 문장에는 Ms. D에게 도움이 될 것으로 생각되는 중재 영역에 대해 기재되어 있다. 그에 따른 중재 계획의 세부 사항을 작성해 보자.

S : *클라이언트는 사회기술그룹의 목적을 이해하고 있으며, 흥미를 느끼고 모든 그룹에 참석하기를 바랐다.*

O : *클라이언트는 60분간 우정을 주제로 한 사회기술그룹훈련을 받았다. 클라이언트는 머리를 빗지 않고 쭈글쭈글한 셔츠를 입은 단정치 못한 상태였다. 클라이언트는 다른 클라이언트들과 대화중에 5번 다른 클라이언트를 방해했다. 과거의 우정에 대한 경험과 새로운 우정을 만들기 위한 유용한 방법에 대한 그녀의 생각을 자발적으로 말했지만, 토론하는 동안 두 번 화제를 전환해야 했다.*

A : *클라이언트의 단정치 못한 외모, 타인을 방해하는 행동, (주제 이탈로 인해)대화 주제로 전환의 필요성은 타인들과의 사회적 참여에 있어 방해가 된다. 그녀는 집단에 대한 관심과 대화에 참여하고 자신의 생각을 공유하려는 의지를 표현했고, 행동 대신에 관계를 발전시키고 말을 통해 자신을 표현할 수 있는 좋은 잠재력을 보여주었다. 클라이언트는 대화기술을 증진시킬 수 있는 그룹활동에 참여함으로써 사회적 신호에 대한 관심을 더욱 촉진하고 위생과 외모를 중점으로 둔 ADL수행에 관심을 가질 수 있을 것이다.*

P :

제 11 장

보다 나은 노트 만들기
(Making Good Notes Even Better)

앞서 효과적으로 SOAP노트를 작성하는 방법을 배웠으므로 다음 단계에서는 작업을 검토하고 기술을 사용해야 한다. 우리는 문제점들과 목표를 검토하고 SOAP노트의 각 범주를 검토해야 한다. 그리고 이 장의 끝에 있는 워크시트를 완성함으로써 지금까지 학습한 기본적인 내용을 넘어 기술을 다듬을 수 있는 기회를 가질 것이다.

문제점 기술 (Problem Statements)

초기평가에서는 클라이언트의 문제점들을 확인한다. 문제점은 WFL(기능적 한계; within functional limits)를 벗어나 작업치료가 필요한 작업 영역으로 정의된다. 문제점에 대한 기술은 기여 요인(클라이언트 요인, 수행기술, 상황적 한계 등)과 관련된 작업 영역 모두를 필요로 한다. 또한 클라이언트에게 제공되는 서비스는 보조수준 이상이며 클라이언트의 특정한 상태를 말하는 것이 아닌 할 수 없는 것이나 필요로 하는 것을 기술해야 한다.

측정 가능한 작업 기반의 목표 및 목적 작성
(Writing Measurable Occupation-Based Goals and Objectives)

필요한 모든 구성요소가 있는지 확인할 수 있는 목표의 작성방법:

- C- 클라이언트　　클라이언트가 수행할 것
- O- 작업　　어떤 작업을 수행할 것인가?
- A- 도움 수준　　도움 수준 및 독립수준이 어느 정도인지?
- S- 특정 상태　　어떤 상태에서?
- T- 타임라인　　언제까지?

목표한 것을 달성하기 위해 간혹 위의 요소는 변할 수 있지만 이러한 목표의 강조가 작업에 있음을 보장하기 위해 "C"와 "O"는 바꾸지 말아야 한다. 관찰기록에 있어 또 다른 팁은 치료방법을 덜 강조하는 것이다. 그것은 치료의 목표를 작성하는 것에 있어서도 중요하다.

다음 예시를 살펴보자.

클라이언트는 다음 치료에서 나무블록의 구멍에 8개의 1/2인치 나사와 와셔를 끼울 수 있다.

이 목표는 치료방법을 강조하고 작업을 기반으로 하지 않았다. 이를 다른 방법으로 작성하면 작업의 목표는 분명해지고 치료방법은 목적의 초점보다는 어떤 특정 상태가 되게 된다.

두 번째 치료가 끝날 때까지 클라이언트는 5분 이내에 8개의 1/2인치 나사를 나무 블록에 끼워 작업을 완료할 수 있다.

SOAP의 구성 (The SOAP Structure)

"S"주관적 정보 ("S"—Subjective)

클라이언트가 자신의 치료에 대해 말하는 중요한 모든 것을 보고한다. 클라이언트가 말할 수 없는 경우 비언어적 의사소통으로 확인한 사항을 보고한다. 클라이언트가 너무 어리거나, 혼란스러운 상태이거나 의사소통이 불가하다면 주로 케어해주는 보호자나 간병인을 통해 확인할 수 있다.

"O"객관적 정보 ("O"—Objective)

첫 문장을 잘 작성하기 (Writing Good Opening Lines)

중재를 제공할 장소, 기간, 목적에 대해 설명하는 것으로 시작한다. "O"의 처음 몇 문장에서 작업치료사로서 전문적인 기술을 사용하였고, 클라이언트나 보호자가 적극적으로 참여하였다는 것을 알려주는 것이 중요하다. 타 치료사나 보험심사 관계자가 이전의 기록을 모두 확인하였다고 장담할 수 없으므로 클라이언트의 주요 문제점을 명확하게 표시하는 것은 매우 중요하다. 예를 들어 구축으로 인해 자세유지가 어려운 클라이언트를 치료하고 있다고 가정해보자. "자세유지를 할 수 있는 클라이언트"라는 말 대신에 다음 중 하나를 사용하여 "O"를 소개할 수 있다.

- *보호자는 클라이언트의 피부손상을 예방하기 위해 침상자세교육을 목적으로 한 작업치료에 15분간 참여했다. 클라이언트는 경직성 뇌성마비로 인해 Ⓑ hip flexor, elbow flexor, finger flexor에 심각한 구축을 가지고 있는 상태이다.*
- *클라이언트는 식사시간 시 앉은 자세의 향상을 위하여 자세유지 전략을 목적으로 한 작업치료를 30분간 집에서 받았다. 클라이언트는 뇌성마비로 인해 경직성 사지마비상태이며, 체간부는 낮은 긴장도와 사지의 경직성 마비를 보여 맞춤 제작된 w/c를 보유하고 있다.*

다른 예시로, 클라이언트가 IADL수행을 위해 보행중이라고 가정해보자. 이는 물리치료와 비슷하게 보일 수 있으므로 사용하는 용어에 있어 주의해야 한다. "보행 중인 클라이언트"라는 말 대신에 다음과 같이 말할 수 있다.

- *클라이언트가 식사준비를 위해 부엌에서 이동할 때 안전을 위한 동적균형 및 Ⓛ UE에 대한 주의력 향상을 위하여 치료실에서 30분간 IADL훈련을 실시하였다. 클라이언트는 Ⓡ CVA으로 인해 Ⓛ LE과 Ⓛ UE에서 근력, 감각, 고유수용성감각의 저하를 보이고 있다.*

지원 수준에 대한 구체적 설명 (Being Specific About Assist Levels)

단순히 얼마만큼의 지원이 필요한가가 아닌 지원이 필요한 작업 부분에 대한 구체적인 제시가 필요하다.

충분치 못한 예 : *누운 자세→앉은 자세 시 max Ⓐ, 앉은 자세→선 자세 시 mod Ⓐ*

충분한 예 : *누운 자세→앉은 자세 시 체중 이동에 있어 max Ⓐ, 앉은 자세→선 자세 시 균형과 발가락으로 체중을 가져오는 것에 mod Ⓐ*

지원이 필요한 이유를 설명할 때는 다음과 같이 수정할 수 있다.

클라이언트는 이완성 왼쪽마비로 인해 w/c에서 침상으로 이동하기 위해 mod Ⓐ이 필요했다.

지원을 필요로 하는 작업 부분의 예시:

클라이언트는 w/c에서 bed로 가기 위해 일어나 중심축을 잡고 이동하는 것에 중증도의 도움을 필요로 한다.

"O"에서 지원수준을 적을 때는, 작업에 있어 필요로 하는 도움을 명시해야 한다.

완벽하고 간결한 "O" 작성 (Writing a Complete and Concise "O")

"O"를 작성할 때는 클라이언트를 치료하는 동안 시간 순이나 증상의 종류별로 관찰한 내용을 작성한다. 문서를 작성하는 요령을 알면 여기서 포함할 내용과 생략할 내용을 잘 구분할 수 있다. 다음의 내용은 매우 간단한 관찰기록이다. 더 좋은 관찰기록을 위해 어떤 것들이 필요할 것인지 잘 살펴보자.

O : *클라이언트는 ADL 훈련실에서 60분간 치료를 받았다.*
ADL: *클라이언트는 준비되어 있는 가운을 입었다. 클라이언트는 준비되어있는 양말을 신었다.*
Mobility: *침대에서 의자로 CGA; 누운 자세에서 앉은 자세로 독립적 이동 수행*

이 예시는 너무 간결하여 충분히 정보를 얻을 수 없다. 이런 내용으로는 클라이언트의 문제가 무엇인지 알 수 없으며 적절한 작업치료가 제공되었다는 내용이 필요하다. 이런 상황에서는 작업치료사의 개입이 필요한 이유로 시작할 수 있다. 클라이언트가 옷을 입고 이동하는 모습을 보이는 대로 도움수준을 기록했겠지만, 이런 기록은 간호사나 재활을 보조해주는 사람도 할 수 있다. 게다가 기록된 작업을 수행하는 데 필요로 하는 시간이 매우 짧을 수 있다. 그러므로 치료시간 1시간 동안 또 어떤 치료가 이루어졌을 지를 고려해야 한다. 만약 클라이언트가 기록된 작업을 수행하는 것이 느렸다면 어떤 이유에서 시간이 오래 걸렸을지, 예를 들어 인식에 문제가 있는지, 조절, 안정성, 혹은 운동능력에 문제가 있는지, 클라이언트의 독립성을 위해 적응기술이나 보조도구를 사용했는지 등을 고려해야 한다.

마지막으로 추가적으로 작업치료가 필요할 것인지에 대한 내용이 없다. 클라이언트의 치료를 계속 할 것이라면 지속적인 치료를 정당화할 수 있는 정보를 제공해야 한다.

"A"–평가 ("A"—Assessment)

그 동안 관찰해왔던 내용들에 대한 전문적인 **의견**이라고 할 수 있다. 모아온 데이터를 가지고 평가를 할 때, 문제점, 진전사항, 재활의 잠재력의 근거들에 있어 특별한 주의를 기울여야 한다. 평가는 클라이언트가 어떠한 진전을 보일 수 있는 지에 대한 내용으로 끝난다.

효과적인 평가내용 작성 (Writing Effective Assessment Statements)

처음 SOAP 노트를 쓰기 시작하면, 간혹 무엇이 관찰이고 무엇이 평가인지 결정하기 어려울 수 있다. 클라이언트가 하는 행동은 무엇이든 관찰할 수 있다. 어떤 작업영역에 있어 클라이언트의 기술수행능력은 작업치료사의 평가로 설명된다. 때로 관찰과 평가의 차이점이 강조되어지는데, 다음 **예시와 같은 방법을 사용하여 기록할 수 있다.**

기여 요인	영향	작업에 참여할 수 있는 능력

- 기여요인(예: 능동관절 가동범위, 순서화의 어려움, 좁은 출입구)을 확인하고 이를 중점적으로 강조해서 기록해야 한다.
- 오늘 관찰된 문제점이 다른 영역에서도 영향을 일으키는 요인인지를 결정해야 한다. 예를 들어 몸단장 중 능동관절 가동범위(AROM)의 제한이 다른 ADL수행 시에도 문제가 되는지, 클라이언트가 책읽기에 어려움을 보인다면 이것과 관련하여 가계관리에도 문제가 될 수 있는지, 오늘 확인한 문제점들이 클라이언트의 안전상 위협이 될 수 있는지 등을 고려한다.
- 클라이언트의 문제점들이 의미 있는 작업수행능력에 어떠한 영향을 미치는지 평가 보고서를 통해 파악할 수 있어야 한다. 각각의 문제(예: 제한된 AROM, 순서화의 어려움, 불안정한 균형)들을 기록 후, 클라이언트가 **왜 할 수 없는지** 스스로 의문점을 가져야 한다. 그 의문점에 대해 당신이 내리는 답이 그 상황에 대한 당신의 평가다.

관찰내용과 평가의 차이점을 보여주는 몇 가지 예시를 살펴보자. 예로, 농장 일을 하는 클라이언트를 대상으로 집으로 돌아갈 계획을 잡고 중재를 하는 중이다. 클라이언트에게 에너지 보존기술을 교육하지만 정작 클라이언트는 이러한 기술을 아침에 일상적으로 옷을 입으며 잊게된다. 이 클라이언트의 기본적이고 핵심적인 문제는 무엇일까? 그리고 왜 그것이 중요할까? 다음의 설명은 클라이언트의 행동을 **관찰한 내용**을 보여 준다:

클라이언트는 기억력의 문제로 아침에 옷을 입는 동안 에너지보존기술을 사용할 수 없었다.

그러나 달리 표현하면, 이는 관찰한 내용에 대한 **평가**가 된다.

기억력 손상은 클라이언트가 에너지보존과 같은 보상기술을 사용법의 학습을 방해하는데, 이는 이전의 독립적인 생활 상태로 돌아가기 위해 필요한 작업수행능력을 제한하게 된다.

이 평가보고서에서 작업치료사가 확인할 수 있는 기본적이고 핵심적인 클라이언트의 문제점은 기억력 저하로 필요한 기술을 사용하지 못하는 것이다. 이는 기억력을 보조해주는 도구를 사용하라는 권고로 이어질 수 있다. 클라이언트는 기억하지도 못할 보상방법을 교육받으며 치료에 돈을 지불할 필요가 있을지 의구심을 가질 수 있기 때문이다. 또한 단기기억력의 손상을 가진 클라이언트가 혼자 생활할 수 밖에 없는 상황이라면 안전에 대한 고려도 필요할 것이다.

평가는 관찰한 내용을 반복하지 않는다. 대신 문제가 되는 기여요인으로 시작하여 관련 작업수행능력에 미치는 영역으로 확장시키며, 왜 이러한 문제가 클라이언트의 삶에서 중요한가에 대한 질문에 답한다. 다음은 작업치료사가 관찰한 내용이다.

클라이언트의 문제해결능력은 언어적 지시가 있으면 기능적이며 정확하였다.

이러한 상황에 대한 평가는 다음과 같다.

사회적 문제를 해결하기 위해 클라이언트는 구두 지시가 필요하며, 이는 구조화되지 않은 사회적 상황에서 적절히 대응하고 성공적인 대인관계형성능력을 제한하게 된다. 언어적 지시로 문제를 해결할 수 있는 능력은 명시된 목표에 도달할 수 있는 좋은 잠재력을 보인다.

위에서 언급한 관찰내용은 작업영역에 대한 언급이 없다. 평가보고서에서 작업치료사는 클라이언트의 문제해결능력 저하에 영향을 받는 작업영역에 대해 언급하였다.

다음의 마지막 예시를 살펴보자. 다음 내용은 클라이언트의 행동에 대한 관찰내용이다.

클라이언트는 오늘 날 임상적으로 입증된 바와 같이 자신이 선택한 활동에서 전정 및 고유수용성감각의 입력을 잘 받아들였다.

클라이언트 스스로 활동을 선택하는 것은 활동에서의 인내력으로 이어지고, 이것은 임상적으로 타당한 이유이기는 하지만 평가해야 할 더 중요한 사항이 있다. 첫 번째는 클라이언트의 감각수용력의 향상이고, 다른 하나는 이러한 향상이 클라이언트의 작업수행능력에 영향을 미친다는 것이다.

클라이언트가 선택한 고유수용성감각 및 전정감각제공을 주는 활동은 교실에서 이루어지는 작업에 대한 주의력에 필요한 감각수용능력을 증진시킨다.

포괄적인 평가보고서 (Sweeping Assessment Statements)

평가보고서를 작성할 때는 바쁜 일정, 시간 제약 및 생산성 기대치에 따라 다음과 같이 간결하고 포괄적으로 작성하는 것이 좋다.

A : *자세 안정성의 저하는 ADL수행기능의 저하로 이어진다. 전 평가 이후의 향상은 재활치료에 있어 긍정적인 가능성을 보여준다. 클라이언트는 지속적인 작업치료를 통해 자세 안정성을 높이고 ADL수행능력을 향상시킬 수 있다.*

A : *근력 및 협응력의 저하는 클라이언트의 ① ADL수행을 방해한다. 지시따르기가 가능한 것은 재활에서의 긍정적인 잠재력을 보여준다. 클라이언트는 근력, 협응력 및 소근육 스킬을 향상시키기 위한 지속적인 활동을 통해 기능을 증진시킬 수 있다.*

A : *팔 근력, 소근육, 식사기술의 저하는 Jordan이 가정 및 학교생활에 필요한 능력을 제한한다.*

위의 예시가 정확하긴 하지만, 제한점이 있어 좀 더 다듬으면 도움이 될 것이다. 다음은 전문적으로 작성된 평가기록의 예시이다.

A : *팔 근력 저하로 인해 조던은 독립적으로 먹기 및 옷 입기를 수행하기 어렵다. 소근육 기능의 저하는 학교에서 연필이나 크레용을 집거나, 작은 도구들을 다루는 활동에 있어 어려움을 초래한다. 크레용을 Digital grasp패턴으로 잡는 것은 예전에 나왔던 mass grasp 패턴에 비해 향상된 부분이다. 친구들과 교실 내에서 이루어지는 활동에 참여하려는 조던의 동기는 저하된 기능의 증진을 위한 좋은 잠재력을 보여준다. 조던은 지속적인 팔근력 강화, 뻗고, 잡고, 놓기 활동, 그리고 식사기술 훈련을 통해 작업수행능력을 증진시킬 수 있다.*

다음은 체계적인 평가에 대한 두 가지 예시이다.

A : *볼과 입술의 근력 약화로 인해 삼킬 때 필요한 구강 내 압력이 감소하고, 이는 부적절한 삼킴반사를 야기한다. 구강근력의 감소로 나타나는 빨기 및 삼킴의 약화는 영양실조로 이어질 수 있다. 머리를 수직으로 세우고 조절하는 기능이 떨어지면 머리를 오른쪽으로 돌리는 것 또한 어려울 수 있는데 이는 한나의 식사수행을 방해할 것이다. 장난감 비행기를 쫓아 시각적 추적이 가능한 것은 재활에 있어 긍정적인 가능성을 보여준다. 한나는 지속적으로 작업치료사에게 구강 운동 스트레칭, 머리조절강화, 구강운동기능 증진, 엎드린 자세 활동을 위한 가정프로그램등의 훈련을 받게 될 것이다.*

A : *마지막 치료 이후 구두 단서없이 정적 자세에서 간단하고 복잡한 양방향 안구 조절 및 시각적 스캐닝을 할 수 있을 정도로 기능의 증진을 보였다. 동적으로 이동할 때 안구 조절 및 시각적 스캐닝 능력에 문제가 있으면 IADL수행 중 이동 시에 안전상의 문세를 일으킬 수 있다. 통증이 있던 Ⓛ shoulder의 AROM는 마지막 치료 이후 증진을 보였다. 클라이언트는 동적으로 이동하는 동안 복잡한 양방향으로의 안구*

조절 및 시각적 스캐닝 활동에서 추가적인 작업치료를 받게 될것이며, ADL 및 IADL 수행기능의 증진을 위해 통증 없이 어깨의 AROM을 증진시킬 것이다.

"P"-계획 ("P"—Plan)

치료계획에는 클라이언트 치료 빈도수, 치료기간, 목적, 그리고 필요하다면 타 치료의뢰를 포함한다. 여기에 클라이언트의 치료목표에 대한 중재 전략에 대한 설명을 포함시키면 더 좋은 계획이 될 것이다.

너무 간결한 계획: *치료계획을 지속하라.*

철저한 계획: *클라이언트가 안전하게 ADL 및 IADL을 수행할 수 있도록 퇴원 전 한번 더 작업치료사를 찾는 것이 좋다. 클라이언트와 보호자는 욕조로 이동하는 의자의 사용법을 교육받고, 재활시설에 구비된 모의차량에서 차로 이동하는 연습을 하게 될 것이다. 욕조 이동의자를 구매하기 전에 지역 내 보조기기 업체에 사용가능여부를 확인해야 할 것이다.*

완전한 SOAP노트 (A Complete SOAP Note)

앞 서 설명된 조건을 충족하는 완전한 SOAP노트를 살펴보겠다.

S : *클라이언트는 오늘아침 바닥에 놓여있는 화장품케이스를 집기 위해 몸을 굽혔다고 했다. 그녀는 "몸을 굽혀서는 안 된다는 것을 기억하는 것이 너무 힘들다"라고 말했다. 클라이언트의 딸은 클라이언트가 엉덩관절을 보호하기 위해 감독을 철저히 할 것이라고 하였다.*

O : *클라이언트는 45분간 주방에서 딸과 함께 가정관리 중 엉덩관절 보호법에 대한 교육을 받았다. 클라이언트는 노화와 관련된 초기치매로 인한 단기기억력장애를 보이고 있다. 클라이언트는 선 자세의 균형을 위해 바퀴달린 워커를 사용하여 주방으로 이동했다. 클라이언트는 안전을 위해 보조를 받으며 서서 냉장고에서 꺼낸 스낵과 서랍에서 꺼낸 주방기구들을 다시 제자리에 두었다. 클라이언트는 선 자세에서 앉을 때와 바퀴달린 보행기를 이용하여 돌 때 엉덩관절을 보호하는 방법을 기억하는 것에 있어 4번의 언어적 단서를 필요로 했다. 클라이언트는 치료사의 지시에 따라 리처를 사용하여 바닥에서 물건을 가져오는 것이 가능했다. 기본적, 수단적 일상생활작업을 수행하는 동안 엉덩관절 보호와 안전을 위해 클라이언트와 클라이언트의 딸을 대상으로 교육을 실시하였고, 둘 다 교육내용을 충분히 숙지하였다.*

A : *클라이언트가 언어적 신호 없이 가사 관리 중 엉덩관절 보호하는 방법에 대해 기억하지 못하면 재 손상을 당할 위험이 있다. 보조를 해 줄 딸이 있는 것과 언어적 지시 후 올바르게 보조도구를 사용할 수 있는 능력은 치료목표를 달성할 수 있는 긍정적인 잠재력이다. 클라이언트는 ADL수행 시나 앉는 자세에서 설 때, 이동할 때 엉덩관절을 보호하는 기술을 유지할 수 있도록 숙련된 훈련을 받는 것이 필요하다.*

노트 수정하기 (Revising Notes)

다음 노트는 본 챕터에서 설명한 원칙을 적용하는 것에 도움이 될 것이다. 제나는 감각입력의 효율성을 높이기 위해 주 2회 작업치료를 받는 유아이다. 노트를 읽고 어떤 부분에서 수정이 필요할지 생각해보자.

"S"주관적 정보 ("S"—Subjective)

S : *할머니가 와서 제나가 오늘 아침 여자친구들을 만나 신나있었다고 하였다. 또한 아침에 칫솔질을 몇 초*

간 견뎌냈다고 말했다. 치료 세션 동안, 제나는 손과 팔에 거품이 묻자 닦아달라고 여러 번 요청했다. 그리고 구강운동을 하는 동안 울면서 멈춰달라고 외쳤다.

수정 :

- ◆ 첫 번째 문장은 일반적으로 제나가 친구들을 만나는 것을 거부하지 않는 한 큰 관련성이 없다.
- ◆ 할머니의 보고사항이므로, 할머니가 왔다는 사실은 기재할 필요가 없다.
- ◆ 훨씬 더 간결하게 쓸 수 있다.

S : *할머니는 제나가 몇 초 동안 칫솔질을 할 수 있다고 했다. 제나는 손과 팔에 거품이 묻자 닦아달라고 했으며 구강운동에 대한 인내심이 떨어지자 중단해달라고 요청했다.*

"O"객관적 정보 ("O"—Objective)

O : *아동의 구강방어는 감소하고 있는 것으로 보인다.*

Proprioception/Deep Pressure: *치료사는 그녀가 공간에서의 자신의 위치를 잘 인식할 수 있도록 다양한 고유수용성감각 및 압각 활동을 실시하였다. 그녀는 CGA로 하는 큰 치료공을 먼저 튕겼다. 전정감각을 필요로 하는 점프 및 슬라이딩활동을 추가적으로 하였다. 이러한 활동으로 그녀를 나머지 활동에 주의깊게 참여할 수 있도록 준비시켰다.*

Sensory: *치료사는 그녀에게 거품, 물, 거품스틱으로 놀게 하였다. 제나는 거품을 만지기는 하였으나 즉시 손을 닦아달라고 하였다. 이러한 질감들의 접촉함으로써 예민한 촉감각을 둔감화시켜 식사나 위생 시 필요한 다른 질감들에 더 잘 적응할 수 있다.*

Oral Motor: *치료사는 그녀가 아기에게 음식을 먹이게 하며 모방을 유도했다. 그러나 제나가 자신의 입안에 스푼을 넣자 뱉어내기 시작했다. 치료사는 볼의 근육을 늘리고, 입술을 오므렸다 폈다하는 구강저항운동을 하며 활동을 지속했다. 발화와 식사를 위해 근 길이 및 운동범위를 늘리기 위해서였다. 제나는 활동에 부정적인 반응을 보였다.*

수정 :

- ◆ 적극적인 클라이언트의 참여를 나타내야 하며 치료의 지속시간과 목적을 구체적으로 명시해야 한다.
- ◆ 치료사의 역할보다는 클라이언트를 중심으로 작성한다.
- ◆ 초반부에는 치료법과 치료목적에 대한 강조를 하지 않아야 한다. 감각 및 구강운동에 대한 내용은 소개서에 포함시키는 것이 좋을 것이다.
- ◆ 처음 시작할 때, 클라이언트의 문제점을 명확하게 나타내기 위해 구강운동 뿐 아니라 감각에 대해서도 언급해야 한다.
- ◆ 좀 더 간결할 필요가 있다.
- ◆ 관찰 결과에 "A"에 대한 내용은 포함하지 않아야 한다.
- ◆ 둔감하에 대해 이야기 할 때, 클라이언트가 얼마나 감각입력을 견딜 수 있는지, 진전사항을 확인할 수 있는지를 포함해야 한다.

O : *아동은 45분간 치료를 받으며 감각처리기술을 익히며 식사 및 위생활동 동안 다양한 감각들을 받아들이기 위한 준비를 했나. 제나는 구강 및 촉각방어양상을 보이며, 심각한 회피반응을 보인다. 제나는 치료활동에 참여하는 것을 준비하기 위해 10분간 고유수용성감각/압각, 그리고 전정감각을 견뎌냈다.*

Tactile: 제나는 식사나 위생관리에서 들어오는 감각들의 둔감화를 위해 거품, 물, 거품스틱을 만지는 것을 주저했다. 제나는 거품을 만지고 즉시 닦아달라고 요청했다.
Oral Motor: 제나는 자신이 먹기 전, 아기인형에게 먹이는 놀이를 했다. 제나가 스스로 스푼을 입에 넣자, 거부하며 뱉기 시작했다. 제나는 입을 크게 벌리고, 말하고 먹기 위해 볼근육을 늘리는 활동을 하는 동안 구강거부반응을 45초간 견뎌냈다.

"A"-평가 ("A"—Assessment)

A : *아동은 고유수용성감각 활동에 대한 내성이 증가했고, 이로 인해 한 번에 한 가지 활동에 집중할 수 있는 능력이 향상되었다. 그러나 제나는 여전히 먹는것과 관련된 문제인 젖어있거나 축축한 감각을 받아드리는 활동은 꺼려한다. 제나의 구강 및 촉각방어의 감소를 위해 지속적인 둔감화와 구강저항운동을 지속하길 바란다..*

수정 :

- 한 번에 한 가지 활동에 집중할 수 있는 능력에 대한 언급이 없다. 이는 "A"의 문제가 아니라 "O"에서 언급되어야 하며, "A"에서 평가되어야 한다.
- 두 번째 문장에서 수정이 필요하다. 너무 내용이 광범위하다. 또 다른 문제가 있는지, 구강저항운동을 방해하는 문제는 무엇인지, 진전이 있는지 고려해야 한다.
- 세 번째 문장은 치료사가 바라는 것보다는 클라이언트가 진전을 볼 수 있는 것으로 바꿀 필요가 있다.

A : *아동이 젖거나 축축한 감각을 받아드리는 활동에 참여하는 것을 꺼려하는 것은 계속적으로 식사 및 위생관리에 영향을 미치게 된다. 고유수용성감각활동에 대한 내성의 증가(8분에서 10분)는 한 번에 하나의 활동에 집중하는 능력을 증가시켰다. 45초의 구강저항활동을 참아내는 능력, 스푼을 입으로 가져가려는 의지, 그리고 몇 초간 양치질을 견뎌내는 것 또한 진전사항이다. 제나는 지속적인 둔감화와 구강저항운동을 통하여 촉각방어를 감소시킬 수 있을 것이다.*

"P"-계획 ("P"—Plan)

P : *치료계획을 지속하라.*

수정 :

- 빈도, 기간, 횟수에 대한 언급이 필요하다.
- 앞으로의 치료가 제나의 기능적 수행을 제한하는 문제를 다룰 것이라는 임상적으로 타당한 근거가 없다.

P : *아동은 촉감각의 내성을 높이고 구강방어를 감소시키기 위해 3개월간 주 2회, 회기당 30분씩 치료를 지속할 것이다. 치료는 식사 시 음식의 질감을 받아들이는 것과 식사를 위한 구강범위증진을 중점적으로 실시할 것이다. 제나의 할머니는 제나의 감각처리능력을 향상시키기 위한 필요한 가정 내 활동에 대해 교육받게 된다.*

> 다음 페이지는 작업치료에서 SOAP노트를 작성하는 것에 대해 배운 것을 요약한 것이다. 복사본을 제공하고 있으니, SOAP노트 작성 시 가이드라인으로 사용하면 유용할 것이다.

SOAP노트 체크리스트
(A Quick Checklist for Evaluating Your Note)

다음 표의 내용을 참고하여 노트의 모든 필수요소가 포함되어 있는지 확인해보자.

<table>
<tr><td></td><td>S :</td></tr>
<tr><td>☐</td><td>클라이언트가 자신의 치료나 상태에 대해 말하는 중요한 내용을 사용한다.</td></tr>
<tr><td></td><td>O :</td></tr>
<tr><td>☐</td><td>먼저 클라이언트의 적극적인 참여를 나타내고 치료에서 목표로 하는 클라이언트의 주 문제점을 명확하게 설명하여 치료의 기간, 치료상황 및 목적에 대해 한 문장 내지 두 문장으로 시작한다.</td></tr>
<tr><td>☐</td><td>시간 순, 혹은 범주별로 관찰한 내용을 요약하여 설명한다.</td></tr>
<tr><td>☐</td><td>전문적이고, 간결하고, 구체적으로 작성한다.</td></tr>
<tr><td>☐</td><td>치료사가 한 것보다는 치료에 대한 클라이언트의 반응에 초점을 맞춘다.</td></tr>
<tr><td>☐</td><td>치료사가 아닌, 클라이언트의 관점에서 작성한다.</td></tr>
<tr><td>☐</td><td>도움 수준을 구체적으로 명시한다.</td></tr>
<tr><td>☐</td><td>행위나, 도움수준의 목록을 작성하는 것을 피한다.</td></tr>
<tr><td>☐</td><td>치료법을 강조하지 않는다.</td></tr>
<tr><td>☐</td><td>치료사가 수동적 관찰자가 아니라는 점을 명확히 해야 한다.</td></tr>
<tr><td>☐</td><td>클라이언트를 판단하는 것은 피해야 한다.</td></tr>
<tr><td>☐</td><td>표준약어만 사용하도록 한다.</td></tr>
<tr><td></td><td>A :</td></tr>
<tr><td>☐</td><td>S와 O에서 파악할 수 있는 정보를 확인하고, 의미 있는 작업에 참여하는 클라이언트의 능력이 어떤지 스스로 생각해보라. 어떤 문제점을 가지고 있는지, 진전사항이 있는지, 재활가능성을 확인할 수 있는지 기록한다.</td></tr>
<tr><td>☐</td><td>다음의 공식을 사용하여 기여요인을 문장의 주제로 삼는다.<table><tr><td>기여 요인</td><td>영향</td><td>작업에 참여할 수 있는 능력</td></tr></table></td></tr>
<tr><td>☐</td><td>“클라이언트는 ~을 함으로써 진전을 보일 것이다.“로 ”A”를 끝냄으로써, 지속적인 작업치료를 정당화하고 계획을 수립할 수 있다. 단지 클라이언트가 같은 중재를 계속 받아야 한다고 말하지 말고, 관찰한 문제점을 기준으로 클라이언트에게 필요한 다른 기능에 대해서도 생각해야 한다.</td></tr>
<tr><td>☐</td><td>치료계획에 넣고 있는 일정 및 활동이 클라이언트가 필요로 하는 작업치료와 일치해야 한다.</td></tr>
<tr><td></td><td>P :</td></tr>
<tr><td>☐</td><td>구체적으로 치료빈도와 기간을 명시해야 한다(예: 주 2회, 4주 간)</td></tr>
<tr><td>☐</td><td>클라이언트의 현재 상황에서 차후 진행할 작업치료의 목적을 설명한다.</td></tr>
<tr><td>☐</td><td>클라이언트의 치료목표를 위한 중재 전략에 대한 간략한 설명을 포함한다.</td></tr>
<tr><td>☐</td><td>필요 시, 다른 의료기간에 대한 의뢰를 포함한다.</td></tr>
</table>

내용을 주의깊게 읽은 경우 각 항목이 무엇을 의미하는지 알게 될 것이다. 보다 자세한 설명은 정보를 제공하는 챕터를 참조하길 바란다.

S :

◆ 클라이언트가 자신의 치료나 상태에 대해 언어적, 비언어적으로 표현한 주요내용과 간병인의 보고사항을 제공한다. 특별히 중요한 내용을 얻어내지 못했다면, 클라이언트의 관점에서 정보를 이끌어내기 위해 효과적으로 인터뷰기술을 사용하였는지 체크해야 할 것이다.

O :

◆ 먼저 클라이언트의 적극적인 참여와 클라이언트의 주문제점과 함께 치료기간, 치료상황 및 목적에 대한 설명으로 시작한다.
클라이언트는 45분간의 작업치료에서 주방에서의 식사준비활동을 하였다. 클라이언트는 왼쪽 시각적 무시와 왼쪽 팔의 마비가 있으며, IADL수행 시 이동을 위해 수동휠체어를 사용한다.

◆ 치료사의 역할보다는 클라이언트의 반응에 초점을 맞추어 작성한다.
클라이언트는 치료사가 시범을 보여주면, 보조도구를 사용하여 양말을 신을 수 있다.

◆ 치료사가 아닌 클라이언트의 관점에서 작성한다.
치료사가 클라이언트의 자세를 잡아주는 대신, 최대도움을 받아 클라이언트가 자세를 다시 잡았다.

◆ 도움수준을 구체적으로 명시한다.
클라이언트는 화장실에서 변기로 이동 시 중심잡고 돌면서 손을 놓을 때 최소도움이 필요했다.

◆ 치료법을 강조하지 않는다.
클라이언트는 ADL수행 시 필요한 물건잡기를 위해 페그를 삼점집기를 이용하여 집는 활동을 하였다.

◆ 치료사가 수동적인 관찰자가 아니라는 점을 명확히 해야 한다. 즉, 도움수준만 나열하고 그 정도로 충분하다고 생각하지 않아야 한다.

◆ 환자를 판단하지 말아야 한다. 예를 들면, 클라이언트가 활동을 완수하지 않았다라고 말하며 클라이언트의 고집이 세다고 덧붙이지 말아야 한다.

A :

◆ S와 O에서 파악할 수 있는 정보를 확인하고, 의미 있는 작업에 참여하는 클라이언트의 능력이 어떤지 스스로 생각해봐야 한다. 어떤 문제점을 가지고 있는지, 진전사항이 있는지, 재활가능성을 확인할 수 있는지 기록한다.

◆ 다음의 공식을 사용하여 기여요인을 문장의 주제로 삼는다.

기여 요인	영향	작업에 참여할 수 있는 능력

예 : *팔의 능동관절 가동범위 및 근력 저하는 기본적인 자조기술을 수행할 수 있는 클라이언트의 능력에 영향을 미친다.*

◆ "클라이언트는 ~을 함으로써 진전을 보일 것이다."로 "A"를 끝냄으로써, 지속적인 작업치료를 정당화하고 계획을 수립할 수 있다.
클라이언트는 에너지보존기술에 대한 교육과 팔 근력운동, 한 손으로 IADL수행하는 보상기술에 대한 훈련을 통해 작업치료의 혜택을 받을 수 있을 것이다.

P :

◆ 향후 작업치료의 빈도, 기간 및 목적을 정하고 계획된 중재 전략에 대해 간략하게 설명한다.
유아는 식사기술을 위해 2개월 동안 주 2회씩 작업치료를 받을 것이다. 치료는 구강감각의 둔감화와 맞춤형 젖병사용을 위한 보호자 교육으로 이루어진다.

워크시트 11-1

문제점 작성하기

다음을 읽고 각각의 문장을 더 나은 문제점 작성으로 만들기 위해 무엇이 필요한지 고려해보자.

1. 환자는 체간의 안정성 저하로 LE ①를 입을 수 없다.

2. 클라이언트는 활동지구력 저하로 교실에서의 활동을 견디기가 매우 힘들다.

3. 클라이언트는 과잉행동을 한다.

워크시트 11-2

COAST 목표 작성하기

관찰과 목표작성에서, 치료법에 대해 강조해서는 안되는 것을 기억해야 한다. 다음의 목표를 다시 작성해서 필요한 작업수행의 변화를 강조하고 치료개입의 설명을 줄여보자.

1. *클라이언트는 1주일 후 예상되는 방전을 고려하여 적절한 소재를 사용하여 시계를 독립적으로 만들 것이다.*

2. *클라이언트는 2주 내에 따로 상기시켜주지 않아도 그의 의자에 앉아 가죽지갑을 만드는 45분간의 그룹활동에 적어도 30분간 참여할 것이다.*

워크시트 11-3

정보를 SOAP으로 분류하기

다음의 문장들을 SOAP노트의 어떤 세션에 해당하는지 표시해보자.

—— *클라이언트는 침대에서 누운 자세에서 독립적으로 앉을 수 있다.*

—— *클라이언트는 왼손을 사용하여 카운터의 캐비닛에서 주방기구를 독립적으로 옮길 수 있다.*

—— *왼손의 협응력, 근력, 감각, 고유수용성감각의 저하는 가사관리수행 시 안전상의 문제를 야기한다.*

—— *클라이언트는 아침에 손가락이 뻣뻣하고 단추같이 작은 물체를 집는 것에 문제가 있다고 보고했다.*

—— *팔의 활동지구력이 15분으로 향상되어 클라이언트는 간단한 식사를 준비할 수 있다.*

—— *아동은 60분간 작업치료실에서 손기능평가를 받았다.*

—— *고유수용성감각 및 운동계획 저하는 독립적인 상의입기에 제한을 준다.*

—— *부종을 조절하기 위해 오른손 마사지를(심장 방향으로) 지속하시오.*

—— *기억에 대한 암시를 주어 부적절한 자세를 100% 정확히 식별하게 한다.*

—— *클라이언트는 엉덩관절 주의사항을 기억하기 어렵다고 보고했다.*

—— *클라이언트는 추가적으로 하의입기, 목욕하기, 화장실 이용 시 엉덩관절 예방교육을 받음으로써 혜택을 보게 될 것이다.*

—— *클라이언트의 반복을 통한 증진은 초점 응시로 사용하는 보완대체의사소통기기를 성공적으로 이용할 수 있는 좋은 잠재력을 나타낸다.*

—— *클라이언트는 그룹활동동안 눈맞춤이 어렵다.*

—— *클라이언트는 2회의 언어적 지시로 전기요금영수증 금액을 정확하게 작성했다.*

—— *클라이언트는 지구력의 한계로 휴식을 요청했다.*

—— *클라이언트는 IADL을 선 자세로 수행하는 것을 준비하기 위해 체간을 앞으로, 뒤로, 왼쪽으로 오른쪽으로 각각 10회씩 체중 이동하였다.*

—— *이번 주에 손목 근력이 3+등급으로 나온 것은 치료목표달성을 위한 좋은 진전이었다.*

—— *안전한 IADL수행을 위하여, 인지기능손상을 중점적으로 2주간 작업치료를 주 3회로 지속한다.*

—— *모의면접에 단정치 못한 외모로 나온 것은 판단력 및 자기인식이 떨어지는 것을 의미한다.*

워크시트 11-4

"S" 작성하기 - 주관적 정보

이 세션은 클라이언트의 현재 상황에 대한 인식을 포함한다. 경험이 부족한 치료사들은 클라이언트가 말한 중요한 정보를 나열할 때가 있다. 아래의 예시를 보면, 필요한 정보이기는 하나 전체적으로 일관성이 없다. 틀렸다고 보기엔 어렵지만 좀 더 체계적이고 일관성있는 보고가 필요하다. 이 클라이언트는 주로 이동과 관련된 문제를 호소했다.

S : *클라이언트는 작업치료사에게 오른쪽 어깨와 왼쪽 무릎에 관절염이 심각하다고 하였다.*
클라이언트는 10번 중 8번꼴로 무릎 아래 절단부에서 통증을 느낀다.
클라이언트는 왼쪽 다리에 체중을 실을 때 통증이 있다고 말했다.
클라이언트는 슬라이딩보드를 좌석에서 더 위로 이동시키고 싶다고 하였다.
이동 후, 괜찮냐고 묻는 질문에 클라이언트는 피곤하다고 답했다.
클라이언트는 끝났다고 말하며 침대에 더 가까이 갈 수 있도록 도움을 요청했다.
옷 입기 과제를 위해 클라이언트에게 침대로 이동하게 하였는데, 과제에 있어 이동에 가장 큰 어려움을 호소했다.
클라이언트는 왼쪽 다리를 밀고 w/c 바퀴에 절단부가 부딪히는 것을 피할 수 있도록 오른쪽으로 이동하는 것을 선호한다고 하였다.

위 "S"를 좀 더 간결하고 체계적으로 작성해보자.

S :

워크시트 11-5

"O" - 첫 문장 잘 쓰기

다음의 시작 문장을 다시 써서, 각각의 상황에서 작업치료사의 개입이 얼마나 중요한지를 보여주고, 치료 세션에서 다루는 1차적 문제를 표시한다.

1. *클라이언트와 치료실에서 45분간 자조기술활동을 하였다.*

   추가정보: 클라이언트는 엉덩관절 수술로 인해 이동 시, 특히 화장실 이동 중 안전에 대한 우려가 있다. 필요한 경우 보조도구를 사용할 수 있다. 또한 클라이언트는 기억력에 있어서도 문제가 있다.

2. *클라이언트는 1시간 동안 직업기술훈련을 받았다.*

   추가정보: 클라이언트는 업무능력을 독립적으로 수행하는 것에 있어 과제순서화에 문제가 있다. 양측협응력의 저하는 클라이언트의 직업기술인 박스 열고 닫는 것을 수행하는 것에 문제가 된다. 감각통합기능의 문제는 클라이언트의 작업을 완료하는 동안 높은 산만함에 영향을 미친다.

3. *클라이언트는 아침 옷 입기를 위해 30분간 침상에서 훈련을 받았다.*

   추가정보: 균형과 양측 다리의 운동조절의 저하는 안전한 ADL수행능력 및 ADL수행 중 이동을 위한 휠체어 사용에 영향을 미친다.

4. *클라이언트는 1시간 동안 부엌에서 요리하기 활동에 참여했다.*

   추가정보: 클라이언트는 동적인 선자세 균형과 왼쪽 팔에 대한 부주의로 인해 안전상 우려가 있다.

워크시트 11-6

"O" - 도움수준에 대한 구체적인 설명

다음의 각 문항이 작업에서 도움이 필요한 부분을 포함하고 있는가?

— *클라이언트는 침대에서 환자용변기로, 그리고 침상에서 w/c로 이동하는 것에 있어 두 사람의 max Ⓐ이 필요하다.*

— *아동이 크레용으로 길을 따라 선을 그을 때 선 밖을 벗어나지 않도록 손을 번갈아가며 보조했다.*

— *클라이언트는 생활기술 그룹활동 동안 토론에 참여하기 위해 두 번의 언어적 지시를 필요로 했다.*

— *클라이언트는 통증으로 인해 양말신는 것에 max Ⓐ을 필요로 했다.*

워크시트 11-7

"O" 수정하기

다음의 "O"에서 개선이 필요한 사항에 대해 기입하라.

O : ***Toilet transfers:*** *max Ⓐ*

Toileting: *max Ⓐ, 스스로 왼팔을 지지하고 옷을 입는 것이 불가능함.*

UE dressing: *max Ⓐ, 구두적 단서, 준비 필요, 독립적으로 셔츠를 머리끝까지 잡아당기기 가능*

LE dressing: *바지를 엉덩이까지 끌어올리는 것에 min Ⓐ, 바지를 허리까지 올리는 것에 max Ⓐ*

Ⓡ hand status: *Ⓡ fingers: 약간의 spasticity(검지 손가락이 제일 심함)*

Thumb: abd과 flex시 CMC joint 통증

Ⓡ wrist: flaccid

◆

◆

◆

◆

◆

워크시트 11-8

관찰과 평가의 차이점

다음 내용들을 읽고 **관찰내용**과 **평가**를 구분하라. 관찰을 통해 클라이언트가 무엇을 했는지를 알 수 있고, 평가는 문제가 되는 기여요인이 어떻게 작업수행에 영향을 미치는지를 알 수 있음을 기억하라

—— *클라이언트는 보행을 위해 AFO와 신발을 ①로 신을 수 없다.*

—— *클라이언트는 AFO와 신발을 신을 수 없어서 IADL 수행을 위해 혼자 안전하게 보행하며 그의 집 근처를 돌아보기 힘들다.*

—— *감각적 내성의 저하로 인해 교실 내 과제수행에 있어 클라이언트의 주의집중에 한계가 있다.*

—— *클라이언트는 감각적내성의 저하로 인해 과제를 유지하는 것에 있어 구두적 단서를 필요로 한다.*

—— *클라이언트는 호흡 및 에너지 보존기술을 사용할 수 없어 과제를 완료하는데 몇 가지 단서가 필요했다.*

—— *환자는 호흡기술 및 에너지 보존기술을 사용할 수 없어 퇴원 후 구두적 단서 없이 스스로 기본적 ADL과제를 수행하기 어렵다.*

다음은 작업치료사가 클라이언트를 **관찰한 내용**이다. 부족한 부분을 보충해서 다시 작성해보자.

1. *클라이언트는 기억력 및 순서화의 결핍으로 빨래와 요리하는 것에 어려움을 보였다.*

2. *클라이언트는 지구력의 저하와 엉덩관절 예방사항을 따르는 것에 어려움이 있어 가정에서의 작업과 자조기술활동을 독립적으로 수행하기 어렵다.*

3. *행동 수정 중재 후, 클라이언트는 나머지 치료 세션 동안 온순한 태도를 보였다.*

워크시트 11-9

문제점, 프로그레스, 재활 가능성

Mr. Y는 1주 전 Ⓛ CVA 진단을 받은 68세 남성이다. 그의 Ⓡ UE은 어느정도 회복하고 있으며 어제 작업치료 처방이 났다. 어제 Mr. Y를 평가한 동료 작업치료사가 오늘 아파서 결근을 하였고, 당신이 이 클라이언트의 치료를 담당하게 되었다. 초기 노트에 의하면 클라이언트의 활동지구력은 1분 미만이었고, 어느정도 실어증이 나타나는지는 확인할 수 없었다.

O : *클라이언트는 ADL수행을 위한 준비과정으로 작업에서의 Ⓡ UE의 기능적 사용을 위해 30분간 작업치료를 받았다. 그는 Ⓡ UE hemiparesis, 앉은자세균형 저하, 인지기능 저하를 보이고 있다. 클라이언트는 w/c에서 체중이동을 위해 mod Ⓐ을 필요로 하며 w/c에서 mat로 서서 돌아 이동하는 것에 있어 정확한 자세와 발로의 체중이동시 최대한의 언어적 지시를 필요로 하며, 작은 공주머니를 잡는 것을 시작하기 위해서도 최대한의 언어적 지시를 필요로 한다. 클라이언트는 오른쪽 팔을 뻗는 것에 있어 mod Ⓐ을 필요로 한다. 클라이언트는 최대의 언어적 지시가 있으면 공주머니를 ~2피트 정도 던지기 위해 Ⓡ UE shoulder flexion하는 것이 가능하다. 클라이언트는 언어적 지시를 받고 치료목표를 달성하기 위한 치료활동에 대해 인지적 이해가 가능하였다. 클라이언트는 3분간의 치료활동 후 휴식이 필요하다.*

위의 정보를 읽고 클라이언트의 문제, 치료 진전사항, 재활가능성을 평가해보자.

문제점 :

프로그레스/재활가능성:

작업에서의 참여가 어떻게 영향을 미치는지를 평가하는 "A"를 써보자. 클라이언트가 얻을 수 있는 이점을 포함해야 한다. 그런 다음 이 클라이언트에 대한 치료계획을 설명하는 "P"를 작성해보자.

A :

P :

워크시트 11-10

"A"와 "P"쓰기 – 학교기록

이제 학령기 아동을 평가하고 치료계획을 세울 것이다. 학교에서의 치료는 아이들의 학업과 관련이 있다는 것을 유념해야 한다. 코디는 학교에서 작업치료를 받는 2학년 아동이다. 아동은 낮은 근긴장도를 포함한 몇 가지 문제를 가지고 있는데, 이 문제로 인해 팔의 약화와 체간부의 안정성 저하를 보인다. 마지막 치료노트를 살펴보면, 그는 구두적 단서와 함께 글자를 적는 것을 70% 수행할 수 있었다.

S : *아동은 팔의 근력 및 안정성을 필요로 하는 양측협응 훈련동안 너무 어렵다고 하였다.*

O : *아동은 글씨쓰기를 포함한 시운동을 필요로 하는 교실 내 과제와 관련된 훈련을 위해 학교 내의 치료실에서 30분간 치료를 받았다. 아동은 교실에서 동적인 팔 움직임을 할 때 필요한 안구의 움직임, 소근육 기술, 상체의 근력과 안정성의 결핍을 보이고 있다.*

Visual tracking: *아동은 오른쪽에서 왼쪽으로 움직이는 물체를 4번 시각추적하는 것에 40% 정확성을 보였고, 왼쪽에서 오른쪽으로 추적하는 것에는 20%의 정확성을 보였다.*

UE coordination: *아동은 Ⓑ UE 협응활동(줌볼)의 활동에서 80% 정확도 수행을 하였는데, 과신전된 무릎관절과 상체의 약화로 인해 몸통의 보상움직임을 보였다.*

Handwriting: *아동은 기억력에서 90%의 정확도와 최소 구두적 단서를 통해 75%의 정확도로 라인을 벗어나지 않고 P, E, F, D, M, N, R을 쓸 수 있다.*

코디는 어떤 문제와 프로그레스, 그리고 재활잠재력을 보이고 있는가?

당신의 평가와 치료계획을 아래에 써보시오.

A :

P :

워크시트 11-11

"A"와 "P"쓰기 – Mr. S의 의사소통 기술

Mr. S는 35세 남성으로, 정신병원의 폐쇄병동에서 케어를 받고 있다. 그는 폭력적인 범죄로 형사처벌 대상이었으나 교도소에 가는 대신 정신병원에 보내졌다. 현재 정신분열증, 인격장애 진단을 받았으며, 오늘 그는 주장그룹에 참여했다.

S : *클라이언트의 현재 진단은 정신분열증이다. Mr. S는 주장이 무엇인지 알고 있지만, "조작과 공격성은 늘 나에게 더 잘 작용되었다"라고 말했다. Mr. S에게 주장에 대해 설명해달라고 하자, "문제는 케이크 안에 있는 설탕과 과일이다."라고 말했다.*

O : *Mr. S는 이날 1시간 동안 주장그룹에 참여해 주장과 효과적인 자기표현능력을 향상시키기 위해 역할극활동을 하였다. 그는 머리를 빗질하고 단정한 복장으로 제 시간에 도착했다. 그는 주장을 정확히 정의할 수 없었고, 역할을 맡거나 다른 사람들에게 제안을 하는 등 세 가지 역할극활동 중 어느 것에도 반응하지 않았다. 역할극을 하는 동안 Mr. S는 눈을 감고 고개를 숙이고 있었으며 세션이 끝나자마자 재빨리 자리를 떴다.*

Mr. S의 문제점, 프로그레스, 그리고 재활잠재력을 작성해보자.

당신의 평가와 치료계획을 아래에 작성해보자.

A :

P :

워크시트 11-12

거의 충분한 노트 수정하기

이 노트는 거의 충분하다. 사실 겉으로 보기에는 충분해 보이나 조직화나 임상적 추론에 있어서 큰 결점을 가지고 있다. B씨는 78세 여성으로 Ⓛ CVA로 Ⓡ hemiparesis를 가지고 있다. 이 노트를 다시 쓸 필요는 없지만 읽어보며 좀 더 보완할 부분을 확인해보자.

S : *클라이언트는 그녀의 오른쪽 엉덩관절의 뻣뻣함을 호소했으나 일전에 있었던 통증은 완화되었다고 하였다. 그녀는 왼쪽방향으로 이동하는 것이 편하다고 하였다. 클라이언트는 병원에서 벗어나기 위해서라면 무엇이든 할 용의가 있다고 하였다.*

O : *클라이언트는 옷 입기 및 ADL동안 기능적 이동을 위하여 45분간 치료를 받았다. 그녀는 오른쪽의 관절가동범위 제한과 균형능력의 저하를 보였다.*

Transfer: *침대→휠체어로 좌측 보조 하에 서서 돌아 이동. 안전바를 잡고 w/c에서 화장실로 이동하는 것에 최소도움*

Mobility: *클라이언트는 누운 자세에서 우측 보조 하에 몸통을 구부리며 굴렀다. 클라이언트는 누운자세에서 보조하에 앉고, 앉은 자세에서 min Ⓐ으로 서고, w/c로 독립적으로 이동한다.*

Dressing: *클라이언트는 독립적으로 셔츠를 입었다.*

클라이언트는 서있는 동안 폐활량을 유지하며 min Ⓐ으로 브래지어를 입었다.

클라이언트는 독립적으로 양말과 신발을 신었다.

클라이언트는 min Ⓐ을 받으며 속옷과 바지를 입었으며 워커를 짚고 서서 폐활량을 유지했다.

클라이언트는 옷 입기 활동에서 준비를 해주는 것이 필요했다.

UE ROM: Ⓛ UE: WFL, Ⓡ UE: shoulder flexion 범위↓

Static standing: *클라이언트는 워커를 사용하여 양측 팔을 보조하에 가능하다.*

Dynamic standing: *균형을 위해 워커의 사용이 필요하다.*

A : *오른쪽 팔의 협응력, 양측 팔 근력, 그리고 동적인 선자세 균형의 저하를 보인다. 클라이언트는 침대 가장자리에서 독립적인 옷 입기가 가능하나, 워커를 사용해 서서 옷을 입을 때는 최소도움을 필요로 한다. 클라이언트는 비손상측으로 돌 때 도움이 필요하고 앉은 자세에서 설 때 팔의 근력 저하로 최소도움을 필요로 한다. 클라이언트는 침대에서 휠체어로 비마비측으로 돌아 이동할 때 도움을 필요로 하고 휠체어에서 화장실 이동 시 최소도움이 필요하다. 클라이언트는 지속적인 작업치료를 통한 팔 근력강화 및 협응력 운동, 워커를 사용한 ADL수행을 위한 역동적인 선 자세 균형증진훈련으로 혜택을 받을 수 있을 것이다.*

P : *클라이언트는 2주간 30분씩 하루 두 번씩 ADL 수행동안 역동적 선자세 균형훈련을 지속할 것이다.*

이 SOAP노트의 보완사항은 무엇인가?

제 12 장

중재 계획하기
(Intervention Planning)

이제 SOAP 메모를 작성하는 기본 사항을 알았으니, 뒤쪽으로 약간 돌아가 당신이 기록한 것을 바탕으로 중재 계획을 짜는 것에 대한 몇 가지 주의사항을 설명하겠다. 제1장을 상기하면 *OTPF-III* (American Occupational Therapy Association [AOTA], 2014b)는 작업치료의 영역과 과정을 설명하였다.

작업치료 과정의 첫 번째 부분은 철저한 평가와 관련 있으며 작업 치료적 활동분석뿐만 아니라 작업 치료적 개요의 개발을 포함한다. 평가 과정을 통해 문제가 파악되고 환자의 우선순위가 결정되며 목표로 한 결과들이 도출된다.

작업 치료 과정의 다음 단계는 중재 계획을 문서로 만드는 것이다. "취해진 조치를 안내하고 클라이언트와 협력하여 개발되는 계획이다. 그것은 선택된 이론, 기준의 틀 및 증거에 기초한다(AOTA, 2014b, p.10)." 참고 문헌 체계는 특정 영역의 실무를 위한 평가와 중재 전략을 묘사함으로써 실습을 안내한다(Cole, 2014). 선택된 중재 전략과 그러한 중재를 설명하는 데 사용되는 용어는 특정 설정이나 클라이언트에 사용된 참조 프레임에 따라 다르다.

*OTPF-III*는 개인, 집단 또는 인구를 위한 개입이 개발될 수 있다고 설명한다. 학습을 위해 이 안내서는 개인을 대상으로 한 개입에만 초점을 맞출 것이다. 그러나 이 안내서에 설명된 기술은 집단 및 인구 집단에 봉사하는 작업 치료사에게 적용될 수 있다.

10장에서 설명했듯이 중재 계획은 평가 SOAP 메모의 "P"부분의 일부이다. 13장에서는 평가 문서와 관련된 추가적인 요구 사항에 대해 논의할 것이다. 이 장에서는 중재 계획에 포함된 목표, 목적 및 중재 전략에 중점을 둘 것이다.

중재계획과정 (The Intervention Planning Process)

치료가 접수되면 치료사는 마음속으로 중재계획을 시작한다. 이름, 나이, 치료를 받아야 하는 이유 등은 치료사가 자신의 마음속으로 적절한 평가를 하기 위한 작업치료 영역, 제한적인 부분과 가능한 중재를 찾을 수 있도록 자극해 준다. 그런 활동들은 환자들에게 이익이 된다. 각각의 개인들은 다르고, 평가를 시작했을 때도 많은 변화가 있을 것이며 놀라운 점들도 있다. 치료사가 "Clyde C, 나이 68세, Ⓛ CVA, 평가 및 치료" 라는 것을 보고 생각의 길을 따라 정신적인 여정을 하는 것과 "Brooke J, 나이 4세, ADHD, 평가 및 치료"라는 것을 보고 생각하는 길이 서로 다르다는 것을 알 수 있다. 처음부터 좋은 치료사는 환자의 작업 치료적 개요, 활동의 우선순위, 퇴원 후 가능한 취업 장소 등을 토대로 퇴원계획을 시작한다.

작업치료의 문서를 위한 지침서(AOTA, 2014b, P.S35)에선 중재계획에 포함되어야 하는 구성요소들을 확인할 수 있다.

◆환자의 이름과 인구학적 정보
◆측정 가능하고 작업기반의 목적과 목표
◆사용하고자 하는 중재 방식 및 중재접근법
◆치료사, 장소, 빈도/기간을 포함한 치료 제공체계
◆퇴원환경, 후속 조치, 중재중단기준을 포함하여 퇴원을 위한 계획
◆표준화된 또는 비 표준화된 평가도구들을 이용한 치료 결과 산출
◆중재개발, 검토 또는 수정의 기록 및 계획을 책임질 전문가들

초기평가와 중재계획은 병원에서 사용되는 형식에 따라 작성되며 관행적인 세팅에 따라 달라진다. 이전 장에서 기능적인 문제에 대한 문서들을 작성하는 방법과 장기목표와 단기목표 또는 목적들을 어떻게 다뤄야 하는지에 대해 배웠다.

이제 우리는 확인된 문제들을 해결하고 계획된 목표를 달성하기 위해 환자를 도울 중재 방법과 구체적인 전략을 선택하는 방법에 대해 논의할 것이다.

The *OTPF–III* (AOTA, 2014b)는 작업치료에서 사용될 수 있는 다섯 개 유형의 개입접근방법을 설명한다.

1. 활동들, 질 높은 환경, 강화된 활동을 하기 위한 **건강 증진**
2. 손상된 기술들을 위한 치료적/회복 또는 아직 개발되지 않은 **기술들의 수립**
3. 활동능력의 ***유지***, 치료 없이는 수행능력이 감소할 것이라고 가정한다.(유지라는 단어는 독자들에게 중요한 의미이다; 이러한 접근법을 기록할 때 작업치료를 받지 않는 것이 어떻게 환자들의 작업수행능력에 분명한 감소가 따르는지 정확하게 기록하는 것은 필수이다. 예를 들어 파킨슨병 또는 황반변성과 같은 진행성 장애가 있는 개인에 대한 중재가 포함되어 있어 최소한의 제한적 환경에서 독립적으로 활동을 수행할 수 있도록 돕는다.
4. 환경 또는 보상적/적응적 기술을 통해 활동을 **수정**
5. 장애인과 비장애인에게 발생할 수 있는 작업수행 문제 **예방**

여기에 나열된 접근법들은 환자의 희망목표와 밀접한 연관성이 있다. 이러한 접근법들은 작업치료를 통해서 달성하고자 하는 것을 설명한다. *OTPF–III* 또한 실행될 수 있는 작업치료 중재의 특정 유형을 열거하고 있다.

◆ 작업 및 활동들의 치료적 사용
◆ 준비 방법 및 준비 작업
◆ 교육 및 훈련
◆ 지지하기
◆ 그룹 중재

여기에 설명된 작업치료 중재의 유형은 환자가 목표로 하는 결과를 달성하는 방법을 설명한다. 이제 중재에 대해 자세히 살펴보겠다.

작업과 활동들의 치료적 사용 (Therapeutic Use of Occupations and Activities)

이러한 중재의 유형에는 환자의 목표를 맞추기 위한 중재 방법으로 특별한 작업 및 활동들을 포함한다. "치료적으로 작업 및 활동들을 사용하기 위해 치료사는 환자의 치료적 목표, 환자의 배경과 환경을 고려해야 한다

(AOTA, 2014b, p.S29).

- ◆ *작업:* 작업은 "환자 중심의 일생 생활 활동이며 환자의 목표를 확인하고 지지해주거나 걸맞은 활동을 말한다(AOTA, 2014b, p.S29)." 예를 들어 보상적인 장비를 이용하여 일상생활 활동 중 아침에 하는 활동들을 완료하거나 놀이터에서 놀기, 대중교통을 이용하여 상점에서 쇼핑하는 것을 포함한다.
- ◆ *활동들:* 활동들은 작업의 구성요소이며 환자에게 의미가 있고 관련이 있는 것이다. 예를 들어 집에서 적절한 보조장비를 선택하여 화장실에서 욕조로 옮기는 활동을 연습하거나, 임시주택을 위해 예상되는 월세를 준비하는 것, 금전 관리기술을 향상하기 위해 변화를 실천하는 것이 포함된다.

준비 방법 및 준비 작업 (Preparatory Methods and Preparatory Tasks)

준비 방법 및 작업은 환자가 작업 활동을 준비하는 것을 도와준다. 이러한 중재 접근법은

"치료 준비과정 혹은 치료 중 작업과 활동들 혹은 일상적인 작업 활동을 지지하기 위해 가정 중심으로서 환자에게 제공하는 것이 포함된다(AOTA, 2014b, p.S29)."

- ◆ *준비 방법들:* 준비를 위한 방법들은 "장비, 장치들, 환자가 작업 활동을 준비하기 위한 기술들이다. 종종, 준비 방법들은 '알맞게' 환자의 활동적인 참여 없이 완료된다(AOTA, 2014b, p.S29)." 예를 들어 물리치료 기관의 장비, 림프 관리, 스플린팅, 상처 관리 기술들, 보조기술의 확인, 환경 수정을 추천, 앉기, 자세 잡기, 이동을 위한 적절한 도구 추천이 포함된다.
- ◆ *준비 작업들:* 준비를 위한 작업들은 "독특한 환자 요인 또는 활동 기술들을 맞추기 위해 환자에게 선택되어 제공된 활동들이다. 작업들에는 환자의 활동적인 참여와 때로는 다양한 재료들을 이용하여 작업의 구성요소 또는 활동들을 모의훈련하는 것을 포함한다(AOTA, 2014b, p.S30)." 예를 들어 조작된 감각 환경에서 훈련하기, 집에서 운동프로그램 수행하기, 퓨티 혹은 밴드를 이용하여 근육 강화 훈련하기, 어깨 관절 가동범위를 맞추기 위한 목적으로 운동치료실에 있는 옷걸이에 옷을 제거하거나 교체하는 활동을 포함한다.
  - ■ 학생들은 종종 활동들과 준비작업의 차이를 이해하는 것을 어려움을 겪는다. 활동은 환자에게 의미 있는 것이다. **"준비 작업 자체는 의미를 지니고 있지 않을 수 있고 독립적 실체로 존재하지 않을 수 있다** (AOTA, 2014b, p.S30)." 만약 환자가 이전의 직업인 가정부로 복귀하기 희망하여 치료사가 환자에게 린넨카트에서 세탁된 수건들을 꺼내 접는 활동을 요청한다면 그러한 중재는 활동으로 분류될 수 있다. 왜냐하면 그러한 활동은 환자에게 의미가 있으며 작업요소의 연습에 포함되기 때문이다. 이와 반대로 가정부로서의 직업 경험이 없는 환자를 상상해보면, 치료사가 그러한 경험이 없는 환자에게 린넨카트에서 세탁된 수건을 꺼내 접는 활동을 요청했다면 환자는 이러한 활동이 고유한 의미가 없는 활동으로 인식되기 때문에 어깨 관절 가동범위를 운동시키는 다른 방법으로만 인식할 수 있고 이러한 중재 방법은 준비작업으로 분류된다. 그것은 단순히 운동의 다른 형태이다. 학생들과 신규 치료사들이 때때로 준비방법과 작업들에 막혀서 의미 있는 활동과 작업으로 옮기지 못하는 오류가 있다. 환자의 작업 중심 목표를 이루고 싶다면 치료사는 포괄적인 중재 방법을 개발하여야 한다.

교육 및 훈련 (Education and Training)

이전에 설명한 중재접근법 외에도 작업치료사들은 종종 환자와 함께 교육 및 훈련에 참여한다. OTPF-III (AOTA, 2014b)에서는 교육 및 훈련 사이의 차이를 설명한다.

1. *교육:* 교육은 "작업, 건강, 복지와 참여에 대한 지식과 정보를 전달하는 것이며 환자들이 일상에서 도움이 되는 행동 및 습관을 수행할 수 있도록 하는 것으로 정의 내릴 수 있으며 중재 기간 중 이러한 교육은 필요할 수도 필요하지 않을 수도 있다(AOTA, 2014b, p.S30)." 예를 들어 치매 환자를 위해 주거안전을 위한 개조에 대한 가족에게 교육하기, 집에서 휠체어 사용을 위한 경사로 설치를 위해 건축물 지침서에 대해 환자의 가족 구성원 또는 친구들에게 교육하기, 뇌졸중 위험 신호에 대해 가족들이 의료적 주의사항을 전달해야 할 때 교육하는 것이 포함된다. **교육의 목표는 이해력을 증진하는 것이다.**
2. *훈련:* "훈련은 실제 삶 속에서 특별한 목표를 이루기 위해 구체적인 기술획득의 촉진이며 기술들은 측정 가능한 기능의 요소이며 숙련할 수 있게 만드는 것을 말한다(AOTA, 2014b, p.S30)." 예를 들어 근육의 구축을 예방하기 위해 스스로 관절 가동범위 운동을 하게끔 훈련하는 것이나 보호자에게 새로운 휠체어의 사용방법에 대한 교육, 그리고 아동들이 변화하는 시기에 폭발적인 행동들을 감소시키기 위해 비전문가들에게 고유수용성 감각적 전략을 어떻게 사용해야 하는지 훈련하는 것이 포함된다. 이러한 **훈련의 목표는 행동을 증진하는 것이다.**

지지하기 (Advocacy)

지지하기는 "작업적인 정의로움을 장려하며 환자들이 일상생활 활동을 완전히 참여할 수 있도록 자원을 확보하는 노력이다(AOTA, 2014b, p.S30)." 지지 노력들은 치료사와 환자에게 달려있다. 예를 들어 지지하기는 환자와 협력하여 합리적인 업무 편의를 도모하고 공원이나 휴양지가 보편적인 설계로 디자인되도록 사회위원회에 건의할 수 있다. 자기 스스로 지지하기는 학습장애가 있는 대학생이 장애 업무 전담 공공기관과 약속을 잡아 적절한 교육 시설을 요구하거나 장애인 단체가 시의회에 휠체어사용자들을 위해 대중교통의 접근성 강화를 요구할 수도 있다.

그룹 중재 (Group Interventions)

그룹 중재는 작업치료사의 리더십을 이용하여 사회적 상호작용과 역동성 있는 그룹을 통해 학습과 배움을 촉진한다(AOTA, 2014b). 예를 들어 자폐를 겪고 있는 청소년을 위해 사회 기술 그룹이 포함되며 발달장애가 있는 어른들을 위한 요리기술, 정신 건강을 위해 분노 관리 그룹, 재활 시설에서 환자를 위한 팔운동 그룹이 포함된다. 그룹 중재 시 세부 청구 지침이 있다. 작업치료사는 서비스 시간과 비용을 정확하게 보고하기 위해 임상 문서와 관련된 표준 및 규정을 숙지하고 도덕적 법적의무가 있다(AOTA, 2014a, p.1).

기타 고려 사항들 (Other Considerations)

덧붙여서 중재접근법과 기술들의 차이를 인지하고 목표를 이루기 위해 중재 방법을 선택할 때 다른 요인들을 반드시 고려해야 한다.

재활잠재력 추정하기 (Estimating Rehab Potential)

재활잠재력은 치료사와 환자가 선택한 목표에 대해 좋다 혹은 훌륭하다고 명시해야 한다. 환자의 재활잠재력이 정해진 목표에 좋지 못하거나 훌륭하지 않은 경우 치료사는 단계를 낮추고 점진적으로 목표를 이루도록 도와준다. 환자가 성취할 수 없는 목표를 설정하는 것은 도움이 되지 않는다. 재활잠재력은 poor, fair, 혹은 guarded로 추정하며, 재활잠재력이 낮은 사람들은 치료에 대한 지출을 꺼릴 수 있다.

주의: "재활 잠재력"은 "독립성"을 의미하지 않는다. "설정한 목표에 도달하거나 분명한 변화를 만드는 잠재력이다."

의미 있는 중재 전략 선택하기 (Selecting Meaningful Intervention Strategies)

치료전략과 치료 매체를 선택하는 것은 숙련된 작업치료사들에게는 일상적인 일이지만, 미숙한 작업치료사들에게 각각의 환자에 따라 다른 전략 방법들을 선택하는 것은 맨땅의 헤딩하기같이 어렵다. 작업치료학문이 다른 학문들과 다른 차이 중 하나는 중재 전략과 매체가 환자의 목표에 충족시키기 위해 선택된다는 것이다. 작업치료는 환자 중심이며, 선택된 중재 방법은 환자에게 의미가 있어야 한다(Gillen & Boyt Schell, 2014). 작업치료는 각각의 환자들과 함께하는 창의적인 문제해결과정이다. 한 환자에게 의미 있는 작업이라도 다른 사람에게는 의미가 없을 수 있다.

심지어 옷 입기 같은 기본적인 작업조차도 일부 환자들에겐 의미가 없는 것처럼 보일 수 있다. 개인 간병인이 있는 사지마비 환자는 스스로 옷을 입을 필요가 없고, 그렇게 하는 것을 배우는 것을 시간 낭비라고 생각할 수도 있다. 그러나 자신의 친구들과 사회적 참여에 다시 참여하는데 필요한 기동성과 머리 조절로 움직이는 전동 휠체어를 사용하는 방법을 배우는 것은 매우 동기부여가 될 수 있다. 일부 환자들은 수표책을 점검하는 일을 필요하지 않을 수 있지만 어떤 이들은 수표책을 점검하는 일을 하지 못한다면 독립적으로 생활에 복귀하기 힘들 수 있다. 유능한 작업치료의 차이는 의미 있는 활동을 찾고 전략적으로 중재할 수 있는 능력의 차이이다.

작업치료사는 다음과 같은 질문을 한다.

◆ 무엇을 하고 싶은가?
◆ 무엇이 당신이 그 일을 할 수 없게 하는가?
◆ 그러한 일을 하기 위해 가능한 선택은 무엇인가?

중재 전략에는 새로운 기술 또는 패턴들을 가르치는 것이 포함되며, 환자 요인(관절 가동범위, 근력, 지구력), 또는 외부적인 환경 및 내부적인 배경을 수정하거나 향상할 수 있다. 작업치료사들은 다양한 전략 방법들을 고려해야 한다. 개별 치료사들의 창의력은 중재계획을 하는 동안 발전한다. 만약 환자가 그들 방의 전등 스위치를 더 이상 관리하기 힘들다면 작업치료사들은 "전등 스위치를 켤 수 있는 방법은 얼마나 될까?" 생각하며 조립생산라인에 근무하는 사람이 복귀를 위해 장기목표를 세울 때 어떤 활동들이 손목 폄을 요구하는지에 대해 생각해봐야 한다. 어떤 활동들이 환자에게 의미가 있을까?

작업치료에서 사용되는 치료 매체는 다른 분야에서 사용되는 것과는 다르다. 작업치료사들은 작업수행 활동과 관련된 활동 또는 일반적으로 집에서 볼 수 있는 물건들을 이용하여 치료를 한다. 예를 들어, 환자 자신의 옷은 일반적인 치료 매체이다. 옷을 스스로 입지 못하는 환자에게 옷을 입는 방법을 가르치기 위해 사용될 수 있고; 서 있는 능력을 키우기 위해 옷을 접는 등의 의미 있는 활동; 옷장에 걸려있는 옷을 집기 위해 환자의 어깨 AROM을 증가하는 것을 도와줄 수 있다. 이러한 접근법은 환자가 퇴원했을 때 환자의 필요에 의해 접근해야 한다. 숙련된 작업치료사는 일반적으로 쓰이는 가정용품들의 차이를 쉽게 알 수 있다. 같은 메쉬소재의 스펀지라도 접시를 씻는 데 쓰일 수 있고 장악력을 키우기 위해 쥐는 연습이나 AROM 증가를 위해 던지기 연습을 할 수도 있다.

“상향식” 대 “하향식” 접근법의 고려 (Consideration of “Bottom-Up” Versus “Top-Down” Approaches)

평가를 위한 “상향식”과 “하향식” 접근방법은 최근 작업치료 문헌에서 주목받아왔다(Brown & Chien, 2010; Giles & Morrison, 2014; Kennedy, Brown, & Stagnitti, 2013; Meriano & Latella, 2008). 상향식 접근방법은 ROM, 미세 운동 협응, 집중력 기술과 관련된 기본적인 기술의 장애를 치료하기 위해 사용된다. 하향식 접근방법은 환자의 장애를 다루기 위해 환자에게 의미 있는 작업 및 활동을 포함한다. 예를 들어 옷 입는 활동을 수행하거나, 치약 뚜껑 열기, 포장된 음식 열기, 사회적 상호작용 중 스트레스의 수준에 대한 자기인식 같은 상위 인지 과정 능력이 포함된다. 두 개의 접근방법 모두 장점이 있지만, 하향식 접근방법들은 더욱 더 좋아질 거라 믿음을 주며 기술의 일반화를 가져온다. 작업치료사는 상향식 접근방법만 사용하는 것을 지양해야 하며 하향식 접근방법도 사용하려고 노력해야 한다.

중재의 이론적 근거 (Theoretical Basis of Intervention)

작업치료학과과정에서 작업치료학문의 실습을 위해 소개된 다수의 이론들, 개념모델들, 그리고 이론의 틀을 소개받게 될 것이다. Cole and Tufano (2008)는 이러한 용어들은 종종 서로 구분 없이 사용된다고 설명했다. 그러나 이론의 틀은 특정한 OT 영역 내에서 평가 및 중재를 위한 계획을 수립하는 것을 설명하는 “호환이 가능한 개념의 체계”라는 것이 명확하게 밝혀졌다(Cole & Tufano, 2008, p. 62). 중재 계획을 개발할 때 하나 이상의 이론의 틀을 사용하여 중재 계획을 개발하여야 한다. 중재 방법을 결합하는 것은 작업치료사들에겐 일반적인 일이다.

> **주의:** 학생들과 신규 치료사들은 이론적 근거를 임상적인 의사결정에 연결하는 것은 매우 신중해야 한다. 15장에서는 하나 이상의 이론의 틀에 대한 설명이 담긴 전자 문서 프로그램이 있다. 하지만 작업치료사들이 경험을 쌓을 때, 중재 계획의 구체적인 전략이나 이론적 근거를 명확하게 표현하거나 문서화 하는 경우는 드물다. 따라서 이 책은 작업치료 중재에 대한 방대한 이론적 근거를 검토할 수 없으며 교과서의 범위를 넘어선다.

치료 기간과 빈도 결정 (Determining Frequency and Duration of Treatment)

10장에서 작업치료의 빈도와 기간은 치료 세팅과 금전에 따라 크게 다르다는 것을 배웠다. 새로운 치료사가 목표달성을 위해 얼마나 많은 시간이 필요할지 예측하는 것은 불가능해 보일 수 있다. 경험이 축적되면 그것들이 가능해진다. 중재계획은 변화될 것임을 기억해야 한다. 초기에 측정했던 것이 정확하지 않다면, 환자의 진행속도에 따라 변경한다.

임상 진로 (Clinical Pathways)

표준화 진료지침이라고 하는 임상 진로는 특정한 “임상적 중재의 순서, 시간 계획, 이정표, 동일 환자군의 예상되는 결과이다(Queensland Health, 2013, para. 1). 임상 진로는 효과적인 비용을 관리하도록 도와주고, 입원 기간을 줄이는 데 목적이 있다. 임상 진로는 회복의 예측 가능한 단계를 기반으로 표준화된 중재 방법을 포함한다.

중재 전략을 표준화하고 일정표에 따라서 체크포인트를 확립하는 것에 덧붙여서 일상적인 치료방법에 대해 동일한 계획을 다시 작성하는 불필요한 시간을 피함으로써 표준 중재계획을 사용하는 것이 효율적이다. 표준화된 계획은 합병증 진단(다발성 경화증 병력을 가진 사람의 무릎관절대치술)과 같은 환자의 차이점을 이해할 수 있도록 해준다.

뇌졸중 같은 몇몇 진단은 임상 진로를 사용하기에 매우 복잡하지만, 그 외의 질환들은 치료를 위한 표준화된 접근방법을 사용하면 매우 유용하다. 임상 진로는 엉덩관절 및 무릎관절전치환술 및 다양한 척추 시술(척추후궁절제술, 척추원반 절제술, 고정술 등)을 포함하여 종종 사용된다. 표 12-1에는 임상 진로의 예가 나와 있다. 임상 진로에는 치료사가 사용할 수 있는 중재 방법들이 열거되어있다. 환자의 목표는 6장에서 설명한 대로 작업-기반 용어로 작성해야 한다.

표 12-1

엉덩관절전치환술환자를 위한 임상 진로

수술 후 1일 차
◆ 침대에서 휠체어 또는 침상 의자로의 이동을 포함한 작업치료 초기평가 ◆ 엉덩관절에 대한 지침서 제공 ◆ 물리치료 받기. 일상생활 활동을 하는 동안, 활동하는 동안 주의사항을 표현하고 설명 ◆ 필요시 팔근력 강화하기, 가정프로그램 소개
수술 후 2일 차
◆ 환자의 엉덩관절에 대한 주의사항과 가정 운동 프로그램에 대한 이해 재평가 ◆ 옷 입기, 화장실사용, 목욕하기를 위한 보조장비 요구 평가 ◆ 병원 절차를 통해 필요한 장비 구입 ◆ 다리쪽 옷 입기, 침상 이동식 변기 사용, 서서 몸단장하는 연습하기
수술 후 3일 차
◆ 욕조 혹은 샤워실에서 목욕하기 평가 ◆ 바를 이용해 화장실 사용 연습하기 ◆ 가정 안전 교육 제공(특히 독거로 생활해야 한다면 주방안전교육) 그리고 물리치료 받기. 필요에 따라 연습

**일부 설정에는 작업치료사가 수술 당일 환자를 평가할 수도 있다. 환자는 진행 상황에 따라 수술 후 2, 3일 또는 4일 후에 퇴원할 수도 있다. 수술 후 2일 차에 퇴원이 계획된 경우에는 모든 수술 3일 차에 기록된 중재 방법을 수행해야 한다. 장기 회복이 필요한 환자의 경우 간호 시설에 의뢰할 수 있다.*

중재 계획 예시 (Sample Intervention plan)

클라이언트 명: Norma H ***나이:*** 83 ***1차 진단:*** *Ⓛ CVA* ***2차 진단:*** *DM*

빈도/기간: 30분, 3주 동안 1주일에 2회

직업 프로필: Norma H는 작은 마을의 단층집에서 그녀의 딸과 손자와 함께 사는 과부이다. Norma H는 뇌졸중 발병 전에 모든 ADL과 IADL이 가능했었으며, 집 밖에서도 일을 했었다. 그녀는 7명의 자녀를 키우며 요리, 바느질 및 집안일 등과 같은 가사 작업을 할 수 있는 것에 자부심을 느낀다. 그녀는 작은 마을 안에서는 운전이 가능

하지만, 장거리를 운전하는 것에는 어려움이 있다. 그녀는 딸과 손자와 함께 사는 집으로 돌아가고 싶어하며, 이전의 기능적 수준으로 돌아가기를 희망한다.

문제: 클라이언트는 Ⓛ CVA로 인해 자발적인 Ⓡ UE 2°를 사용할 수 없기 때문에 자기관리(self–care)시 mod Ⓐ이 필요하다.

장기목표: 클라이언트는 3주 이내에 수정된 모든 ADL 및 IADL을 수행할 수 있다.

단기목표	중재	중재 종류
단기목표 # 1: 클라이언트는 일주일 이내에 기능적 지지를 바탕으로 자발적으로 팔을 사용하여 준비 및 정리 작업을 완료한다.	*1. 체중 이동이 필요한 활동에 참여하는 동안 팔의 체중 부하를 통해 톤을 정상화(세탁물 분류, 보드게임)* *2. 손 및 손가락 힘을 향상하는 putty 운동* *3. 손목 폄근을 강화하는 신경 근육 전기 자극* *4. 어깨 관절의 잡기/놓기를 쉽게 하기 위한 준비에서의 조절, 관절 및 근력 강화* *5. 도움으로 팔을 사용해야 하는 활동을 제공(서면 작성 중에 태블릿이나 클립 보드를 안정시키기)* *6. 뚜껑을 제거하고 바디로션을 바르거나 치약을 잘 짜기 위한 아침 계획 세우기*	*1. 준비 작업* *2. 준비 작업* *3. 준비 방법* *4. 준비 방법* *5. 활동* *6. 작업*
단기목표 # 2: 클라이언트는 기능적 지지를 바탕으로 팔을 사용하여 2주 이내에 몇 분 내 옷을 입을 수 있다.	*1. 팔 강화를 위한 팔 운동기 ("arm bike")* *2. 필요에 따라 옷 입기 보상 기술과 보조도구 사용법을 가르친다: 긴 주걱, 신축성 끈, reacher, 버튼 후크* *3. 물체에 닿을 때까지 체중 조절, 좌우 움직이기 및 몸통 돌리기 패턴에서 몸통 조절 및 균형 잡기* *4. 셔츠에 버튼을 고정하기 위해 버튼 후크 사용을 연습* *5. 앞걸이로 브래지어를 잡고 바지를 당기며, 단추를 누르고 있는 동안 셔츠를 정리하는 등 팔을 사용하여 옷 입기 과정 완료하기*	*1. 준비 작업* *2. 준비 방법* *3. 준비 작업* *4. 활동* *5. 작업*
단기목표 # 3: 클라이언트는 3주 이내에 보조자가 대기 상태로 바퀴 달린 워커를 사용하여 간단한 식사 준비 및 청소를 수행할 수 있다.	*1. 클라이언트 및 가족과 협력하여 안전한 접근 및 이동성을 위해 주방을 개조하기 위한 환경 개조 권장 사항을 작성* *2. 채소를 썰고, 깡통 및 병의 뚜껑을 여는 데 필요한 한 손으로 보조도구를 사용 하도록 지시* *3. 부엌 찬장에서 물건을 제거/교체하여 팔의 사용 능력을 향상* *4. 바퀴가 달린 보행기와 바퀴 달린 카트를 사용하여 부엌에서 물품 옮기기 연습* *5. 돈 관리, 조직 및 순서에 주의를 기울여 식사 계획 세우기* *6. 가족 방문 준비를 위해 브라우니 만들기*	*1. 준비 방법* *2. 준비 방법* *3. 준비 작업* *4. 활동* *5. 활동* *6. 작업*

Norma H을 위해 계획된 중재에는 보상 방법, 준비 작업, 활동 및 작업의 조합이 포함되었다. 실제 중재 계획에서는 중재 유형을 지정할 필요가 없다. 이 장은 준비 방법과 과제를 생각하는 것뿐만 아니라 작업 중심의 수행 가능한 목표를 세운 후에 중재로 나아갈 수 있도록 하였다. 또한 계획된 중재는 생체역학, 재활 및 운동 학습을 포함한 여러 기준의 틀을 기반으로 하였다.

중재 계획 시 자주 발생하는 오류
(Common Errors in Writing Intervention Plans)

문제 식별 (Problem Identification)

- 평가에서 확인된 문제는 계획에서 다루지 않는다.
- 행동 징후, 작업 영역 및 문제 원인은 문제로 언급되지 않는다.
- 방문 횟수가 문서화 된 문제의 심각도와 일치하지 않는다.

목표 (Goals)

- 목표가 기능적이지 않았으며 작업치료에 대한 소개의 이유에 초점을 두지 않았다.
- 중재 계획은 퇴원 후 환경에서 의미 있는 생활을 할 수 있도록 클라이언트의 능력을 향상할 구체적인 재활 목표에 초점을 두지 않았다.
- 목표는 치료에 참여하거나 치료에 협조하는 클라이언트에 초점을 맞춘다(클라이언트가 치료를 거부하는 행위에 중점을 두지 않고 정신 건강 및 행동 건강 설정에 중점을 둔다).
- 목표는 측정할 수 없거나 완료할 목표 날짜가 없다.

중재 전략 (Intervention Strategies)

- 중재는 클라이언트를 가장 제한적인 환경으로 되돌리기 위한 기능적 행동의 증가에 초점을 맞추지 않는다.
- 중재는 클라이언트의 연령, 성별 및 관심사를 고려하지 않거나 클라이언트에게 의미가 없다.
- 획득한 기술은 클라이언트의 삶에서 더 기능적으로 바뀌지 않았다.
- 중재 전략은 의미 있는 활동과 직종과 관련된 중재가 아니며 준비 방법에만 너무 집중한다.

클라이언트 참여 (Client Involvement)

- 클라이언트는 치료 계획 과정에 관여하지 않는다. 많은 환경에서 클라이언트는 자신의 목표가 무엇인지 클라이언트에게 물어보고 평가 또는 중재 계획의 목표를 문서로 만들어야 한다.
- 중재 계획은 클라이언트의 강점, 욕구 및 선호도를 반영하지 않는다.

"미리 준비된" 계획 ("Canned" Plans)

- "미리 준비된" 중재 계획은 클라이언트가 필요로 하는 것보다는 진단 및 서비스를 기반으로 각 클라이언트에 대해 동일한 목표, 목적 및 중재를 반영한다(임상 경로가 클라이언트에 맞게 개별화되어야 함).

참고문헌 (References)

American Occupational Therapy Association. (2014a). Ethical considerations for productivity, billing, and reimbursement. Retrieved from http://www.aota.org/-/media/Corporate/Files/Practice/Ethics/Advisory/reimbursement-productivity.PDF.

American Occupational Therapy Association. (2014b). *Occupational therapy practice framework: Domain & process* (3rd ed.). Bethesda, MD: AOTA Press.

Brown, T., & Chien, C. (2010). Top-down or bottom-up occupational therapy assessment: Which way do we go? *British Journal of*

Occupational Therapy, 73(3), 95.

Cole, M. (2014). Occupational therapy theory development and organization. In K. Jacobs, N. MacRae, & K. Sladyk (Eds.) *Occupational therapy essentials for clinical practice* (2nd ed., pp. 169-184). Thorofare, NJ: SLACK Incorporated.

Cole, M., & Tufano, R. (2008). *Applied theories in occupational therapy: A practical approach.* Thorofare, NJ: SLACK Incorporated.

Giles, G. M., & Morrison, T. (2014). Core concepts in neurocognition and stroke. In T. Wolf (Ed.) *Stroke: Interventions to support occupational performance.* Bethesda, MD: AOTA Press.

Gillen, G., & Boyt Schell, B. A. (2014). Introduction to evaluation, interventions, and outcomes for occupational therapists. In B. A. Boyt Schell, G. Gillen, & M. E. Scaffa (Eds.) *Willard & Spackman's occupational therapy* (12th ed., pp. 606-609). Philadelphia, PA: Lippincott Williams & Wilkins.

Kennedy, J., Brown, T., & Stagnitti, K. (2013). Top-down and bottom-up approaches to motor skill assessment of children; Are child-report and parent-report perceptions predictive of children's performance-based assessment results? *Scandinavian Journal of Occupational Therapy, 20*, 45-53. doi: 10.3109/11038128.2012.693944.

Meriano, C., & Latella, D. (2008). *Occupational therapy interventions: Function and occupations.* Thorofare, NJ: SLACK, Incorporated.

Queensland Health. (2013). Clinical access and redesign unit: Clinical pathways. Retrieved from https://www.health.qld.gov.au/caru/pathways/.

워크시트 12-1

중재 전략 선택

중재 전략은 단독으로 이루어질 수 없다. 전략은 문제 및 장기목표에 근거해야 하며 클라이언트가 유용할 수 있도록 의도적이어야 한다. 가능한 전략을 개발하기 위해 요구 사항보다는 치료 목표를 달성하기 위한 많은 방법을 생각할 것이다. 다음 예제를 참고하라.

단기목표	중재	중재 종류
보조자가 대기 상태로 클라이언트는 5분 동안 서서 ADL 또는 IADL 작업을 완료한다. 17.1.10 퇴원 날짜에 따라 필요에 따라 휴식을 취한다.	*1. 클라이언트가 서있는 동안 팔 운동 ("팔 자전거")에서 5분 완료하기* *2. 일상생활 활동(ADL) 부엌에 카운터에 서서 커피를 타기 위한 준비 작업하기* *3. 세면대에서 세수와 칫솔질 하기* *4. 클라이언트가 테이블에 서서 카드 게임을 하게 하기* *5. 오전에 옷을 입을 때 옷장에서 옷을 꺼내기 위해 보호자 기다리기* *6. 새 모이를 채우기 위해 서 있기* *7. 재활실의 창턱에 있는 식물에 물을 줄 때 서서 기다리라고 지시하기*	*1. 준비 작업* *2. 활동* *3. 직업* *4. 활동* *5. 직업* *6. 활동* *7. 활동*

아래 단기목표를 사용하여 클라이언트가 이 목표를 달성하는 데 도움이 되는 가능한 많은 중재 전략을 생각하여야 한다.

OTPF-III에 설명된 대로 준비 방법이나 작업, 활동 및 직업을 혼합하여 사용하도록 한다.

단기목표	중재	중재 종류
클라이언트는 3주 이내에 재무 관리를 독립적으로 수행할 것이다.		

워크시트 12-2

평가 및 중재 계획 작성 – Georgia S 사례

이름: *Georgia S* ***나이:*** *87* ***진단명:*** *Ⓛ SDH, 17.6.11; 병력: HTN, 난청*

평가 일자: *17.6.12*

배경 및 작업 프로필: *Georgia는 뇌졸중으로 쓰러지기 전에 미혼인 딸 Janice와 함께 지난 10년 동안 살고 있었다. 그녀는 지난 60년 동안 상근직으로 일하였다. 그들은 2층에 욕실이 있는 2층짜리 집에서 살았다. 조지아는 최근 재활 센터에서 급성 치료를 받았다. 그녀는 딸의 집으로 돌아가고 싶어 한다. 그녀의 딸은 집에서 어머니를 돌보는 것에 대해 걱정이 많다. Georgia는 의료적 돌봄 서비스를 보험으로만 사용할 수 있다.*

S : *클라이언트는 우세 손인 환측 손으로 이를 닦으려다 좌절감을 겼었다. 정리할 때 클라이언트 허리 통증을 10점 만점에 2점 정도로 통증을 느꼈다. 클라이언트의 딸은 클라이언트가 뇌졸중 전에는 자기 관리를 했었지만 수년간 가사 일이나 요리를 하지 않았다고 말했다. 클라이언트는 청력 상실은 있지만, 보청기는 없다고 진술했다.*

O : *클라이언트는 초기 평가를 위해 45분의 작업치료를 받았다. 문제점으로는 팔의 약화, 협응 감소, 감소한 동적 서기 균형이 있다.*

Dressing/Grooming: *클라이언트는 준비 후 보조자의 접촉 상태에서 2개의 언어적 지시 아래에서 5분 동안 양치를 수행했다. 남은 시간에는 가진 수정된 양말을 신었다. 클라이언트는 양말 신기에 성공하기 전에 몇 분 동안 같은 기술을 사용하여 양말 신기를 시도해야 했다. 클라이언트는 다른 기술을 시도하지 않았다. 클라이언트는 팔을 사용하여 가운을 입고 슬리브를 묶어 옷을 입었다. 클라이언트는 피로로 인하여 옷 입기 활동 중 30초씩 4번을 휴식을 취해야 했다.*

Functional Mobility: *클라이언트는 보조자가 대기 상태에서 앉기에서 이동의자 옆에서 옷 입기 동안 서기 균형 유지하는 방향으로 진행하였다. 클라이언트는 보조자의 접촉 상태에서 워커(walker)를 사용하여 3피트 거리에 있는 휠체어까지 걸었다.*

UE ROM & Strength: *기능 제한 범위 내 어깨 외전 및 구부리기를 제외한 모든 팔의 능동적 관절 가동범위의 정상 범위 내에서.*

Grip Strength: *왼쪽 37파운드, 오른쪽 29파운드*

Lateral Pinch: *왼쪽 9파운드; 오른쪽 7.5파운드*

Tripod Pinch: *왼쪽 7파운드; 오른쪽 4파운드*

Sensation: *가벼운 터치와 예리한/둔한 감각 구별이 손상되었다. 클라이언트는 입체지각 검사에서 4개의 물체 중 1개를 올바르게 식별했다.*

Coordination (9 hole peg test): *페그 넣기 왼쪽 37초, 오른쪽 52초*
제거하기 왼쪽 14초, 오른쪽 26초

9장과 10장에서 배운 것처럼 “A”와 “P”를 쓰도록 한다. 클라이언트의 문제를 말로 표현한 문장으로 적도록 한다. S양에게 보이는 재활 잠재력을 적도록 한다. 중재 계획에서 이러한 항목 중 일부는 “강점”에 포함된다.

A :

P :

강점:

워크시트 공간을 고려하여, 이 워크시트에는 사용자가 중재 유형을 식별하는 것이 포함되어 있지 않다. 그러나 *Georgia*의 중재 계획을 수립할 때 준비 방법, 준비되어야 할 작업, 활동 및 직종을 함께 포함해야 한다.

기능적 문제 진술 #1 :

LTG #1:

STG	중재
STG #1 :	
STG #2 :	

기능적 문제 진술 #2 :

LTG #2 :

STG	중재
STG #1 :	
STG #2 :	

퇴원 계획:

워크시트 12-3

그룹을 이용한 중재 계획 – Heather의 자살 시도

일부 실습 환경에서 클라이언트는 기본적이고 개인적으로 표시되기보다는 그룹으로 표시된다. 이 전략은 치료사로부터 피드백과 시시를 치료 과정의 일부로 사용한다는 이섬이 있다. 또한 참여하는 모든 클라이언트의 요구를 충족시키기 위해 그룹을 구성하는 방법을 찾는 데 있어 치료사에게 어려움이 있다. 아래는 중재 전략이 일반적으로 집단에서 이루어지는 정신과에서 치료를 받는 클라이언트에 대한 설명이다. 이 클라이언트에 대해 읽은 후에 그녀가 참여하는 각 그룹에서 그녀에게 사용할 중재 전략을 선택하라.

Heather S는 40세이다. 그녀는 실업 상태로 정신 장애를 앓고 있으며 최근에는 남편과 헤어졌다. 그녀에게는 두 명의 자녀, 22세의 딸과 18세의 아들이 있다. Heather는 정신과 약물을 과다 복용 후 응급실에 입원했다. 그녀는 의료기관에 입원했는데, 그녀는 8시간 만에 안정되어 우울증 진단을 받고 정신과로 옮겨졌다.

Heather는 다섯 살 때 집에서 같이 살았던 삼촌에게 10살에서 13살까지 성적 학대를 당했다. 그녀의 남편은 술에 취한 후 Heather를 감정적으로 학대했다. Heather는 18세에 첫 아이를 임신하고 결혼했다. 그들은 21년간 결혼 생활을 했다.

Heather는 그녀가 분노의 표현에 문제가 있다고 말했다. 그녀는 항상 화가 나 있다는 것을 인지하지 못하고 있다가 자신과 타인 및 물건에 파괴적인 방식으로 "폭발"한다. 그녀는 또한 결정을 내리는 데 많은 어려움을 겪고 있으며, 그래서 남편이 그녀 대신 결정을 내렸다고 말했다. 그녀는 몇 분 이상 어느 것에도 주의를 기울이지 못하며 "단지 아무 생각도 할 수 없다"고 말했다.

예를 들어, 그녀는 잡지 기사를 다 읽을 수 없다. 그녀의 외모는 흐트러져 있으며, 머리는 빗겨있지 않으며, 그녀는 화장을 하거나 액세서리로 꾸미지 않는다. 그녀는 타인과 이야기하며 옷을 고르는 동안 바닥을 보거나 눈을 마주치는 것이 거의 없다.

치료 팀에 의해 확인된 문제에는 분노, 의사 결정, 자살 충동에 대한 자존심 저하 등이 포함된다. Heather의 예상 입원 기간은 4일이다. 정신과는 개인 및 그룹 치료를 제공한다. 약물치료 그룹 및 정신과 의사와의 개별 상담 외에도 사회 복지사가 진행하는 집단 치료와 간호가 제공하는 저녁 후 하루를 마무리하는 그룹이 있다. 작업치료사는 하루에 3번의 그룹 치료를 제공하게 된다.:

- ◆ 매일 아침 ½ 시간 목표 달성 그룹
- ◆ 매일 1시간 스트레스 관리 그룹
- ◆ IADL 관리 그룹 1일 1시간

IADL 그룹은 현재 클라이언트에게 그들의 공통적인 요구 및 문제에 따라 금전 관리, 육아, 말하기 기술 및 기타 IADL 기술과 같은 주제를 다룬다. 예를 들어 클라이언트가 분노를 표현하는 데 어려움이 있는 경우 IADL 그룹 시간을 사용하여 분노 관리를 해결할 수 있다.

정신과에서 치료 계획은 일반적으로 다 학문적이다. 즉, 모든 팀 구성원이 함께 작업하여 우려되는 부분과 목표 및 중재 영역을 설정한다. 4일간 입원동안 학제 간 치료 계획을 세우고 일하기 때문에 Heather의 개인에 대한 목표를 정하지 않을 것이다. 그녀가 병원에 있는 동안 Heather는 매일 작업치료 그룹에 참가할 것이다. 이 워크시트에서 그룹 목표를 달성하기 위해 그룹 시간을 Heather의 가장 큰 장점으로 사용할 수 있도록 방법을 마련할 것이다. 중재에 사용하려는 활동뿐 아니라 Heather의 자신의 치료적 사용, 그녀와 상호작용할 계획과 방법 및 모델로 하려는 행동이 포함되어야 한다.

워크시트 12-3 (계속)

그룹을 이용한 중재 계획 – Heather의 자살 시도

문제 # 1: *자살 시도로 우울한 증상이 악화됨.*

LTG # 1: *4일의 입원 기간 동안 Heather는 자신의 외모를 돌보고 다른 사람들과 상호 작용할 때 눈을 마주치며 자살 충동에 대처할 수 있는 계획을 세워 봄으로써 자신의 자존감을 향상한다.*

중재	
목표 그룹	
스트레스 관리 그룹	
IADL 그룹	

문제 # 2: *최근의 역할 변화와 관련된 스트레스는 Heather가 일상생활에 집중하고 의사 결정을 내릴 수 없도록 한다.*

LTG # 2: *Heather는 4일 내 퇴원 계획으로부터 그녀의 인생에서 가장 중요한 두 가지 결정에 의사 결정 전략을 적용한다.*

중재	
목표 그룹	
스트레스 관리 그룹	
IADL 그룹	

문제 # 3: *분노를 적절하게 관리하지 못하여 자기, 인간관계 및 재산에 해를 끼치는 행동을 초래한다.*

LTG # 3: *4일 동안 퇴원을 고려하여, Heather는 잠재적인 분노 유발 요인을 찾아내고 화를 내는 것에 대한 육체적인 반응을 확인하고 확대 및 파괴적인 행동을 막을 계획을 세운다.*

중재	
목표 그룹	
스트레스 관리 그룹	
IADL 그룹	

제 **13** 장

서비스 전달의 다양한 단계 문서화
(Documenting Different Stages of Service Delivery)

작업치료 과정의 다양한 단계들은 당신이 다양한 종류의 노트를 쓰도록 요구한다. 세팅과 클라이언트의 자금 조달 출처도 요구되는 노트를 작성하는 유형에 영향을 미칠 수 있다. 제1장에서 논한 바와 같이, 서비스 제공의 작업치료 과정은 평가, 중재, 결과로 이루어져 있다. 작업치료 지침서(미국 작업치료 협회[AOTA], 2013, p.S33)는 서비스 제공 과정의 각 부분에 대한 보고서를 간략하게 설명한다.

- ◆ 스크리닝
  - ■ 스크리닝 보고서
- ◆ 평가
  - ■ 평가 보고서
  - ■ 재평가 보고서
- ◆ 중재
  - ■ 중재 계획
  - ■ 연계 보고서 노트
  - ■ 프로그레스/보고서
  - ■ 전환 계획
- ◆ 결과
  - ■ 퇴원 요약/종결 보고서

이 장에서는 각 유형의 노트에 필요한 특정 콘텐츠를 검토하고 다음과 같은 예시를 제공한다. 본 장에서 제시한 정보는 다음과 같이 허가를 받고 재인쇄 된 작업치료법(AOTA, 2013) 지침에 대한 요약 정보를 참고하기 바란다. 이 문서는 모든 AOTA 공식 문서와 마찬가지로 대략 5년마다 갱신되며, 확실한 것은 다음과 같다. 현재 기준을 확실히 하기위해, 당신은 미국의 작업치료 저널에 게재된 최신 문서를 참조해야 한다. 이 문서는 또한 AOTA 회원들을 위해 www.aota.org에서도 이용할 수 있다.

모든 문서화에 대한 근본적인 기초 (Fundamental Elements of All Documentation)

작업치료의 문서화 지침은 모든 유형 설명서의 필수적인 요소들을 열거한다 :

◆ 문서의 각 페이지에 클라이언트의 전체 이름 및 사례 번호(해당되는 경우)

◆ 날짜

◆ 문서 유형의 식별(예:평가 보고서, 진행률 보고서)

◆ 최소한의 이름, 이니셜, 성, 그리고 전문가의 서명을 포함한 작업치료사의 서명

◆ 필요한 경우, 문서 입력 직후에 직접 기록자의 서명을 한다. 추가 정보가 필요한 경우 반드시 서명된 부록을 기록에 추가

◆ 직업 상담원 또는 법률 담당자가 요구하는 바와 같이, 작업치료사나 작업치료사 보조원 공동 서명

◆ 모든 법률, 규정, 납부자 및 고용주 요건 준수

◆ 설정 범위 내에서 정의된 허용 가능한 용어

◆ 모든 오류들의 기록 및 서명

◆ 전자 청구서 또는 기록지를 사용하여 작업치료 서비스를 문서화하는데 사용되는 기술 기준에 대한 추가적인 언급

◆ 법률 또는 기관 요건 내에서 기록(전자적이고 관례상 작성됨)의 폐기

◆ 기밀성 표준 준수

◆ 기관의 준수 또는 기록 보관의 법적 요구 사항

◆ 문서는 전문적인 임상적 근거와 작업치료사의 기술, 그리고 안전하고 효율적인 방식으로 전달되는 작업치료 서비스의 종류를 반영해야 한다. 클라이언트의 진단이나 예후는 작업치료 서비스를 위한 유일한 근거가 되어서는 안된다.

주의: 다음 세션에서는 각 종류의 작업치료 노트에 포함될 요소 목록을 확인할 수 있다. 목록의 각 범주가 있어야 하지만 각 범주의 특정 요소는 시설 요구 사항과 클라이언트의 개별 상황에 따라 달라진다. 이러한 목록은 당신이 다양한 치료 단계에 대한 노트 쓰는 법을 배우는 것과 같은 참고 자료로 사용된다. 또한, 이 장의 샘플노트와 다음 장에서는 익명을 목적으로 하므로 치료사의 첫번째 이름과 마지막 이니셜만을 보여준다. 당신은 당신의 성, 이름(또는 이니셜), 그리고 전문가 성명으로 항상 노트에 서명을 해야 한다.

평 가 (Evaluation)

스크리닝 보고서 (Screening Report)

작업치료 스크리닝은 "작업치료 평가 혹은 적합하지 않은 작업치료라면 다른 서비스를 참조하여 클라이언트의 요구를 결정하기 위한 초기의 간략한 평가로 구성한다"(AOTA, 2013, p. S 33). 스크리닝은 다음과 같은 내용을 포함해야 한다.

◆ *클라이언트 정보*: 이름/직업; 생년월일; 성별, 건강 상태 및 적용 가능한 의료 진단, 예방 조치, 주의 사항 및 금기 사항.

- ◆ *의뢰 정보*: 날짜 및 의뢰 정보, 요청한 서비스, 의뢰 이유, 자금 원천, 생각하고 있는 서비스 기간
- ◆ *간단한 작업 프로필*: 작업치료 서비스를 추구하는 의뢰인의 이유, 성공적이고 문제가 있는 작업, 의료를 지원하고 방해하는 환경, 교육/일 이력, 작업 이력(예: 생활 패턴, 직업, 가치), 클라이언트 우선순위 및 목표.
- ◆ *사용된 평가와 결과*: 사용된 평가의 유형과 결과(예: 인터뷰, 기록지, 관찰)
- ◆ *권고 사항*: 작업치료 서비스나 기타 서비스의 적절성에 대한 판단

평가 (Evaluation)

작업치료 의뢰인에게 의뢰 받은 후, 당신은 클라이언트의 작업 이력에 대한 정보를 수집하기 시작하고, 작업에 종사하는 그나 그녀의 작업에 영향을 끼치는 다른 요인들에 대한 정보를 모은다. 이것은 작업 프로필의 시작이다. 이것은 클라이언트가 필요로 하는 것이 무엇인지를 알려 주고 작업치료에서 원하는 것을 말한다. 먼저 클라이언트, 가족, 차트 및 기타 관련 요소에서 데이터를 수집한다. 그런 다음, 어떤 표준화된 테스트 또는 설문 조사를 선택하여 보다 구체적으로 기여하는 요인을 선정하고 이를 통해 작업에 참여하는 요인을 보다 구체적으로 파악하고 관리할 수 있다. 당신은 또한 당신의 임상 능력을 분석하기 위해 임상 관찰 능력을 사용한다. 마지막으로, 모든 데이터를 종합 보고서에 취합한다. 예를 들어 다음과 같은 내용의 추천 콘텐츠가 포함되어 있다:

- ◆ *클라이언트 정보:* 이름, 생년월일, 성, 건강 상태, 의무기록 및 적용 가능한 의료/보조 진단, 주의 사항 및 금기 사항
- ◆ *의뢰 정보:* 날짜 및 의뢰 정보, 요청한 서비스, 의뢰 이유, 자금원천, 생각하고 있는 서비스 기간
- ◆ *작업 프로파일*: 작업치료 서비스를 추구하는 클라이언트의 이유, 성공적이고 문제가 있는 작업, 교육/일에 영향을 미치고 장애를 일으키는 작업, 작업 이력(예:생활, 직업, 가치), 클라이언트 우선순위, 목표
- ◆ *사용된 평가 및 결과*: 사용된 평가 유형 및 결과(예: 인터뷰, 기록지, 관찰, 표준화 및 표준화되지 않은 평가)
- ◆ *작업 수행 분석*: 수행 기술, 수행 패턴, 환경, 활동 요구 사항, 표준화되거나 표준화되지 않은 평가의 결과, 중재 대상이 되는 클라이언트의 요소 및 예상되는 결과에 대한 설명
- ◆ *요약 및 분석*: 작업 프로파일과 의뢰에 관한 데이터의 해석 및 요약
- ◆ *권고 사항*: 작업치료 서비스나 기타 서비스의 적절성에 대한 판단

여전히 종이 문서를 사용하는 대부분의 시설은 초기 평가 보고서를 위한 양식을 제공하며, 평가 결과는 논평과 관찰 결과와 함께 양식에 기록된다. 그림 13-1은 양식의 예를 보여 준다. 입원 환자 재활 시설에서 사용할 수 있다. 이 양식에는 문서화를 위한 체크 리스트, 차트 및 공간의 조합이 포함된다. 이 양식에는 중재 계획이 포함되어 있다. 중재 계획에 허용되는 공간은 이 그림에 표시된 것보다 훨씬 크지만 공간 고려 사항을 고려할 때 이 예제는 단일 페이지로 제한되었다. 비록 중재 계획은 작업치료 과정에서 다른 단계를 나타내지만, 치료가 계속되기 전에 계획이 수립되어야 하기 때문에 종종 초기 평가 보고서와 함께 포함된다. 이제 우리는 초기 평가와 관련하여 중재 계획과 해당 사례에 대한 지침을 제시할 것이다.

중재 계획 (Intervention Plan)

12장은 중재 계획의 목적과 과정에 관한 상세한 내용을 제공했다. 중재 계획에 제안된 내용은 다음과 같다.

- ◆ *클라이언트 정보*: 이름, 생년월일, 성별, 주의 사항 및 금기 사항.
- ◆ *중재적 목표*: 클라이언트의 능력과 직접적으로 연관된 장기적, 단기적 객관적 목표와 희망하는 작업에 참여

하고자 하는 욕구를 기반으로 한 측정가능하고 의미있는 작업.

- *중재적 접근 방법과 사용될 중재의 유형*: 창조/증진, 설립/회복, 유지, 수정 및/또는 예방을 포함하는 중재 접근법; 상담과정, 교육과정, 지지 및/또는 작업이나 활동들의 치료적 사용을 포함하는 중재의 유형
- *서비스 제공 메커니즘*: 서비스 공급자, 서비스 위치와 서비스의 빈도 및 지속 기간
- *퇴원 계획*: 중단 기준, 퇴원 위치, 추후관리.
- *결과 측정*: 작업적 성과, 적응, 역할 역량, 향상된 건강 상태, 향상된 삶의 질, 작업적 공정성 등을 평가하는 도구. 평가에 사용되는 표준화된 평가를 정기적으로 재검토하여 측정 가능한 성과를 정기적으로 관리하고 클라이언트의 자금 출처 및/또는 시설 요구 사항에 따라 기능적 결과 보고
- *책임을 맡은 전문가 및 계획 날짜*: 계획을 감독하는 사람의 이름과 직위, 설정된 날짜, 계획이 수정되거나 재확인된 날짜

Client Name:	DOB:	Date of Eval:	Med Record #:

Diagnosis:

Medical Hx:

Prior Level of Function:

Prior Living Situation (Type of Home / Equipment / Steps / Caregiver Assistance):

Hearing:	Vision / Visual Perception:
A&O: X1 X2 X3 X4	Memory / Attention / Cognition:
Follows Commands:	Mini Mental Status Examination (MMSE) Score:

Self-Care Area	FIM Score	FIM Goal	Additional ADL / IADL Observations:	Current Transfer / Mobility Status:
Eating				
Grooming				
Bathing				
Upper Body Dressing				
Lower Body Dressing				
Toileting				
Toilet Transfer				
Shower Transfer				
Tub Transfer				

Hand Dominance L R

Left UE			Right UE		Other Observations:
ROM	MMT		ROM	MMT	
		Shoulder Elevation			
		Shoulder Flexion			
		Shoulder Extension			
		Shoulder Abduction			
		Horizontal Abduction			
		Horizontal Adduction			
		Internal Rotation			
		External Rotation			
		Elbow Flexion			
		Elbow Extension			
		Forearm Pronation			
		Forearm Supination			
		Wrist Flexion			
		Wrist Extension			

Left UE		Right UE	Initial Assessment of Problems / Strengths:
	Grip Strength		
	Lateral Pinch		
	Tripod Pinch		
	Tip Pinch		
	Light Touch		
	Sharp / Dull		
	Temperature		
	Proprioception		
	Stereognosis		
	9-Hole Peg Test		
	Edema		
	Pain		

Discharge Recommendation: Home Home with Home Health SNF Outpatient Other (Specify)

Equipment Needs:

Patient / Family / Caregiver Goals:

Estimated Length of Stay:	Overall Long Term Goal:
Short Term Goals / Estimated Timeframe:	Therapist Signature / Date:

그림 13-1. 재활센터 평가 폼 예시

작업치료 초기 평가 기록지 (Occupational Therapy Initial Evaluation Report)

이름: *Rosa S* ***나이:*** *68* ***성별:*** *F* ***담당의사:*** *Dr. Grantham*

발병일: *2017.2.1* ***입원일:*** *2017.2.2* ***보험:*** *메디케어*

참고사항: *Grantham 박사가 평가와 치료를 위해 2017.2.2 의뢰한 의뢰인.*

진단명1: *Ⓡ CVA* ***진단명2:*** *당뇨병* ***평가일:*** *2017.3.2* ***시간:*** *10:00am*

작업 프로파일: 넘어진 후에 클라이언트는 혼란과 약화된 왼쪽 부분을 초래한 후에 내원했다. 내원하기 전에, 그녀는 한 층짜리 집에서 혼자 살고 있었고, 모든 ADL도 혼자 했다. 클라이언트는 은퇴한 사서이며, 그녀의 독립을 소중하게 여기며 자신의 집으로 돌아갈 작정이다. 취미는 주로 재봉, 독서, 친구들과 카드 놀이 등의 활동을 하는 것이다. 딸은 낮에 일하고 두 블록 떨어진 곳에서 살며 매일 방문하고 교통편을 지원하지만, 24시간 감독할 수는 없다.

S : *클라이언트는 "나는 재활 치료를 열심히 할 것이다. 나는 집에 가야 한다."라고 말했다.*

O : *클라이언트는 간이정신상태 검사(MMSE)를 위한 60분간의 평가에 참여하고, ADL, functional mobility, 및 기여 인자(MMT, AROM)를 평가했다. Ⓛ UE weakness, 균형 감소, 제한된 활동유지 등을 제공한다.*

Bathing: *Upper body: 과제 순서화에 대해 min Ⓐ. Lower body: 발과 회음부에 닿기 위한 max Ⓐ를 제외하고 min Ⓐ이 필요하다.*

Dressing: *팔을 지지한 상태에서 의자에 앉기, 구부릴 때 균형을 유지하기 위한 동적 균형 유지에서 min Ⓐ. 속옷 착용을 시작하기 위한 mod Ⓐ, 그리고 발에 닿기 위한 max Ⓐ. 순서화와 환경적 지남력을 위한 언어적 단서제공이 필요하다.*

Toileting: *옷을 정돈하고 휴지를 사용하기 위한 min Ⓐ, 용변처리를 위한 언어적 단서제공이 필요하다.*

Transfers: *안전성과 적절한 팔 배치를 위하여 CGA와 언어적 단서와 함께 앉은 자세에서 선 자세로 무게중심 이동 시; 낮은 면에서 min Ⓐ이 필요하다.*

Bed Mobility: *바로 누운 자세에서 구르기 ↔ 앉기 (안전성 습득에 대한 시뮬레이션과 함께)*

Static Standing Balance: *CGA*

Activity Tolerance: *신체적/정신적인 어떠한 활동을 시도할 시 10분 미만 지속*

Motor Planning/Perception: *WFL*

Cognition: *MMSE의 점수는 17/20점 이다. 옷 입기 작업 중에 발생하는 문제를 파악하는 것이 좋다. 클라이언트는 뒤쪽에 속옷을 고정할 수 없다. 앞에 착용할 수 있는 것에 언어적 단서제공이 필요하다.*

UE AROM: *중력에 대항한 어깨 굽힘/벌림 범위 3/4을 제외한 팔의 모든 움직임에 대해 기능한계 이내*

MMT: *Ⓡ UE 4+/5 Ⓛ UE 3+/5*

Strength: *Ⓡ42 lb Ⓛ21 lb* *Lateral Pinch: Ⓡ14 lb Ⓛ6 lb*

Tripod Pinch: *Ⓡ12 lb Ⓛ5 lb* *Tip Pinch: Ⓡ8 lb Ⓛ2 lb*

Sensation: *Ⓡ UE 정상; Ⓛ UE light touch, pain, temperature intact; Stereognosis 3/5*

A : *클라이언트의 서투른 문제 해결 능력(순서 활동에 대한 단서를 필요로 함)및 ADL작업을 시작할 수 없어 언어적 단서가 필요하며, Ⓘ ADL과 IADL을 관리할 수 있는 언어적 단서가 필요하다. 인지 작업에 대한 느린 반응에 따른 Ⓛ UE의 근력과 AROM 감소, 작업 수행 능력 저하, 단기 기억 상실로 인해 안전에 대한 우려가 증가하고 있다. 클라이언트의 동기 부여는 수정된 Ⓘ ADL활동으로 복귀할 수 있는 잠재력을 나타낸다. 클라이언트는 환경적 단서를 활용하여 환경에 맞추고, 문제 해결을 촉진하고, Ⓛ UE의 근력을 증가시키기 위한 환경 단서를 활용할 것이다.*

p : *클라이언트는 45분간의 세션을 수행하며, ADL에서의 독립적 실행, 문제 해결, Ⓛ UE 근력, 활동유지를 개선하는 데 초점을 맞춘 ADL의 독립성을 위해 2시간 동안 작업치료를 받을 것이다. 일정은 밤, 낮, 계절을 대비하여 클라이언트의 방에 배치한다. 다음 세션 중에 응급 상황에 대응할 수 있는 클라이언트의 능력이 평가된다.*

중재 계획 (Intervention Plan)

기능적 문제 #1: *클라이언트는 저하된 AROM으로 인해 독립적 옷입기를 위한 활동 유지시간, 그리고 작업 순서에 대해 최대의 신체적 도움과 언어적 단서가 필요하다.*

장기목표 #1: *클라이언트는 2주 이내에 수정된 환경으로 독립적인 옷 입기 과제를 완료할 것이다.*

단기목표	중재
단기목표 #1: 클라이언트는 3일 이내에 수정된 Ⓘ 적응 기술을 사용하여 속옷 착용을 할 것이다.	*1. 적응 기술을 가르친다.* *2. 앞에 있는 단추를 끼움으로써 속옷착용 방법을 사진으로 올린다.* *3. 옳은 반응을 강화한다.* *4. Ⓛ UE의 근력강화 프로그램을 가르친다.*
단기목표 #2: 클라이언트는 5일 이내에 긴 구두주걱과 Ⓘ 수정된 적응기술로 신발과 양말을 착용할 것이다.	*1. 긴 구두주걱을 주고 사용법을 가르친다.* *2. 신발과 양말 착용을 위한 적응 기술을 가르친다.* *3. 긴 구두주걱을 사용하는 적응 기술을 사진으로 올린다.* *4. 옷 입기에 있어서 기능적 도움으로써의 손상측 사용을 가르친다.* *5. AROM이 포함된 운동 프로그램으로 확장시킨다.*
단기목표 #3: 클라이언트는 10일 이내에 하루에 3번 연속으로 순서화를 위한 언어적 단서 없이 옷 입기를 완료할 것이다.	*1. 옷 입기 시작 전 단계를 말로 설명한다.* *2. 옷 입기 동안 단계를 말로 설명한다.* *3. 클라이언트는 다음 단계 목록을 올린다.* *4. 요구되는 활동 지속시간을 위해 쉬는 시간을 가진다.*

기능적 문제 #2: *환경에 대한 지남력 결함과 문제 해결의 불가능은 ADL과 가정의 안전에 대한 문제를 야기한다.*
장기목표 #2: *클라이언트는 2주 이내에 환경 단서만을 사용하여 시간, 날짜, 스케줄 및 긴급 상황에 관한 질문에 정확하게 답변할 것이다.*

단기목표	중재
단기목표 #1: 1주일 이내에, 클라이언트는 3번 중 3번에 걸친 물음에서 언어적 단서 없이 시간, 날짜, 그리고 상황을 정확하게 증명할 것이다.	*1. 달력, 스케줄, 그리고 긴급 정보를 클라이언트의 방안에 시계 근처에 둔다.* *2. 가족, 간호사, 그리고 다른 치료사는 클라이언트에게 매일 여러번 질문을 하라고 가르친다.: 날짜, 시간, 상황. 그리고 옳은 반응을 강화한다.*
단기목표 #2: 클라이언트는 1주일 이내에 그녀의 스케줄을 2개 미만의 언어적 단서로 매일 프린트할 것이다.	*1. 시계 근처 벽에 매일 스케줄을 두고, 매일 아침 클라이언트가 ADL을 하는 동안 리뷰한다.* *2. 클라이언트는 정해진 시간에 해야할 일들을 파악하기 위해 일정을 짠다.*
단기목표 #3: 클라이언트는 2주 이내에 ① 10번 중 9번 긴급상황에서 정확하게 문제해결 반응을 할 것이다.	*1. 클라이언트에게 문제 해결을 위한 상황을 제공하고, 쉬운 문제에서 점점 더 복잡해지는 상황을 해결한다.* *2. 문제 해결을 위해 필요한 경우 전화 번호부 또는 기타 소도구 제공*

재평가 보고서 (Re-Evaluation Report)

일부 실습에서는 월별 또는 분기별 특정 간격으로 클라이언트를 재평가해야 한다. 다른 설정에서는 재평가가 필요한 때에만 수행된다. 재평가 빈도는 설정, 자금 조달 출처 및 클라이언트의 진행 상황에 따라 달라진다. 처음에 제공된 평가는 재사용되며, 결과는 제공된 치료의 효과성을 결정하기 위해 이전 수행의 결과와 비교된다. 이 시점에서 목표와 계획이 수정되고 새로운 연대표가 구성된다. 이러한 유형의 보고서에는 다음과 같은 내용이 포함된다:

◆ *클라이언트 정보*: 이름, 생년월일, 성, 적용 가능한 미디어/교육 레벨 진단, 주의 사항 및 금기 사항
◆ *작업 프로파일*: 성공적이고 문제가 있는 현재의 작업 영역에 대한 업데이트, 문제를 일으키거나 장애를 일으키거나 방해하는 환경, 새로운 편집/수정 정보의 요약, 클라이언트의 우선순위 및 목표에 대한 업데이트 또는 변경된 결과
◆ *재평가 결과*: 재평가, 표준화되지 않은 평가의 구체적인 유형, 그리고 클라이언트의 성과 및 주관적 반응에 초점
◆ *작업 수행능력 분석*: 수행 기술, 수행 패턴, 환경, 활동 요구 사항, 표준화된 평가 및/또는 비표준화된 평가의 결과 및 예상되는 중재를 대상으로 하는 클라이언트 요인에 대한 설명 및 판단.
◆ *요약 및 분석*: 관련 참고 사항과 관련된 데이터의 해석과 이전 평가 결과와 비교한 결과의 비교
◆ *5가지 권고 사항*: 작업치료 서비스의 변경, 목표, 지속 치료의 빈도, 작업치료 빈도, 해당하는 경우 다른 전문가 또는 기관으로의 의뢰에 대한 권고 사항.

손 치료 재평가 보고서 (Hand Clinic Re-Evaluation Report)

이름: *Leanna G* **생년월일:** *76.5.12* **성별:** *F* **담당의사:** *Dr. Oliver*
주요진단명: *Osteoarthritis of ⒷCMC joints* **두번째 진단명:** *None*
주의사항: *None* **위탁일:** *2017.6.27*
위탁이유: *클라이언트는 Ⓛ CMC 관절과 손목터널 이완을 위한 수술(LRT1) 후 1개월이 경과했다.*
처음 평가일: *17.7.5* **재평가일:** *2017.8.4*
자금: *대학 보험*

작업 프로파일: *Leanna는 41세의 백인으로 대학 영문과에 근무하는 41세 여성이다. 그녀는 마을에서 7마일 떨어진 작은 2층짜리 농장에서 혼자 산다. 그 집은 여름에 Leanna가 자르고 쌓아 놓은 목재로 난방이 된다. Leanna는 매년 큰 채소밭을 가꾸고 있으며, 대학에서 정규직을 겸직하고 있고, 백화점에서 파트 타임 아르바이트를 하고 있다. 그녀는 대략 3년 전에 양손의 CMC관절에서 통증을 느끼기 시작했다. 그녀는 현재의 생활 방식과 두가지 직업 모두를 지속할 작정이다. 그녀는 중환자실의 ⓁCMC 관절과 Ⓛ손목 터널 이완 LRTI의 성공 후 1개월 후에 재활 치료를 받기 위해 외래 환자 진료소에 입원했다. 그녀는 추가 서비스가 필요한지 여부를 결정하기 위해 이 날짜(2017.8.4)를 재평가하고 있다.*

S : *초기에 클라이언트는 왼손의 3/10의 통증에 대한 지속적인 통증을 보고했으며, 5/10의 난이도에 대한 과도한 통증을 유발하였고, 왼손을 사용하는 몇가지 업무 뿐아니라 일상생활이 어려웠다. 이 날, 그녀는 쉬는 시간이 없는 상태에서 45분 이상 타자를 칠 때마다 1/10도의 통증을 느끼지만 지속적이진 않다고 보고했다.*

일/ADL/IADL 활동에 참여할 수 있는 초기 능력(클라이언트의 보고에 의함):

- *모든 Ⓛ손가락 끝으로 키보드를 사용할 수 없으며, 표준 키보드에서 하나의 손가락으로 타이핑했다.*
- *↓ AROM으로 인해 1½인치(빗자루, 치약 튜브)보다 작은 원통형 물체를 잡을 수 없다.*
- *왼손의 붓기로 인해 시계나 반지를 착용할 수 없다.*
- *오른손이 꽉 찼을 때 집으로 들어갈 수 없는 경우에 왼손으로 손잡이를 돌릴 수 없다.*
- *요구되는 Ⓑ UE의 사용과 세탁물 바구니 및 기타 용도로 사용할 수 있는 기타 품목은 들어 올릴 수 없다. IADL 작업에 필요한 현금 또는 기타 물품을 왼손으로 들어올릴 수 없다.*

일/ADL/IADL 활동에 참여할 수 있는 현재 능력(클라이언트의 보고에 의함):

- *모든 손가락을 사용하여 기본 작업 과제를 위한 새로운 인체 공학 키보드를 사용할 수 있다.*
- *일반적인 빗자루로 바닥을 쓸어 올릴 수 있다.*
- *양손을 이용해 빨래를 접을 수 있다.*
- *ADL및 IADL과제(치약 튜브, 키, 뚜껑)에 필요한 작은 물건을 잡을 수 있지만 PLOF는 불가능하다.*
- *문이 잠금 해제된 경우 손잡이를 사용하여 손잡이를 돌릴 수 있다.*
- *바구니를 들고, 옷걸이와 손으로 잡은 옷을 포함하여 빨랫줄에 옷을 걸어 놓을 수 있다.*

O : *클라이언트는 5박 7일 간 입원한 후 외래 환자 진료소에서 45분간 3번의 방문을 신청했다. 능동적이고 수동적인 동작은 클라이언트에게 전달되었고, 클라이언트에게 가르쳤으며, 그녀가 진행하는 대로 가정 프로그램이 수정되었다. 전기 자극은 사용되었으며, 클라이언트는 가정용 파라핀 장치를 구입했다. 전기*

자극은 구체적인 움직임을 유도하고 굽힘근 부분의 강화를 용이하게 하기 위해 사용되었다. 강화 프로그램이 HEP에 추가되었고, 클라이언트는 모든 HEP훈련을 올바르게 시연할 수 있다. 클라이언트는 손의 구조와 사용에 대한 교육, CMC관절염의 공통적인 특징, 작업대의 인체 공학, 에너지 보존, 통증 완화, 유해 물질 적응 기법에 대한 교육을 받았다. 클라이언트는 동일한 내용을 포함한 문서를 작성하고 가정 및 작업 활동 모두에 권고안을 구현하는 서면 자료를 제공 받았다.

A : *7 정도의 Ⓛ쥐기 강도의 증가는 기능적 작업 수행에 필요한 강도의 증가를 보여 준다. 향상된 엄지 AROM(기능한계 이내)및 손목 AROM(80%)은 이제 클라이언트가 Ⓘ관절을 손상시키지 않는 방식으로 대부분의 작업과 ADL 과제를 수행할 수 있게 한다. 인체 공학적 키보드의 변경 및 정확한 자기 인식을 변경하는 것은 추가적인 작업치료 서비스 없이도 지속적으로 개선할 수 있는 잠재력을 나타낸다. 클라이언트가 일일 HEP의 지속적인 혜택을 누릴 수 있다.*

P : *재평가 결과를 평가할 때 작업치료 서비스를 중단할 계획은 새로운 문제가 발생하지 않는 한 작업치료 서비스를 추가로 필요로 하지 않는다는 것이다. 문제가 발생할 경우 의료센터에 전화를 걸고 열, 운동 및 적응 기법의 가정 프로그램을 따른다.*

중재 (Intervention)

작업치료 서비스 연결 (Occupational Therapy Service Contacts)

연락처, 방문 또는 치료 기록은 각 방문 또는 개별 작업치료 세션을 기록하는 데 사용된다. 어떤 상황에서는 클라이언트가 볼 때마다 의무기록에 대한 연락처가 필요하다. 다른 경우에, 작업치료사는 출석 기록, 일지 또는 비공식적인 연락 노트를 보관하는데, 이는 나중에 진행률 메모를 작성하는 목적으로 사용될 것이다. 연락처 메모는 또한 전화나 이메일 연락처 및 기타 클라이언트와의 만남을 문서화하기 위해 작성되었다. 추천 콘텐츠에는 다음이 포함된다.

- ◆ *클라이언트 정보*: 이름, 생년월일, 성별, 진단, 주의 사항 및 금기 사항.
- ◆ *DUQ*: 연락처, 연락처 유형, 연락처, 이용자의 중재, 클라이언트의 반응, 사용되거나 사용되는 적응, 보조 또는 작업 수정, 클라이언트의 현재 수준
- ◆ 해당하는 경우 8바이트 간섭 부호화(즉, 현재 절차 용어(CPT)코드)

급성기 케어 진료 노트 (Acute Care Unit Contact Note)

클라이언트: *Curt G* ***성별:*** *M* ***생년월일:*** *56.9.12* ***건강기록:*** *123456*
진단명: *Guillian-Barre' syndrome* ***담당의사:*** *Dr. McDonald*
날짜: *17.4.14* ***시간:*** *8:30 AM*

S : *환자 기록, "나는 이 침대에서 벗어나고 싶다. 긴 밤이었다."*

O : *Ⓑ팔에서 ADL 과제 및 AROM의 ADL작업에 대한 지침을 위해 ICU의 작업치료 세션에 참석했다. 몸통과 Ⓑ다리의 상당한 약함과 중간 정도의 팔 약함을 가졌다. 클라이언트는 Ⓐ바로누운 자세에서 앉기를 위해 Ⓡ옆으로 누운 후 몸을 돌리는 것과 팔꿈치를 사용하여 밀어올리는 것에서 중간 정도의 도움이 필요했다. O_2포화 상태에서 O_2포화도가 85%까지 떨어졌다. 클라이언트는 몸을 바로 눕히기 위해 Ⓑ다리*

를 침대위로 Ⓐ가져왔다. 낮은 O_2레벨로 인해 꾸미기, 옷 입기 및 팔 AROM작업이 완료되지 않았다. 클라이언트가 누운 채로 침대 위에 눕혀졌다. 2분 후 O_2레벨이 ~95%로 반환되었다. 클라이언트는 반듯이 누운 자세에서 얼굴을 씻었으나 피로도를 참고하여 추가 작업을 중단했다. ICU 간호사는 활동 중 O_2포화도의 변화에 대한 e-메일을 받았다.

A : *반듯이 누운 자세로 전환할 수 있는 능력은 어제부터 시작된 작업량에 비해 향상된 활동 지속시간을 나타낸다. 외부 활동에 대한 흥미로운 관심은 강도와 기능 개선에 대한 좋은 지표이다. O_2포화도 저하와 더불어 자기관리 작업에 참여할 수 있는 능력이 발휘된다. 클라이언트는 에너지 절약에 대한 지침뿐만 아니라 에너지 절약을 위한 올바른 자세를 통해 이점을 누릴 수 있다. ADL 과제에 대한 활동 지속시간은 높고 올바른 자세를 취하는 능력은 낮다. 이 점에서, 중독 치료 시설에 필요한 3시간 치료를 견딜 수 있는 능력은 없다. 하지만 숙련된 간호 시설 수준에서 의학적으로 안정된 지속적인 치료를 받을 수 있다.*

P : *5일 동안 혹은 급성기 케어에서 퇴원하기 전까지 ①ADL 과제 혹은 매일의 작업에서 활동 지속시간을 증가시키는 기술을 계속해서 습득한다.*

청구: *전체 중 13분. 1 단위의 자기관리*

외래 환자 진료 노트 (Outpatient Clinic Contact Note)

클라이언트: *Molly T* ***성별:*** *F* ***생년월일:*** *13.6.16* ***건강기록:*** *123456*
진단명: *Spina bifida* ***담당의사:*** *Dr. Wright* ***날짜:*** *17.8.19*

겹칠 스케줄로 인해 오늘 약속을 취소한 아이의 엄마로부터 전화를 받았다. 어머니는 지난 5건의 예정된 약속 중 3건의 약속이 누락되었다는 사실을 상기시켜 주셨다. 가족들에게 더 편리한 시간을 보내기 위해 약속을 변경하는 것으로 어머니는 이 제안을 거절했다. 또한 17.8.26에 예정되어 있는 자치회와 서비스 코디네이터와의 상담을 상기하고 있으며, 어머니는 그 모임에 참석할 예정이다.

프로그레스 보고서 (Progress Report)

정기 간행물은 정기적으로 일정한 일정에 따라 작성된다(보통 주간 또는 월간). 시설물 정책은 인증 기관에 의해 유도되고 출처에 의해 조달된다. 진행률 메모를 기록해야 하는 시간 틀이다. 진행률 메모는 중재 과정에 대한 **요약**을 제공하고 클라이언트의 목표를 향한 진척 상황을 문서화한다. 또한 서비스의 지속적인 조정을 위한 권장 사항을 포함하고 있으며, 적절한 경우 다른 의료 전문가에게 의뢰한다. 추천 콘텐츠에는 다음이 포함된다:

- *클라이언트 정보*: 이름, 생년월일, 성별, 진단, 주의 사항 및 금기 사항.
- *제공된 서비스에 대한 요약*: 서비스 빈도 및 시간 서비스의 길이, 사용된 서비스 및/또는 전략적인 결과를 제공하는 기법, 사용된 환경 또는 제공된 결과, 의료 또는 기타 관련된 클라이언트 업데이트, 의료 또는 기타 관련 클라이언트 업데이트
- *현재 클라이언트 수행능력*: 작업 영역에서의 목표 및 클라이언트 수행능력 향상을 위한 클라이언트의 진행 과정.
- *계획 또는 권고 사항*: 계획 변경 또는 지속적인 계획에 대한 클라이언트의 조언 및 근거뿐만 아니라 권고안.

행동 건강센터 진전 노트 (*Behavioral Health Center Progress Note*)

클라이언트: *Audrey I* ***성별:*** *F* ***생년월일:*** *76.10.12* ***건강기록:*** *123456*
진단명: *Depression* ***담당의사:*** *Dr. Abraham* ***날짜:*** *17.8.19*

S : *17.8.17 주장에 따르면, 클라이언트는 7월 초부터 그녀의 삶이 어떻게 하향 곡선을 그리고 있었는지에 대해 이야기했는데, 그녀는 그 당시에 알지 못 했다. 그녀는 매일의 활동에 참여하기 위해 "에너지나 욕망이 없다"고 보고했지만, 최근 며칠 동안 그녀가 "나 자신과 더 비슷하다"고 보고했다.*

O : *이번 주에, 클라이언트는 주장하기 그룹에 2번 중 2번, 의사소통 그룹에 1번 중 1번, 그리고 IADL 그룹에 5번 중 3번 참석했다. 그녀는 누군가의 지시 없이 제시간에 6개 중 4개의 그룹에 갔고 단정하게 다림질한 옷, 화장품, 넥타이를 착용하고 있었다. 17.8에 주장하기 그룹에서 그녀는 소매 상황을 다루는 일상적인 일들에 대한 설득하는 2가지 이야기를 하지 않았다. 의사소통 그룹에서, 그녀는 자발적으로 그룹에 속해 있는 한 가지 질문에 답했고, IADL그룹에서는 그녀의 체크북으로 다른 클라이언트를 도와주었다.*

A : *낮은 에너지 수준과 시작 능력의 결함으로 인해 클라이언트의 ADL및 IADL의 참여가 제한되었다. 그룹에서 클라이언트의 자발적인 행동과 언어적으로 공유하려는 것은 이번 주의 향상된 기분상태를 가리킨다. 지난주 그룹에서 8명 중 6명이 참가하여 8명 중 2명이 참가했을 때에 비해 크게 늘었다. 향상된 옷입기, 위생, 화장품 관리하기 또한 지난 주부터 향상되었음을 나타내고 있다. 클라이언트는 다음과 같은 혜택을 누릴 수 있다. 퇴원 후의 또 다른 "하향 곡선"을 방지하기 위해 그녀의 매일을 계획한다.*
목표#1(주장)과#2(의사소통)은 이 날짜로 충족된다.
목표 3(레저 기술)은 계획의 수립 보류 중인 17.8.20에 대한 퇴원을 통해 지속적으로 진행된다.
목표 4(육아 기술)은 17.8.15에 끝난다.

P : *1일 오후 1시 30분에 IADL그룹에서 클라이언트가 나타날 예정이며, 내일 오후 8시 20분에 퇴원할 예정이다. IADL그룹은 그녀의 시간을 이용하기 위한 구조화된 계획을 준비하는데 사용될 것이다. 클라이언트를 개별적으로 만나야 할 경우, 작성된 계획이 완료되었는지 확인하는 것이 필요하다.*

초기 중재 진전 노트 (*Early Intervention Progress Note*)

클라이언트: *Brooklyn M* ***성별:*** *F* ***생년월일:*** *15.5.30* ***건강기록:*** *123456*
진단명: *Shaken Baby Syndrome* ***담당의사:*** *Dr. Halbrook* ***날짜:*** *17.11.30*

작업 프로파일: Brooklyn은 3개월 만에 생모의 남자 친구의 학대를 받아 흔들린아이증후군을 앓고 있는 2살짜리 소녀이다. Brooklyn은 진단을 받은 이래로 양육권을 키워 왔고, 그녀의 수양 가족은 최근에 입양 승인을 받았으며, 그것은 2017년 12월에 공식적으로 공식화 될 것이다. Brooklyn은 수양 부모들과 두 명의 십대 형제, 자매들과 함께 살고 있다. 그녀는 수양 어머니와 함께 집에 있다. 대부분의 경우, 비록 그녀가 지방 자치 단체 가정의 보육원에서 임시 진료 서비스를 받기도 하지만, 그녀의 수양 어머니가 심부름을 갈 수 있고 그녀의 나이 든 아이들의 학교 행사에 참석한다.

S : *Brooklyn의 수양 엄마는 최근 몇 달간 간단한 형상을 퍼즐과 크레용으로 장식하는 것을 포함한 새로운 기술들을 보고했다. Brooklyn은 치료 기간 중에 더 많은 단어들을 말하기 시작했고 때때로"더 많은 비눗방울"과 같은 두 단어를 합치곤 했다.*

O : *Brooklyn은 2017년 6월부터 2017년 11월까지의 위탁 가정에서 위탁 가정 및/또는 대기 간호사가 참석한 위탁 가정에서 주간 업무를 수행하고 있다. 26개 세션 중 22개 세션이 발생했다.*
2명의 방문은 클라이언트의 질병으로 인해 취소되었고, 가족 일정은 1건, 추수 감사절은 1박 2일로 취소되었다. 이 6개월간 진행된 보고서에 대해 Brade는 Peabody Development Motor Scale 2nd Edition의 미세한 운동 하위 하위항목을 사용하여 재평가를 받았다. 2017년 5월과 2017년 11월의 실적 비교를 위한 아래의 차트를 참조하라.

변수	2017-5-30			2017-11-30		
	Standard Score	*Percentile Rank*	*Age Equivalent*	*Standard Score*	*Percentile Rank*	*Age Equivalent*
쥐기	*4*	*2nd*	*10 months*	*6*	*9th*	*13 months*
시운동 통합	*3*	*1st*	*11 months*	*5*	*5th*	*19 months*
	Fine Motor 총점 = 61 (< 1st %ile)			*Fine Motor 총점 = 73 (3rd %ile)*		

**PDMS-2의 표준 점수는 평균 10과 3의 표준 편차를 나타낸다. 총 Fine Motor점수는 평균 100과 15의 표준 편차를 가지고 있다. 최근 몇 주간 작업치료 세션에서 관찰된 새로운 기술은 페이지를 넘기고, 2~3블록 떨어진 곳에 있는 종이 접기, 크레용을 사용하여 그리는 것, 그리고 큰 페그 꽂기가 있다. 그녀는 또한 손가락으로 먹는 것에 의존하는 것보다는 그녀 스스로 숟가락을 사용하는 것에 관심을 보이기 시작하고 있다.*

A : *지연된 Fine Motor 기술은 계속해서 놀이와 자가 활동에 참여하는 Brooklyn의 능력에 영향을 미친다. 향상된 표준화된 평가 점수는 꾸준한 발전을 나타낸다.*
새로운 발전된 활동에서는 발전 이정표에 대한 향후 개선의 잠재력이 양호한 것으로 나타났다. Brooklyn은 발전을 촉진하기 위한 6개월간 지속적인 조기 중재 서비스로부터 혜택을 받을 것이다. 아이가 3살이 되었을 때 조기 아동 특수 교육(ECSE)서비스로 전환할 준비가 되어있다.

P : *놀이와 자기 관리 기술의 증진을 위해 일주일에 한번씩 그녀의 집에서 45분 세션의 작업치료를 받는다. 가정 프로그램에 대한 학부모 교육이 제공될 예정이다. 또한, 지방 자치 단체와의 전환 서비스를 조정하여 ECSE서비스로의 원활한 이행을 보장할 계획이다.*

전환 계획 (Transition Plan)

전환 계획은 클라이언트가 서비스 제공 시스템 내에서 다른 설정으로 전환할 때마다 작성된다. 이는 새로운 서비스 제공자에게 클라이언트의 정보를 제공하도록 설계되었으므로 관리가 중단되지 않도록 할 수 있다. 전환 계획은 클라이언트의 현재 작업 상태를 요약하고, 클라이언트가 퇴원 서비스 설정을 지정하고 전환하는 방법을 알려준다. 추천 콘텐츠에는 다음과 같은 내용이 포함된다:.

- ◆ *클라이언트 정보*: 이름, 생년월일, 성별, 진단, 주의 사항 및 금기 사항.
- ◆ *클라이언트의 현재 상태*: 클라이언트의 현재 작업 수행 능력.

- *전환 계획*: 클라이언트가 전환할 때 설정할 이름, 전환이 발생하는 이유, 전환이 발생하는 시점, 전환 계획 중 수행할 작업의 개요.
- *권고안*: 작업치료 서비스, 개조 또는 숙박 시설에 필요한 권장 사항과 필요한 기술 및 환경 수정에 대한 권고 사항 및 근거.

전환 계획 (Transition Plan)

이름: *Kanisha G* ***생년월일:*** *14.4.29* ***성별:*** *Female* ***계획일:*** *17.4.11*
예상 전환일: *May 2017* ***진단명:*** *TBI,s/p MVA*
주의사항: *Seizure disorder*

작업 병력: Kanisha는 9일차에 MVA에 이어 머리와 여러 곳의 정형 외과적 부상을 경험했다. 그 이후로, 그녀는 여러 군데의 두개골, 둔부, 다리 수술을 받았다. 그녀는 현재 신경과 전문의이기도 하다. 어머니는 진전을 촉진하기 위해 고안된 가정용 프로그램을 매일 수행한다.

S : *Kanisha의 발작, 복수의 수술, 그리고 질병이 그녀의 발달을 둔화시켰음에도 불구하고, Kanisha는 수술이 끝나고 발작이 통제되고 있어 그녀의 발달 단계를 더 빠르게 진행할 것이라고 희망한다.*

O : *아이들은 입원 후 1주일 만에 처음으로 병원에서 첫 검사를 받았다. 그녀는 2,4,6,12,24개월 동안 공식적인 발달 평가를 받았다. 최초의 공식 평가에 뒤이어 부모는 홈 스쿨링을 받았다. 12개월에 걸쳐 회의는 두 번 진행되었으며, 계속해서 이 날짜까지 이어지고 있다. Kanisha는 클리닉에서 태어나자마자 지금까지 매 3개월마다 뒤이어 있다. 그녀는 이번 달에 3살이 될 것이기 때문에 지역 공립 학교를 통해 ECSE 서비스를 받을 자격이 있다.*

현재 업무 수행 능력: *작업치료에서 다루는 현재의 문제는 시각적 측면과 시각적으로 지시된 범위, 정중앙 유지, 자세 대칭, 바닥에서의 움직임 등이다. Kanisha의 현재 목표는 ADL과 발달 놀이 활동을 위한 기능성 위치, 파악 및 해제, 구르기, 그리고 예방 능력을 유지하는 능력을 포함한다. Kanisha는 똑바른 자세를 유지하기 위해 adapted chair를 필요로 한다. 그녀는 먹는 것을 포함한 모든 자기 관리 작업에서 의존적이다. 그녀가 장난감을 가지고 노는 것을 돕기 위한 직접적인 도움이 필요하다. Kanisha의 현재 기술은 대략 4개월 정도의 발달 수준을 보여 준다.*

A : *저시력, 낮은 근위부의 근긴장도, 그리고 모든 사지의 증가된 근긴장도는 Kanisha의 연주와 놀이 활동을 제한한다. 자상한 가족 구성원들과 가정 환경은 미래를 위한 좋은 징조이다. 목표를 향해 나아가는 Kanisha의 지속적인 발전을 통해 발달 촉진하기 위해 주기적인 OT, PT, 음성 치료 서비스의 지속적인 혜택을 얻을 것이다.*

P : *Kanisha는 2017년 5월에 다음 달에 첫 ECSE평가를 받을 것이다. 부모님들은 홈 스쿨링을 받았고, 아이가 치료 과정에서 발달했기 때문에 업데이트된 것이다 홈 프로그램은 어린 시절의 보육 시설로의 전환을 통해 계속될 것이다.*

결과 (Outcomes)

퇴원 보고서 – 작업치료 서비스와 결과에 대한 요약
(Discharge Report—Summary of Occupational Therapy Services and Outcomes)

퇴원 요약(discontinuation Report)이라고도 하는 퇴원 보고서는 작업에 대한 클라이언트의 능력 변경과 필요시 의뢰 또는 사후 관리에 대한 권고 사항을 요약하는 데 사용된다. 퇴원 노트는 종종 의뢰의 날짜와 목적을 명시하고, 초기 발견, 치료 과정, 경과 진행 상황 요약 및 후속 치료에 대한 개요를 제공하는 형식을 따른다. 퇴원 보고서는 SOAP 또는 해설 노트로 작성할 수 있으며, 또는 시설에서 사용되는 특정 양식을 보유할 수 있다. 일부 시설은 평가, 재평가, 퇴원을 위해 동일한 양식을 사용하여 퇴원 보고서를 준비하는 것을 더 빠르게 한다.

추천 콘텐츠에는 다음이 포함된다:

◆ *클라이언트 정보*: 이름, 생년월일, 성별, 진단, 주의 사항 및 금기 사항.

◆ *중재 과정 요약*: 초기 및 최종 서비스의 일자, 주파수, 세션의 요약, 사용된 중재의 요약, 목표 진척 상황 요약, 작업치료에 대한 개요, 작업치료에 대한 수행능력 및 작업치료 서비스의 유효성 평가.

◆ *권고 사항*: 클라이언트의 미래 요구 사항과 관련된 권장 사항, 해당되는 경우 후속 조치 계획. 해당하는 경우 다른 전문가 및 기관에 의뢰한다.

작업치료 퇴원 요약 (Occupational Therapy Discharge Summary)

이름: *Cindy C* **생년월일:** *46.4.10* **진단명:** *ⓛSDH*

담당의사: *Dr. Armin* **날짜:** *17.2.19*

S : *클라이언트는 자신의 치료에 대한 결과에 매우 만족하고 있으며, 그녀의 집에서 자신을 돌볼 수 있는 능력을 가지고 있다고 보고한다. 그녀는 단층집의 현관 입구에 계단이 없고 집 안에 건축물 장벽이 없다고 보고했다. 그녀는 다음과 같은 적응 장비를 소유하고 있다: 바퀴가 달린 워커, 리처, 드레싱 스틱, 양말 보조기, 긴 구두주걱, 목욕 의자, 높이가 높은 변기, 그리고 화장실 근처와 욕조안에 안전바*

O : *2017년 2월 6일에 20/20 작업치료 세션과 SOC에서의 작업치료에 클라이언트가 참여했다.*

ADL STATUS ON 17.2.6	ADL STATUS ON 17.2.19
• *ADL 이동시 Mod Ⓐ* • *화장실 이용시 Mod Ⓐ* • *먹기 시 Mod Ⓐ* • *옷 입기 시 Mod Ⓐ* • *목욕 시 안전을 위한 Max Ⓐ*	• *ADL 이동시 SBA* • *화장실 이용시 SBA* • *세팅 후 먹기 시 SBA* • *세팅이 된 상태에서 팔걸이 의자에서 옷 입기 시 SBA* • *목욕의자로 이동 시 최소 도움, 목욕하기는 SBA*

클라이언트 교육은 보상적 장비 기술 및 HEP를 제공했다. 클라이언트가 올바르게 수행할 수 있는 능력을 시연했다. 집 개조는 클라이언트와 보호자에 의해 논의되었다.

A : *안전 인식의 지속적인 결함은 ADL에서의 클라이언트의 독립성을 제한한다. 입원과 퇴원에서의 ADL 능력의 차이는 훌륭한 진전을 보여 준다. 보호자가 안전한 ADL을 위해 필요한 SBA를 제공할 수 있으므로 모든 치료 목표가 충족되었고, 클라이언트는 퇴원 준비가 완료되었다. 클라이언트는 기능 과제에 대한 강화 및 내구성을 위해 지속적인 HEP를 활용할 것이다.*

P : *클라이언트는 내일 퇴원할 예정이다. 가정 연습 프로그램을 계속할 수 있는 클라이언트를 위한 적응 장비 권장 사항: 보행용 바구니와 워커를 위한 리처. 클라이언트와 보호자가 집 개조를 시행하는 방법을 결정한다. 클라이언트는 외래 환자로 계속 서비스를 제공할 것이다. 현재로써는 어떠한 직접적인 작업치료 서비스도 권장되지 않는다.*

이제 재활 시설에서 제공하는 양식에 대해 동일한 노트를 고려해보자.

재활센터 – 작업치료 퇴원 노트 (Rehabilitation Center—Occupational Therapy Discharge Note)

이름: *Cindy C* ***생년월일:*** *46.4.10* ***진단명:*** *Ⓛ SDH*

담당의사: *Dr. Armin* ***날짜:*** *17.2.19*

재활 코스: *클라이언트는 2017년 2월 6일 SOC에서 20/20세션에 참여했다. ADL의 보상적 기술에 대한 숙련된 지침을 습득했다. 클라이언트의 진행 상황이 양호했으며 모든 목표를 충족했다. 이제 클라이언트는 모든 이동, 다리 ADL, 팔 ADL, 그리고 꾸미기/위생관리를 할 수 있다. 클라이언트는 Ⓘ 화장실을 사용하며, 세팅 후에 먹기가 가능하다. 클라이언트는 옷 입기, 바퀴달린 워커, 세팅, 그리고 엉덩이 위로 잡아당겨 입는 바지를 입기 위해 서는 것을 완료한다. 욕조는 욕조 벤치를 이용한 샤워와 최소한의 Ⓐ휠체어를 이용하여 가능하다.*

클라이언트 교육: *클라이언트 및 보호자는 가정에 대한 추가 적응 장비 및 개조에 대한 권고사항을 논의했다. 클라이언트와 보호자는 Ⓑ팔 강화를 위해 선택할 수 있도록 하기 위해 쎄라밴드, 웨이트, 지팡이, 그리고 기타 활동들에 대해 배웠다. 클라이언트가 올바르게 연습할 수 있도록 연습했다.*

퇴원 권장사항: *간병인과 함께 퇴원하라. 가정 연습 프로그램을 계속하라. 적응 장비는 보행용 바구니와 팔걸이가 있는 의자에서 사용할 수 있는 리처를 추천한다. 클라이언트는 이미 바퀴 달린 워커, 드레싱 리처, 지팡이, 양말 보조기, 긴 구두주걱, 그리고 기능적 욕실 장비를 갖추고 있으며, 이들을 올바르고 안전하게 사용할 수 있는 능력을 입증했다. 클라이언트는 외래 환자로서 진료를 받을 것이다. 지금 당장은 어떠한 직접적인 작업치료 서비스도 권고되지 않는다.*

참고문헌 (References)

American Occupational Therapy Association. (2013). Guidelines for documentation of occupational therapy. *American Journal of Occupational Therapy, 67,* S32-S38. doi: 10.5014/ajot.2013.67S32 .

제 14 장

다양한 치료 설정에 대한 문서화
(Documentation in Different Practice Settings)

이 장에서는 여러 다양한 치료 상황에서 사용하는 문서를 검토할 것이다. 이러한 각 치료 설정에는 설정에 대한 기본 사항이 몇 가지 요구된다. 이러한 치료 설정에 관한 문서는 몇 가지 방법이 있으며, 지금까지 배운 예제와는 다를 것이다.

정신보건에서의 문서화 (Documentation in Mental Health)

작업치료사는 정신 건강에 역사적으로 뿌리를 가지고 있지만 (Christiansen & Haertl, 2014), 모든 작업치료사의 3% 만이 정신 건강 환경(AOTA, 2015a)에서 주로 일한다고 보고된다. 그러나 AOTA는 "미국 성인 4명 중 한 명이 정신 건강 상태를 진단할 수 있고 작업치료가 사람들의 일상생활을 재구성하는 데 도움이 될 수 있다"고 설명하면서 임상에서의 신흥 틈새시장으로 정신 건강 실천을 강조했다. AOTA, 2016, 1항 참조).

재향군인의 전투 관련 외상 후 스트레스 장애(AOTA, 2011a, 2015b)로 인한 가정 및 지역 사회 재통합 문제를 해결하기 위해 정신 건강 작업치료가 증가하고 있다.

심리 사회적 중재는 작업치료의 뿌리에 있고 전체적으로 작업치료사의 실천에 여전히 기본이 된다(AOTA, 2014b). 처음부터 현재에 이르기까지 작업치료는 전체론적이며 클라이언트 중심적이다. 정신 건강에서의 작업치료는 의미 있는 작업이 일상생활에서 균형을 이루고 회복시키는 데 치료적 가치가 있다고 믿는 것에 근거한다. 재활 센터에서나 정신 건강 환경에서든 클라이언트의 삶의 정신 사회적 측면에 대한 주의는 의미 있는 작업 분야에서의 참여를 재개하는 것에 초점이 맞춰져 있다. 클라이언트 중심의 작업치료는 의미 있는 작업 분야에서의 참여를 극대화하기 위해 과정 전반에 걸쳐 클라이언트와 협력하는 것을 의미한다(Boyt Schell, Scaffa, Gillen, & Cohn, 2014). 이것은 정신 사회적 배경에서 심한 장애가 있는 클라이언트가 의미 있는 작업을 수행하는 것이 중요하다는 것을 뜻한다.

재활 중심의 작업치료에서 정신 보건 중심의 작업치료로 치료 방향을 바꾸면 문서화에 관해 배운 내용이 모두 적용되지 않는다고 생각할 수 있다. 문제, 목표 및 중재는 본질적으로 학제 간에 성립되는 것이며 종종 배운 것과 다른 형식으로 작성될 수 있다. 설명서에 사용된 언어는 덜 구체적으로 보일 수 있으며, 자살 위험이나 과거의 성폭력과 같은 정신 건강 문제는 OTPF-III (AOTA, 2014c)에 깔끔하게 맞지 않을 수 있다. 중재는 그룹이나 치료 환경에서 종종 제공된다. 작업치료서비스는 치료 요법, 활동 요법 또는 치료 요법 전문가, 음악 치료사, 미술 치료사 및 춤 치료사를 포함할 수 있는 표현 요법으로 지정된 치료 서비스에 포함될 수 있다.

전문가의 역할은 종종 중복되고 전문적인 정체성이 흐려지는 경우가 있다. 치료비 수납은 치료서비스와 치료실 사용료를 포함할 수 있다. 예외 중 하나는 노인 정신 건강 단위 또는 메디케어를 통해 서비스가 상환되는 부분 입원 단위이다. 메디케어 환급과 관련하여 문서화는 메디케어 입원 환자의 요구 사항과 유사하지만, 다루는 유형에는 정신과적 작업치료 서비스 및 자가 관리 중재가 포함된다.

초기 평가 보고서 (Initial Evaluation Reports)

치료사가 학제 간의 초기 평가를 진행하는 동안 중재를 계획할 포괄적인 작업 프로필을 얻는 것이 중요하다. 이는 비공식 인터뷰를 통해 또는 이용 가능한 많은 표준화된 직무 수행 척도 중 하나를 사용하여 달성될 수 있다. 직업 프로필은 기능 장애 또는 중단된 직업 영역을 강조 표시하고 클라이언트가 반환할 상황에 대한 정보를 제공한다.

기능 문제 진술 (Functional Problem Statements)

정신 건강 실무 환경에서의 기능적 문제는 전통적으로 두 부분으로 나뉜다. 문제 자체는 화학 의존, 비준수 행동, 자살 위험과 같은 한 두 단어로 표현된다. 다음의 행동 발현은 직업 영역과 관련된 요인을 정의한다.

문제: *화학적 의존성*

행동 양식: *Mark는 12세 이후로 술, 코카인, 크리스탈메스, 아편, 마리화나 등의 마약에 중독되어 지난해 이혼을 하였으며, 직업을 잃고 형사사법 재판을 받았다.*

문제: *비 호환 행동*

행동 양식: *클라이언트는 규칙이나 요청을 따르지 않고 도망가며, 수양 부모로부터 성행위 문제 등의 항의를 받아 지난 4년 동안 위탁 가정을 6곳을 옮겨 다녔다.*

문제: *자살 위험*

행동 양식: *입원하기 1주일 전에, 클라이언트는 인생이 더 이상 가치가 없다고 말하면서 자살 충동을 느낀다고 하였고, 입학 당일 권총을 구입했다.*

문제: *소리 환각의 증가*

행동 양식: *입원 2주 전에 클라이언트는 점점 더 많은 목소리가 들린다고 하며, 그 때문에 종종 상처를 입는다고 말했다. 클라이언트는 집 혹은 밖에서 작업적인 활동을 할 때 누군가의 목소리가 계속 들려 화가 나거나 집중을 하지 못한다고 말했다.*

중재 계획 (Intervention Plans)

정신 건강에 대한 중재 계획은 대개 학제 간 이루어진다. “치료 환경” 또는 환경의 전체 환경은 종종 정신 건강 장애가 있는 클라이언트를 돌보는 데 중요하다고 간주된다. 정신 건강 환경에서 개별화된 치료 계획 (ITP)은 클라이언트와 치료 팀 간의 변화를 위한 계약이다. 이상적으로, 클라이언트의 요구와 강점이 팀에 의해 평가된 후에, 각 개별 훈련은 그 분야 내에서의 치료 목적, 목표 및 개입을 제안한다. 클라이언트의 치료에 관련된 각 분야의 모든 목표, 목적 및 중재는 하나의 포괄적인 계획으로 작성된다. 평가에서 확인된 주요 문제 또는 우려 사항은 ITP에 문서로 만들어져 있다. 의뢰인은 중재 과정에 참여하는 공동의 참여자이며 그와의 합의를 보여주는 치료 계획에 서명한다. 이러한 계획은 재활 또는 학교 환경에서 팀이 개발한 계획과 유사하지만 모든 임상의가 다른 중재를 통해 동일한 목표를 향해 작업한다는 점에서 다르다.

학제 간 치료 계획 작성의 성공 여부는 다음에 달려 있다.

- ◆ 클라이언트 (그리고 클라이언트가 현재 클라이언트의 삶에 관련되어있는 경우)의 개입
- ◆ 치료 팀의 각 구성원이 변화를 위해 조정된 노력에 협조하겠다는 의지
- ◆ 계획의 효과성에 대한 정기적인 평가와 효과적이지 못한 중재의 방향 변화 실제 시행에서는 간헐적으로 간혹 클라이언트가 퇴원하여 포괄적인 중재 계획을 공식화할 수 있다.

중재 전략 (Intervention Strategies)

작업치료사는 다음을 포함하여 능력 향상을 촉진하고 개인의 변화를 촉진하기 위해 심리 사회 환경에서 다양한 개입을 사용한다.

- ◆ 환경의 변경
- ◆ 지역사회에서 재통합
- ◆ 동기 부여 인터뷰
- ◆ 인지 행동적 접근

정신 건강에서의 작업치료의 목표가 작업 분야에서의 참여를 향상하는 반면, 중재는 종종 다음과 같은 특정 수행 기술을 목표로 할 수 있다:

- ◆ 적극성
- ◆ 문제 해결
- ◆ 자기 인식
- ◆ 분노 관리
- ◆ 순서화
- ◆ 우선순위 설정
- ◆ 역할 식별 및 개발
- ◆ 의사소통 및 사회 기술 (AOTA, 2014b)

작업치료는 클라이언트가 앞으로 추구하고자 하는 방향이 어떤지에 따라 중단되거나 중재가 진행된다. 이상적으로, 심리 사회 프로그램에서 제공되는 서비스의 문서화는 작업 기반 접근을 반영한다. 이것은 치료사의 문서가 객관적이고 측정 가능해야 하며 클라이언트의 작업 프로필과 필요하고 가치 있는 삶의 활동에 참여할 수 있는 능력에 초점을 맞추어야 함을 의미한다.

중재는 작업치료 방법에 따라 다를 수도 있고 활동 방법에 광범위하게 적용될 수도 있다. 중재의 선택은 어떤 치료 그룹이 시설에 의해 제공되고, 그룹 내에서 중재 전략을 개별화할 수 있는지에 따라 크게 좌우될 수 있다. 의미 있는 치료 중재를 선택하는 것은 흥미로운 도전이 될 수 있다. 예를 들어, 대부분 클라이언트는 커뮤니케이션 그룹에 참여할 수 있지만, 해당 그룹 내에서 개별 클라이언트의 커뮤니케이션 기술을 향상하는 방법을 사용자가 정의한다. 약간의 경험을 통해 그룹의 각 클라이언트에 대한 목표를 개별화하는 한편 그룹 전체의 요구 사항을 제공하는 방법을 배우게 된다.

중재 전략을 계획할 때 클라이언트의 자산 (좋은 언어 기술, 지능 등)은 클라이언트가 문제를 극복하는 데 사용해야 하는 도구가 된다. 이 문맥에서 "강점"은 클라이언트가 과거에 사용했거나 사용 가능성이 있는 능력, 기술 또는 관심사이다. 자산에는 클라이언트의 관심사 (음악 감상), 능력 (글쓰기), 관계 기술 (아버지와 좋은 관계 있음), 사회적 지원 시스템 (목사와 연락)이 포함될 수 있다. 자산은 치료가 진행됨에 따라 치료 팀이 권장하기를 원

하는 과거의 능력일 수도 있다(Jane은 병이 나기 전에 신체적으로 활동적이었다). 일부 관심사는 자산이 아닐 수도 있다(주말에는 술집 가는 것을 즐긴다).

상담 및 경과 기록 (Contact and Progress Notes)

상담 및 경과 기록은 시설마다 다를 수 있다. 일부 예외는 노인 정신병 입원 환자 및 부분 입원 환자로, 클라이언트가 메디케어를 통해 보험에 가입되어 있다. 이 설정에서 문서는 사회보장 국민건강보험 요구 사항을 따른다.

정신 건강 진단을 받은 의뢰인이 본인의 집에 살며 치료 받기를 원하는 경우, 각 방문에 필요한 치료 기록과 함께 통원치료를 위한 사회보장 국민건강보험 기준이 적용된다. 치료 기록이 아닌 경과 기록이 사용되는 장기 정신과 치료 시설에서 치료사는 출석 기록을 보관하고 매일 진행 상황을 보여주는 참여 및 행동에 대한 기록을 작성한 다음 해당 정보를 의무기록의 경과 기록으로 편집한다. 정기적인 간격으로, 체류 기간이 며칠일 수 있는 급성 진료 정신과 치료 시설에서 클라이언트의 진도를 매일 반영하기 위해 클라이언트가 참석하는 그룹별로 기록을 작성할 수 있다.

정신 건강과 관련된 단어를 선정할 때, 밝은 에너지, 망상의 감소, 기분의 개선과 같은 용어는 덜 객관적이며 측정 가능한 용어로 작성할 수 있도록 하여야 한다. 그러나 관찰 가능한 행동 징후가 있어 클라이언트의 에너지가 더 밝아졌거나 기분이 좋아졌는지 확인할 수 있다. 아마도 그 클라이언트는 더 자주 미소 지으며, 더 자주 대화를 시작하고, 눈을 마주치며 인사를 할 것이다. 클라이언트에 관한 의견은 객관적으로 그룹에서 논의된 주제와 직접 관련이 있어야 한다. 예를 들어, 아침에 일어나서 옷을 입는데 드는 시간이 줄어들거나, 작업치료를 받을 때 집중하는 시간이 증가한 모습을 보인다는 등의 지표들은 모든 측정 가능하며, 행동적인 관점에서 관찰 결과를 보고 할 수 있다면 치료팀에게 매우 도움이 될 것이다.

역할 범위의 확대는 정신 건강 치료를 작업치료와 관련된 문서로 만드는 것을 더욱 어렵게 만든다. 자원이 축소되고 비용이 늘어남에 따라 비용 효과가 높고 지불자와 소비자 모두에게 의미 있는 기능적 변화를 문서로 만드는 데 주력해야 한다. 의미 있는 작업을 수행하는 데 방해가 되는 심각한 정신 질환 및 화학적 의존성을 가진 사람들의 삶에는 무수히 많은 요소가 있다. 역할 분산이 너무 많은 상황에서 작업치료사들의 서비스는 "전반적인 건강, 복지 및 건강에 기여하는 감각 운동, 인지 및 심리 사회적 능력 향상, 삶의 만족과 같은 긍정적인 결과를 촉진하는 방법"에 대해 명확하고 구체적 이어야 한다.

정신 건강의 중요 치료 경로 (Critical Care Pathways in Mental Health)

정신 건강 진단을 위한 입원 기간이 짧아짐에 따라 일부 정신 건강 문제에 대하여 컴퓨터 생성 중재 계획을 사용하기 시작했다. 이것들은 시간을 절약해주며, 개별 클라이언트에 특정한 치료 중재 및 치료 결과를 추가하여 클라이언트에게 맞춤화할 수 있다.

정신 건강의 중요한 치료 경로는 학제적이며 개념적으로 재활의 경로와 동일하다. 단기간의 체류 시간 동안 직원의 시간을 가장 효율적으로 사용하면서 클라이언트의 요구가 충족되는지 확인하기 위해 각 분야별 클라이언트 치료 계획이 미리 계획되어 있다.

컴퓨터 중재 계획 (Computer-Generated Plans)

전자 "믹스 앤 매치 (mix and match)"프로그램에서 컴퓨터는 팀 또는 개인 치료사가 개별 클라이언트에게 사용되는 문제 설명, 목표, 목적 및 치료 중재를 선택하는 메시지를 제공한다. 미리 완료된 치료 계획 시트를 사용할 때 간단히 표기할 수 있다(예: 우울한 기분, 약물 남용, 자살 위험). 개별 클라이언트에게 적용되는 행동 증상이 기록된다.

다음과 같은 장기 목표 또는 결과 목록이 있다.

- *1주일 이내에 클라이언트는 마약 사용에 대한 충동을 느낄 때 사용할 3가지 새로운 대처 전략을 확인한다.*
- *1주일 이내에, 클라이언트는 마약이나 술을 사용하지 않는 2가지 사회 활동 또는 여가 활동을 확인한다.*

치료 팀은 입원 한 각 클라이언트에 대한 목표를 선택한다. 학제 간 치료 팀의 모든 구성원은 클라이언트의 입원 기간 동안 이러한 목표를 위해 노력한다. 컴퓨터 생성 양식에는 치료 팀이 해결할 수 있는 잠재적 중재 목록이 있다. 중재에는 다음과 같은 전략이 포함될 수 있다.

- *클라이언트 평가*
- *클라이언트에게 감정을 표현하도록 격려한다.*
- *새로운 대처 기술을 가르친다.*
- *클라이언트가 이전 대처 전략에 대한 대안을 구두로 사용하도록 장려한다.*
- *클라이언트가 재발을 막을 수 있는 퇴원 계획을 수립하도록 돕는다.*

중재는 각 클라이언트와 함께 사용하도록 선택된다. 각 분야는 그 자신의 방식으로 중재를 구현한다. 나열된 다섯 가지 중재 전략과 관련하여 다음을 수행할 수 있다.

- *작업 프로필을 작성하여 각 작업 분야의 특정 문제를 파악한다.*
- *클라이언트에게 감정을 표현하도록 격려한다.*
- *작업치료 그룹이 새로운 대처 능력을 가르치고 과거에 잘 수행되지 못한 전략에 대한 대안을 찾도록 도울 수 있다.*
- *이전 문제의 일부인 작업 분야에 대한 계획 수립을 지원한다.*

사회사업은 개인 및 그룹 치료에 동일한 치료 중재를 적용하고 간호는 해당 단위에 대한 중재를 시행한다. 이 경우 일반적으로 사용되는 각 목표별로 시트가 제공된다. 중재는 문제의 행동 징후를 기술하고 결과 및 / 또는 개입을 추가 및 삭제함으로써 클라이언트에게 개별화된다. 알코올 의존에 대한 사전 포장된 치료 계획 시트의 예는 다음 페이지에서 찾을 수 있다. 그것은 실제로 볼 수 있는 것의 예로서만 제공된다. 원하는 결과는 학제간 치료 팀이 해결해야 할 일반적인 결과이므로 배운 COAST 기준을 충족시키지 못할 수도 있다.

12장에서 우리는 자살 시도 후 입원한 정신과 의사인 Heather의 치료 중재를 고려했다. 치료 팀이 Heather의 보살핌에 대해 컴퓨터로 작성된 계획을 사용했다면 첫 번째 단계는 컴퓨터로 가서 학제간 치료 계획서를 작성하는 것이다. Heather의 경우, 다음과 같이 선택할 수 있다.

- 자살 시도
- 낮은 집중력.
- 분노
- 낮은 자존감

각 시트에는 문제와 관련하여 헤더의 행동을 식별할 수 있는 항목들이 있다. 그다음은 그 문제에 대해 일반적으로 사용되는 중재 목록으로, 평가부터 퇴원 계획까지 있다. Heather에게 실제로 적용되지 않는 중재가 삭제되고, 그녀에게 적용할 수 있는 중재는 추가된다. 시설에서 제공하는 그룹은 중재의 목록에 포함되며, 매일 제공되는 작업치료 그룹이 헤더의 필요를 충족시킬 수 있는 방법을 계획할 것이다. 헤더의 상황에 맞는 결과를 추가 할 수 있는 항목과 함께 Heather의 확인된 문제에 대하여 각각의 결과를 기술하는 칸이 있다.

행동 건강학 분야의 치료계획
(Behavioral Health Interdisciplinary Treatment Plan)

환자 이름: *날짜:*

문제 #: *병명:* *알코올 의존*

행동적 징후:

원하는 결과	목표 날짜	성공한 날짜
1. 클라이언트는 술을 마시는 습관에 문제가 있음을 구두로 알리고 알코올 사용을 삼가겠다고 서약한다.		
2. 클라이언트는 스트레스에 대처하기 위한 최소한 세 가지 새로운 방법을 개발하고 적용하는 방법을 제시한다.		
3. 클라이언트는 사후 관리 계획을 수립할 것이다.		
4. 클라이언트는 5일간의 금주의 기간과 매일 AA 회의에 참석할 것이다.		
5.		
6.		

치료 중재	담당 치료사
1. 클라이언트의 알코올 섭취량 및 사용 패턴 평가	
2. 개인, 그룹 및 가족 치료 제공	
3. 재교육: 화학 의존의 질병 모델	
4. 감정을 표현할 수 있는 기회 제공	
5. 대처 기술 가르치기	
6. 클라이언트가 환경 상황을 재구성하도록 도와라.	
7. 관계 기술 평가 및 교육	
8. 동료와의 경쟁 및 피드백 촉진	
9. 알코올을 포함하지 않는 사회활동 / 여가 활동 소개	
10. 알코올에 대한 갈망을 경험할 때 대응하는 방법에 대한 클라이언트와 함께 계획 세우기	
11.	

이 계획에 동의한다.

____

환자 서명

학교 기반의 연습에 관한 문서
(Documentation in School-Based Practice)

AOTA (2011b)는 학교 환경의 다음 성과 영역에서 작업치료 중재의 역할에 관해 설명한다 :

- ◆ *학업 관련*: 작업치료사는 커리큘럼 프로세스, 표준화된 테스트 및 전환 계획을 위한 편의 제공에 관한 상담을 제공할 수 있다.
- ◆ *발달*: 작업치료사는 사전 쓰기 및 사전 가위 기술, 화장실 기술, 식사 및 음주 기술, 옷 입기 및 정리 작업, 의사소통 기술, 감각 필요 관리, 사회 기술 등을 포함한 사전 학업 기술 개발, 교육환경에서의 성과를 육성할 수 있다(AOTA, 2011b, p.s 51).
- ◆ *기능성*: 작업치료사는 "학교 관련 자료의 사용 및 관리를 용이하게 할 수 있다. 매일의 일상 / 일정; 쓰여진 학교 일; 작업 / 활동 완료; 활동과 사람 간의 전환; 규칙 준수; 자기 규제; 동료 및 성인과의 상호 작용; 가정, 학교 및 지역 사회에서의 여가 및 오락 기회 참여; 참여와 성과를 지원하기 위한 적응 및 보조 기술의 사용"(AOTA, 2011b, p.s 51). 또한 작업치료사는 적응력 있는 운전 교육을 계획하고 장애 학생을 위한 긍정적인 행동 지원 시스템 및 긍정적인 정신 건강 프로그램을 개발하도록 학교를 도울 수 있다.

학교에서 작업치료 서비스를 제공하는 경우, 치료사의 문서는 아동의 개별 교육 프로그램(IEP)과 관련된다. IEP는 학생의 교육 및 기능적 요구 사항을 상세히 기술한 문서이다. 다른 작업치료 연습 설정에서 작업치료사는 특정 중재 계획을 작성한다. 학교 기반의 연습에서 IEP는 중재 계획의 역할을 한다. 약 5~7년마다 검토 및 재승인될 예정인 연방법에 의거한 장애인 교육법(IDEA)에서의 "주 및 공립 교육 기관은 제한적인 환경(LRE) 안에 있는 장애 아동에게 무료로 최소한의 적절한 공교육(FAPE)을 제공할 것을 요구한다". Bazyk 및 Cahill은 모든 IEP에는 학군을 포함한 다음 정보가 포함되어야 한다고 설명했다.

- ◆ 현재의 학업 및 기능 수행의 요약 및 아동의 장애가 일반 교육에 참여하는 능력에 미치는 영향에 대한 설명을 포함하여 아동의 필요에 대한 비전 교육적으로 관련성이 있는 측정 가능한 장기 목표 및 이러한 목표를 향한 진척 상황을 측정하기 위한 계획
- ◆ 교육과 관련 있는 측정 가능한 연간 목표 및 목표 달성을 위한 측정 계획 수립
- ◆ 아동에게 제공되는 특수 교육 및 관련 서비스에 관한 진술
- ◆ 아동의 학업 성취 및 기능적 성과를 측정하기 위한 각각의 평가와 개인적인 숙박 시설
- ◆ 장애가 없는 학생들까지 적절한 수준을 교육할 수 있게 하는 제한이 적은 환경
- ◆ 16세부터 시작하여 취업, 직업 훈련, 독립적인 생활 및 학생을 위한 지속적인 교육을 준비하기 위한 서비스 계획

미 교육부는 http://idea.ed.gov에서 모델 IEP 양식의 예를 제공한다. 대부분 주에는 연방 요구 사항과 특정 주 요구 사항을 결합한 모델 형식도 있다. 특정 지역에서 사용되는 특정 형식과 관계없이, 작업치료는 이전에 언급되었던 요구 사항 (Bazyk & Cahill, 2015)에서 설명한 것처럼 "관련 서비스"로 간주된다.

IEP는 아동의 부모, 정규 교육 교사, 특수 교육 교사 및 관련 서비스 요원으로 구성된 팀에 의해 개발된다.

작업치료사는 별도의 작업 치료 목표를 작성하는 대신 전체 IEP 개발에 기여해야한다. IEP가 상당히 길 수 있으므로, 여기에 제공된 것은 작업치료와 가장 관련이 있는 부분만 보여주기 위해 요약되었다.

개별 교육 프로그램 (Individualized Education Program)

이름: *Truman T* ***연령:*** *5세 11개월* ***학년 수준:*** *유치원*

현재 학업 성취도 및 기능 수행 수준

Truman은 며칠 뒤 6살이 된다. 그는 2세 때 전반적인 발달 장애 (PDD)로 진단받았다. 그는 유아 특수 교육 프로그램에 2년간 참석했으며 현재는 온종일 유치원에 다닌다. IEP 팀이 다음 학년도에 Truman을 유치원에 유지하도록 결정했다. Truman의 부모님이 이와 같은 결정에 동의하며, 유치원에서의 연장 서비스를 허용하기를 희망한다.

Truman은 교실 참여를 지원하는 보조 교사와 함께 일반 교육 교실에서 그의 대부분을 보낸다. 독서와 작문 기술에 대한 추가 1:1 및 소그룹 교육을 위해 그는 특수 교육 교실에서 매일 60분을 보냈다. 그는 또한 적응형 체육에 매주 두 번 45분 동안 참여한다.

트루먼의 구술 기술은 지난 한 해 동안 상당한 개선이 있었음에도 불구하고 같은 연령대의 동료들과 비교하여 지연되었다. 이제는 3~5단어로 일관되게 의사소통을 할 수 있다. 또한 그림 교환 의사소통 체계(Picture Exchange Communication System)를 사용하여 구두 의사소통을 보완한다.

트루먼은 교실 내외의 청각 및 시각적 자극으로 쉽게 산만해지며 한 번에 5분 이상 자리에 앉기가 어렵다. 그는 활동과 장소 간의 전환에 어려움을 겪었지만, 시각적 일정을 구현한 후 개선되었다. Truman은 때로는 부정적인 행동(소리 지르기, 타격, 꼬집기), 교실 활동 중에 실수로 급우가 만지거나 부딪힐 때, Truman은 동료들과 놀이 활동에 참여하는 것을 주저한다. 그는 혼자 놀기를 좋아하고 또래들과의 상호 작용을 시작하지 않는다. 지난 학년이 끝날 무렵, 그는 자신의 준전문가의 도움으로 휴식 시간에 다른 사람들과 간단한 공놀이에 참여하기 시작했다. 그는 초등학교 상담사가 이끄는 주중의 방과 후 동료 대화 그룹에 계속해서 참여할 것이다.

Truman은 알파벳의 모든 글자를 인식할 수 있지만, 아직 어떤 단어도 읽지 않았다. 그는 시각적 모델이 제공될 때 그의 이름의 글자를 복사할 수 있지만 읽기 쉽도록 일관성이 없었다. 알파벳의 다른 글자를 복사하는 그의 능력은 매우 모순된 채로 남아 있다. Truman은 도구를 쓰고 삼각대를 유지하는 데 어려움을 겪고 있다.

표준 필기 용지. 그는 또한 일관된 편지 크기와 간격으로 어려움을 겪는다. 적응력이 뛰어난 필기 용지와 고무 연필 그립을 사용하여 작문 실력을 향상한다. 그는 원형, 정사각형, 삼각형, 십자가 등의 기본 도형을 일관되게 복사한다.

Truman은 점심시간에 식판을 확보하고 운반하는 데 도움이 필요하다. 그는 점심시간의 소음 때문에 쉽게 당황하고 점심을 마치기 위해 더 조용한 방으로 데려가야 한다. Truman은 화장실을 사용해야 할 때를 일관되게 알려주지만 계속 청바지에 단추와 지퍼를 관리하는 데 어려움을 겪고 있다. 그는 물속에서 노는 것을 선호하기 때문에 손을 씻는 데 도움이 필요하다. 트루먼은 이제 코트를 독립적으로 입고 벗을 수 있다. 그는 또한 벨크로 테니스 신발을 독립적으로 관리할 수 있다.

서비스 종류	횟수	시간	장소
특수 교육 *특수 교육 교사가 집중적으로 제공한다.* *읽기와 쓰기 모두* *1:1 및 소그룹 형식.*	*매일*	*60분*	*특수 교육 교실*
보충 교재 및 서비스 *Truman은 특수 교육 교사와 함께하는 경우를 제외하고는 학교 일과 중에 보조 교사가 제공한다.*	*매일*	*34분*	*일반 교육 교실 및 설정 건너편*
프로그램 수정 *적응형 신체교육.*	*주 1회*	*90분*	*실내 / 실외 신체교육 설정*
평가에 대한 수용 *Truman은 평가를 위한 교실 및 주 평가를 완료하는 데 추가 시간을 허용한다.*	*주 1회*	*60분*	*일반 및 특수 교육 교실*
관련 서비스 *작업치료*	*주 1회*	*30분*	*일반 및 특수 교육 교실 및 전체 설정*
관련 서비스 *언어 치료*	*주 1회*	*90분*	*일반 및 특수 교육 교실 및 전체 설정*

<table>
<tr><td colspan="2">장기 목표 #1: 보상 전략을 사용하여 Truman은 80%의 정확도로 적절한 기준 방향, 글자 크기 및 간격으로 교실에서 읽기 쉬운 필체를 보여준다.</td></tr>
<tr><td>평가 방법
☐ 교육과정 중심 평가
☐ 진술 평가
■ 정보 수집 차트
■ 작업 표본
☐ 기타:</td><td>주요 실행자
■ 일반 교육 교사
■ 특수 교육 교사
☐ 물리치료
■ 작업치료
☐ 언어 병리학
☐ 기타:</td></tr>
<tr><td>측정 가능한 기준/목표
1. Truman은 80% 정확도의 적응형 연필 쥐기를 사용하여 쓰기 보조도구에 대해 삼 점 쥐기를 보여준다.
2. Truman은 5일 중 연속 4일 동안 적절한 글자 형태, 크기 및 선 방향을 보여주는 시각적 모델 없이 조정된 종이에 자신의 이름을 쓸 수 있다.
3. Truman은 5일 중 연속 4일 동안 시각적 모델을 사용하여 조정된 종이 위에 적절한 글자 형태, 크기 및 선의 방향으로 소문자 26개 중 22개를 모방해서 쓰는 것을 보여준다.</td><td>숙달 기간
1.
2.
3.</td></tr>
</table>

<table>
<tr><td colspan="3">장기 목표 #2: Truman은 5일 중 연속 4일 동안 하루 종일 시간당 3회 이하의 감각적 휴식 시간을 통해 교실에서의 활동 중 향상된 주의력과 작업 습관을 보여준다.</td></tr>
<tr><td>평가 방법
☐ 교육과정 중심 평가
☐ 진술 평가
■ 정보 수집 차트
☐ 작업 표본
☐ 기타:</td><td colspan="2">주요 실행자
■ 일반 교육 교사
■ 특수 교육 교사
☐ 물리치료
■ 작업치료
☐ 언어 병리학
☐ 기타:</td></tr>
<tr><td colspan="2">측정 가능한 기준/목표
1. Truman은 15분 동안 최소한의 언어적 지시와 1회의 감각적 단절없이 활동 또는 책상에 앉아 있을 수 있다.
2. Truman은 시각 일정표를 사용하고 5일 중 연속으로 4일 동안 동료 및 직원에 대한 부정적인 행동(외침, 타격 등)을 보여주지 않고 최소한의 언어적 지시를 사용하여 교실 활동에서 전념할 수 있다.
3. Truman은 연속 5일 중 4일 동안 부정적인 행동(고함, 타격 등)을 보여주지 않고 친구들의 예상치 못한 접촉을 참을 수 있다.</td><td>숙달 기간
1.
2.
3.</td></tr>
</table>

<table>
<tr><td colspan="3">장기 목표 #3: Truman은 5일 중 연속 4일 동안 최소한의 도움만으로 적응 전략을 사용하여 학교와 관련된 자기 관리 기술을 보여 줄 것이다.</td></tr>
<tr><td>평가 방법
☐ 교육과정 중심 평가
☐ 진술 평가
■ 정보 수집 차트
☐ 작업 표본
☐ 기타:</td><td colspan="2">주요 실행자
☐ 일반 교육 교사
☐ 특수 교육 교사
☐ 물리치료
■ 작업치료
☐ 언어 병리학
■ 기타: 보조교사</td></tr>
<tr><td colspan="2">측정 가능한 기준/목표
1. Truman은 5일 중 연속 4일 동안 옷 잠그는 것을 관리하기 위한 도움 없이 화장실을 갈 수 있다.
2. Truman은 5일 중 연속 4일 동안 시각 일정표에 따라 최소한의 언어적 지시를 통해 손을 씻을 수 있다.
3. Truman은 5일 중 연속 4일 동안 점심시간 동안 최소한의 언어적 지시를 통해 구내식당에서 앉아있는 것을 유지하고 식판을 가져오고 옮기는 것을 할 수 있다.</td><td>숙달 기간
1.
2.
3.</td></tr>
</table>

장기 요양 보호에서 전문화된 간호 시설에 대한 문서
(Documentation in Skilled Nursing Facilities in Long-Term Care)

장기간에 걸쳐 전문화된 간호 시설에서 치료 서비스를 받는 대부분의 클라이언트는 메디케어의 적용을 받으며, 메디케어가 요구하는 정보를 수집하기 위해 서면 또는 전자 양식을 사용하여 문서화할 수 있다. 클라이언트가 처음 입소할 때, MDS(최소한의 자료집; Minimum Data Set)이라는 학제 간 평가를 통해 필요한 치료의 구체적인 수준을 결정하며, RAI(거주자 평가 도구; Resident Assessment Instrument)의 일부이다. MDS는 메디케어 및 메디케어 인증 장기 요양 보호 시설(CMS, 2016)에 거주하는 거주자의 임상 평가를 위한 연방 정부 위임 프로세스의 일부이다. CMS는 https://www.cms.gov에서 MDS를 완료하기 위한 지침을 제공한다. 편의성과 효율성을 위해 각 분야마다 MDS의 특정 부분이 할당될 수 있다. 시설은 일상생활 활동, 인지, 작업치료, 간호 또는 다른 분야로 어떻게 나누어지는지에 따라 다를 것이다. 시설은 또한 작업 치료적 문서의 다른 형식에 따라 달라질 것이다.

외래 환자 환경에 대한 문서
(Documentation in Outpatient Settings)

외래 환자 환경의 문서 요건은 시설 요건, 인증 기관 및 자금 출처에 의해 달라진다. 관리형 의료 보험은 추가 방문이 승인되기 이전에 클라이언트의 평가 결과 및 간병 계획을 요약한 특별 서식을 요구할 수 있다. 이 양식은 반드시 작성되어야 하는 시설 평가 양식에 추가된다. 외래 환자 작업치료 서비스는 일반적으로 3장에서 설명한 CPT 코드를 사용하여 청구된다. 당신의 문서는 각 작업치료 시간 동안 사용된 청구 코드를 뒷받침해야 한다. 다른 말로, 당신은 각 중재에 소요된 시간은 물론이고 당신이 실행한 중재를 자세하게 설명할 필요가 있다. 만약 당신의 클라이언트가 메디케어를 자금의 출처로 사용하는 경우, 치료에 의해 발생하는 주요한 문제를 식별하는 G-코드를 보고해야 한다. G-코드 목록과 사용법에 대한 자세한 설명은 3장을 참고하기 바란다.

입원환자 재활 시설에 대한 문서
(Documentation in an Inpatient Rehabilitation Facility)

입원 환자 재활 시설에 입원한 환자는 www.cms.gov에서 이용할 수 있는 문서로 만들어 진 IRF-PAI(입원 재활 시설 환자 평가 도구; Inpatient Rehabilitation Facility Patient Assessment Instrument)로 학제적 평가를 받게 되며, 문서화 한다. 특정한 시설 형식에서 별도의 증빙 서류가 필요할 수도 있지만, 작업치료사는 클라이언트의 기능적 독립 측정 도구(FIM) 점수에 대한 정보를 제공하여 IRF-PAI에 기여할 수 있다. 3장에서 설명하였듯이, FIM은 자기 관리, 괄약근 조절, 옮겨 앉기, 이동, 의사소통 및 사회적 인지 범주에서 18가지 기능 활동에서의 클라이언트의 독립성 수준을 측정한다(Uniform Data System for Medical Rehabilitation [UDSMR], 2016). 18가지 기능 활동 각각에 대해 매우 상세한 점수 기준이 있으며 점수는 다음과 같이 요약된 7점 척도를 기준으로 측정된다(Rehab Measures, 2016):

- 7 — 완전한 독립
- 6 — 부분 독립 (추가시간, 장비 사용 또는 수정된 기술 사용, 안전 문제)
- 5 — 감독, 준비 그리고 보조자 대기

◆ 4 — 최소 보조 (클라이언트가 과제의 75% 또는 그 이상을 수행한다.)

◆ 3 — 중등도 보조(클라이언트가 과제의 50%에서 74%까지를 수행한다.)

◆ 2 — 최대 보조(클라이언트가 과제의 25%에서 49%까지를 수행한다.)

◆ 1 — 완전 의존(클라이언트가 과제의 25% 미만을 수행하거나 두 명 이상의 보조자가 도와줘야 한다.)

각 영역의 FIM 점수는 입원 시 기록된다. FIM 점수 목표는 일정한 간격(일반적으로 매주)으로 설정되고 추적되며 FIM 점수는 퇴원 시 다시 기록된다. 작업치료 초기 평가, 접촉/진행 기록 및 퇴원 요약에 관한 문서에는 FIM 도구에 의해 채점된 기능적 활동에 대한 특정한 정보가 포함되어야 한다. FIM 점수가 사용되는 시설에서 일한다면 FIM 관리에 대한 연간 훈련 그리고 자격을 이수해야 한다. 교육은 UDSMR에서 제공하며 고용주는 교육과정을 촉구해야 한다(UDSMR, 2016). 추가적으로 FIM 정보 및 점수에 대한 예는 https://www.cms .gov에서 확인할 수 있다.

조기 중재에 관한 문서
(Documentation in Early Intervention)

최근 수십 년 전만 해도 외래 환자 치료 클리닉에서 의학적인 예비 교육을 통해 조기 중재 서비스가 제공되었다(Myers, Case-Smith, & Cason, 2015). 1997년 IDEA 개정안은 전형적으로 비슷한 연령의 동료가 참여하는 가정과 지역사회와 같은 자연환경에서 조기 중재 서비스를 제공할 것을 요구한다(AOTA, 2011b, 2014a). 연방정부가 요구하는 조기 중재 서비스의 일환으로 작업치료를 받는 아동에게는 개별화된 가족 서비스 계획(IFSP)이라는 문서가 있다. 각 항목에는 IFSP에 대한 특정 형식이 있지만, 문서에는 다음과 같이 문서에 반드시 포함되어야 하는 특정 항목이 있다:

◆ 운동 능력, 인지 능력, 의사소통 능력, 사회-정서 및 적응 개발 분야에서 현재 수준의 성과

◆ 가족의 자산, 우선순위 및 아동의 관심사

◆ 아동과 가족에 대한 예상되는 기대 결과

◆ 필요한 구체적인 조기 중재 서비스

◆ 서비스가 제공되는 자연환경

◆ 서비스의 시작 날짜와 예상 기간

◆ 서비스 진행자의 이름

◆ 3세에 어린이집 또는 다른 서비스로의 전환 계획(Myers et al., 2015, p.642)

조기 중재 서비스의 독특한 특징은 모든 문서가 전문적인 전문 용어보다는 부모가 이해할 수 있는 쉬운 언어로 작성해야 한다는 것이다. SOAP note 형식이 사용되지 않더라도, 모든 SOAP 요소가 포함되어 있음을 알 수 있다:

Kiara는 엄마와 할머니가 있는 집에서 30분간의 작업치료에 참여하였다. 이날의 초점은 스스로 먹기에 있다. 엄마는 Kiara가 유아용 식탁 의자 쟁반에서 손가락으로 음식을 먹고 숟가락 사용에 대해서는 별다른 관심이 없다고 보고하였다. Kiara가 유아용 식탁 의자에 앉아 있는 동안, 엄마는 어떻게 하는지 보여주며, Kiara가 숟가락으로 요거트 용기 밖으로 퍼낼 수 있도록 숟가락을 잡는 것을 도와주었지만, Kiara는 신경질을 내며 숟가락을 떨어뜨렸다. 숟가락질을 더 쉽게하기 위해 작은 그릇에 요거트를 넣을 것을 제안하였고, Kiara는 도움없이 4번 정도의 숟가락질을 할 수 있었으며, 5번째에서는 엄마로부터 약간의 도움이 필요했다. 또한 그릇 밑에 고무 매트(예: 선반과 같은)를 사용하여 제자리에 고정시킬 것을 권장하였으며,

할머니는 집에서 물건 몇 개를 가져올 것이라고 하였다. 숟가락으로 스스로 먹을 수 있는 능력이 향상되면 Kiara는 도움 없이 모든 음식을 스스로 먹을 수 있을 것이라는 예상되는 결과를 향한 좋은 진전을 보여준다. 엄마가 "젖병에서 그녀를 벗어나게 하자"라는 목표를 세우면서 다음 단계에서 빨대 컵으로 마시는 것을 이야기할 계획이다.

상담 (Consultation)

상담 작업은 문서화를 위한 약간 다른 방법이나 언어를 사용할 수 있는 작업치료 실무의 또 다른 영역이다. 작업치료사는 특별한 전문 지식을 가지고 있는 다양한 질문에 대해 상담할 수 있다. 예를 들어, 웃음 치료사와 활동 요법 프로그램에 의존하는 정신과는 신체적 및 정신적 장애가 있는 클라이언트에 대해 작업치료 상담을 요청할 수 있다. 신생아 주간 탁아시설은 고위험 신생아에 대한 작업치료 상담을 요청할 수 있다. 작업 치료사는 안전, 작업 단순화, 인체 공학, 에너지 보존 또는 미국 장애인 법(ADA) 준수에 대한 적응과 관련된 권고사항을 만들기 위해 직장, 가정 또는 학교 환경을 평가하도록 요청받을 수 있다. 작업치료 상담가는 품질 개선 모니터링이나 환급 문제에 대한 검토 목록을 살펴보기 위해 사용될 것이다. 상담가는 실제로 하는 것보다 무엇을 해야 하는지에 대해 전문적으로 평가한다. 작업치료 상담에 대한 가장 일반적인 요청 두 가지는 개별 소비자에 대한 상담 또는 소비자가 근무하거나 거주하는 환경에 대한 상담이다.

개인 소비자 (Individual Consumers)

다른 작업치료 기록과 같이 개인 소비자에 대한 상담은 소비자의 의무기록에 쓰인다. 문제 중심의 의무기록에서, 기록은 SOAP 형식의 진행 기록 부분에 시간순으로 기록된다. 자료 중심의 기록에서 상담은 다른 형식으로 작성될 가능성이 높으며, "상담"이라고 표시된 기록 부분에서 찾을 수 있다. 그것은 편지나 메모 형태일 수도 있고 상담 작업치료사가 일상적으로 사용하는 어떤 형태로 작성될 수도 있다. 다음의 참고 문헌은 자세에 대한 요구사항을 가진 정신과 클라이언트를 위한 상담을 문서화한 것으로, SOAP 형식으로 작성되어 어떻게 수행되는지를 볼 수 있다. 16장에는 다른 형식으로 수행된 개별 클라이언트에 대한 상담의 예가 나와 있다.

작업치료 – 자세 상담 (Occupational Therapy—Positioning Consultation)

S : *소비자는 그가 휠체어에서 편안한 자세를 찾을 수 없다고 하고, 바퀴 중 하나가 끌리기 때문에 집 주변이나 지역사회에서 직진 방향으로 나아갈 수 없다고 한다.*

O : *Dr. Carter의 요청에 따라 소비자는 지역 정신 건강 센터의 상담에 참여하여 자신의 자세에 대한 요구사항을 평가하였다. 소비자는 Ⓡ elbow에 대한 압력이 증가하면서 Ⓡ으로 기울고 있다고 언급하였다. 휠체어 뒤의 해먹이 심하게 손상되었음을 기록하였다. 팔걸이는 팔을 기능적으로 사용하기에 좋은 위치를 제공하지 않았다. 의자의 젤 쿠션은 압력에 대응하는 장치가 잘 작동하는 것으로 보이지만 차가운 느낌을 소비자에게 전달한다. 점검 결과, 바퀴 축 주위에 흠집이 있고 기름칠이 필요한 것으로 판명되었다.*

A : *잘못 조정된 휠체어는 ADL과 IADL의 functional mobility 및 performance에서 환자의 독립성을 제한한다. 안락함과 기능적 사용을 증진하기 위해 휠체어에서 몇 가지를 변경해야 한다. 클라이언트는 다음과 같은 이득을 볼 수 있다:*

- *보다 바른 자세를 취하기 위해 의자 뒤쪽에 미끄럼 방지 물질을 추가한다.*

- *요실금의 경우 젤이 차가워지는 것을 막고 닦기 쉽게 젤 쿠션에 패드를 추가한다.*
- *휠체어 팔 받침에 양측 팔 받침대가 있어야 클라이언트의 팔에 기능적 사용을 증가시켜 팔을 정중선에 가깝게 유지할 수 있다.*
- *바퀴 축을 청소하고 기름칠한다.*

P : *위에 언급한 내용이 적용되었다. 휠체어를 수리하고 개조한 후 소비자의 재평가가 필요하다.*
Marisa B., OTR/L

소비자가 일하거나 거주하는 환경 (Settings in Which the Consumer Works or Resides)

퇴원하기 전 클라이언트의 집이나 직장을 평가할 때 SOAP 노트를 사용할 수 있다. 가정 평가에 대한 예는 16장을 참고하라. 그러나 작업 환경이 인체 공학적 정확성 또는 특정 클라이언트와 관련하여 ADA 준수를 위해 전체적으로 평가된 경우 편지 또는 표준화된 평가 양식이 더 적합하다. 다음의 편지는 상담을 토대로 수행된 작업 현장 평가를 문서화 한 것이다.

MEMO
받는 사람: Earl Y, R.Ph.
보내는 사람: Charlet Q, OTR/L
회신으로: 약국의 컴퓨터 인체공학

약국에 위치한 컴퓨터 작업 장소에 대한 사용자의 인체 공학적 평가를 해 달라는 요청에 따라 2층 약국을 방문했다. 이것은 손목 터널 통증과 목과 어깨 불편함에 대한 반응이다. 나의 추천 사항은 다음과 같다:

1. *컴퓨터 키보드를 지속적으로 사용하는 동안에는 어깨가 편안해질 수 있도록 손목을 폄 또는 굽힘이 아닌 중립 위치에서 유지할 수 있도록 충분히 낮게 위치해야 한다. 손목이 굽힘 되거나 폄 상태에 있을 때, 손목 관절에 압박되어 정중신경에 더 많은 스트레스를 가하면 통증을 유발할 수 있다. 손목을 중립으로 유지하도록 일부 키보드를 낮추거나 각도를 조절하여 최상의 위치를 확보할 수 있다. 때로는 키보드를 편평하게 유지하거나 약간 아래로 기울이는 것이 손목을 중립 위치에 유지하는 데 도움이 될 수 있다. 키보드와 함께 사용되는 손목 받침대는 일부 사용자에게 유용하다. 인체 공학적 키보드를 사용하여 손목의 편위를 피하려면 손목이 구부러지거나 펴지지 않도록 위치해야 한다. 모든 신체 구조가 다르기 때문에 각각의 사람마다 정확한 위치는 약간 다르다. 각각의 사용자는 정확한 신체 역학을 알고 작업 공간에서 자신의 요구를 충족시키기 위해 조정할 수 있어야 한다.*
2. *의자는 몸통을 똑바로 세우고(앞뒤로 기울어지지 말고) 등을 지지해야 한다. 컴퓨터 의자에 앉아 있는 동안 양발이 지탱되어야 한다. 발 지지대는 발을 지탱하는 데 필요한 바닥 또는 발 받침(평평한 상태 또는 각도)이 될 수 있다. 높은 의자에 붙어 있는 가로대는 발의 지지를 적절히 허용하지 못해 등의 정렬을 방해할 수 있다. 높이 조절이 가능한 의자는 개인의 요구를 충족시키기 위해 권장된다.*
3. *모니터는 보는 사람 바로 앞에 놓으므로 목과 몸통의 회전 위치를 유지할 필요가 없다. 몇몇의 모니터가 측면으로 기울어져 있어, 사용자가 비대칭 자세를 유지하기 때문에 이로 인해 목과 등의 긴장이 발생한다. 모니터 높이는 보는 사람의 시선이 화면 상단의 1/3을 직접적으로 향하도록 조절해야 한다. 이것은 목의 긴장을 방지하고, 보는 사람이 일정 시간 지속적으로 바라볼 경우 발생한다.*

4. 마우스를 잦은 빈도로 사용한다면 마우스를 앞에 두지 말고 키보드 가까이 두어야 한다. 마우스 패드에 부착된 손목 받침대는 손목의 스트레스를 제거하는데 선호된다.

5. 이상적으로, 컴퓨터 작업 공간을 높은 위치에서 일반 테이블 또는 책상 작업 높이로 낮추어야 한다. 테이블의 가장 높은 부분은 이상적으로 바닥에서 26인치가 되어야 하고, 스크린과의 거리는 26인치에서 30인치가 되어야 한다. 그러나 올바른 의자, 발 받침대, 모니터 위치 및 키보드/ 마우스 위치를 조정하여 기존 문제를 관리할 수 있다.

6. 약간의 활동적인 움직임을 위해 30분마다 휴식을 취하고 신장 운동이 추천된다. 표본 운동 복사본이 약국에 있다.

의자, 발 받침대 등을 구입할 계획이라면 실제로 사무용품 판매업자에게 가서 특정 가구를 시험해 보거나 잠재적인 사용자들이 적합성을 점검할 수 있도록 빌리는 것이 가장 좋을 것이다. 이것이 도움이 되기를 희망한다. 내가 더 도움이 될 수 있다면 알려주기 바란다.

Charlet Q., OTR/L

완화 치료에 대한 문서
(Documentation in Palliative Care)

호스피스 시설이나 클라이언트가 말기 질환을 앓고 있는 다른 진료 환경에서 일하는 작업치료사는 종종 재활보다는 완화 치료를 제공한다. 완화 치료는 클라이언트가 죽음을 준비할 때 편안함과 증상 완화 및 삶의 질을 제공한다. 이 경우 클라이언트의 신체 기능이 향상할 것이라는 기대는 없다. 목표는 통증 조절, 에너지 보존, 클라이언트에게 의미 있는 작업 영역에서 독립성 유지, 적응된 장비의 확보 및 가족/ 간병인 교육 등을 중심으로 하는 경우가 많다. 호스피스 클라이언트는 휴식, 능동적 청취 및 보완과 대체 요법을 자주 사용한다. 다음의 참고 사항은 휴식과 사회적 참여를 높이고 활동 내성, 균형, 기능적 이동 및 삶의 질 만족을 유지하기 위한 보안/대체 요법(태극권) 중 하나를 보여준다.

Jean은 48세의 여성으로 인후암이 늦게 진단되어 현재 뇌로 전이되었다. 그녀는 건강 전문가 중 한 명으로 자신의 인생을 헌신한 여성이다. 그녀는 예후를 이해하고 가정형 호스피스 프로그램에 참여하여 치료의 일환으로 작업치료를 받고 있다. Jean은 가능한 오랫동안 사회적 참여와 기본적 일상생활 활동과 수단적 일상생활 활동에서의 독립성을 유지하고 싶어 한다. 그녀는 항상 신체적으로 활동적이지만, 친구들과 함께 즐겼던 신체 활동 중 많은 부분은 그녀의 제한된 에너지로 인해 그녀에게 너무 격렬했다.

S : *클라이언트는 "나는 내가 너무 피곤하다고 생각되거나 또는 내가 할 수 있다고 느껴지지 않는 날에도 숙녀분과 함께 태극권을 한 후에 훨씬 기분이 좋아진 것 같다"라고 말한다.*

O : *클라이언트는 45분의 시간 동안 자신의 집에서 2명의 친구와 함께 참석하여 사회 참여를 늘리고, 낙상 위험을 줄이며, 지난주 가르쳐 준 에너지 보존 기술을 일상 업무에 적용했다. 호흡 인식과 이완에 초점을 둔 5분 준비 운동 다음에 5분의 휴식 시간을 갖는 변형된 치료적 태극권 15분을 실시한다. 클라이언트는 체중 이동 및 한발의 균형을 필요로 하는 운동 중에 안정성을 위해 필요에 따라 의자를 뒤로 당긴다. 부드럽게 손을 내미는 동작은 균형을 시험하고 운동 활동 중에 신체 접촉과 사회 참여를 제공하는 데 사용 된다. 친구는 앉아서 쉴 수 있는 데스크에서 짧은 방문과 다과를 위해 머물렀고, 1주일 안에 인내심을 가지고 활동을 반복할 계획이었다. 다음 주에 가정 지침서와 이완 음악이 있는 태극권 비디오를 원하는*

대로 사용할 수 있도록 제공되었다.

A : *클라이언트의 자택 체류 상태, 감소한 균형 그리고 다양한 에너지 수준은 그녀의 사회적 참여와 수단적 일상생활 활동(IADL)을 제한한다. 태극권 활동에 따른 증가한 에너지 및 활동 내성에 대한 그녀의 인식은 그녀가 가치 있게 생각하는 작업에 계속해서 참여할 수 있게 한다. 가구를 소품으로 사용하여 환자는 안전한 환경에서 체중 이동과 균형을 연습할 수 있다. 태극권 동안 육체적인 접촉과 사회적 교류를 "아무것도 할 수 없다"라는 사회적 고립과 고통을 감소시켰다. 클라이언트는 사회적 환경에서 호흡과 이완 활동을 통해 에너지 보존, 균형 및 안전 문제를 해결하기 위해 계속되는 태극권 활동의 이점을 누릴 수 있다.*

P : *클라이언트는 보상적 가정 운동 에너지 보존 프로그램에서 이동, 균형, 기능적 이동성을 유지하기 위한 에너지 보존 기술, 수단적 일상생활 활동(IADL) 과제와 친구로서 중요한 역할에 대한 교육을 매주 45분 동안 그녀의 집에서 3주 동안 이어서 실시하였다.*

Sandy M., PhD, OTR/L

노트의 다른 형식 (Different Formats for Notes)

SOAP은 형식일 뿐이며 모든 유형의 기록에 사용할 수 있는 조직화한 구조임을 기억해야 한다. 초기 평가는 치료 또는 진행 기록처럼 SOAP 형식으로 작성할 수 있다. 대신 사용할 수 있는 다른 유형의 기록들이 있다.

시설에서 만들어진 체크리스트, 순서도 및 표준화된 양식은 종종 SOAP 노트 대신 사용되어 시간을 절약한다. 양식은 많은 시간을 들이지 않고 꽤 많은 정보를 전달할 수 있기 때문에 초기 평가를 문서로 만드는데 자주 사용되는 방법이다. 13장에 제시된 평가 양식은 정보를 개별화하는 능력 손실 없이 작은 공간에 많은 분야를 다루기 때문에 좋은 표본이 된다. 또한 기능에 영향을 미치지 않는 근본적인 요인을 문서로 만드는 것에 시간을 낭비하지 않도록 근본적인 요인보다 먼저 작업 영역을 문서화한다. 의견에 대한 충분한 공간이 있어 양식을 쉽게 개별화할 수 있다.

서술 기록은 SOAP 노트가 형식적으로 구성된 것과 같은 방식으로 분류되지 않는다. 서술 기록은 원하는 순서로 정보를 제공할 수 있다. 좋은 서술 노트는 대개 SOAP 노트의 "A" 정보를 포함한다. 주로 "A" 정보를 보고하는 서술 기록은 시간과 공간 제약으로 인해 인기를 얻고 있다.

DAP 노트는 일부 시설에서 사용되는 SOAP 형식의 변형된 형태이다. 이 형식에서 "D"(정보) 부분에서 "S" 및 "O" 정보가 모두 들어 있다.

BIRP, PIRP 또는 SIRP 노트는 때로 정신 건강 임상 환경에서 사용된다. 이 형식의 정보는 다음과 같이 보여준다:

- *B* : 클라이언트가 보여준 행동
- *I* : 치료사가 제공한 치료 중재
- *R* : 제공된 중재에 대한 클라이언트의 반응
- *P* : 클라이언트의 반응에 근거한 지속적인 치료에 대한 치료사의 계획

- *P* : 치료의 문제점/목적
- 이전에 언급한 계획과 반응 그리고 중재를 위한 IRP

◆ *S* : 상황

◆ 이전에 언급한 계획과 반응 그리고 중재를 위한 IRP

이러한 형식 중 하나를 사용하는 시설에서 근무하는 경우 SOAP 노트를 작성할 때와는 정보를 약간 다르게 분류해야 한다.

참고문헌 (References)

American Occupational Therapy Association. (2011a). AOTA fact sheet: Occupational therapy and community reintegration of persons with brain injury. Retrieved from www.aota.org.

American Occupational Therapy Association. (2011b). Occupational therapy services in early childhood and school-based settings. *American Journal of Occupational Therapy, 65*(6), S46-S54.

American Occupational Therapy Association. (2014a). Frequently asked questions: What is the role of occupational therapy in early intervention? Retrieved from www.aota.org.

American Occupational Therapy Association. (2014b). Focus on mental health. Retrieved from www.aota.org.

American Occupational Therapy Association. (2014c). *Occupational therapy practice framework: Domain & process* (3rd ed.). Bethesda, MD: AOTA Press.

American Occupational Therapy Association. (2015a). 2015 American Occupational Therapy Association salary and workforce survey: Executive summary. Retrieved from www.aota.org.

American Occupational Therapy Association. (2015b). AOTA fact sheet: Occupational therapy's role with post-traumatic stress disorder. Retrieved from www.aota.org.

American Occupational Therapy Association. (2016). Emerging niche: Depression. Retrieved from www.aota.org/Practice/Mental-Health/Emerging-Niche/Depression.aspx.

Bazyk, S., & Cahill, S. (2015). School-based occupational therapy. In J. Case-Smith & J. C. Clifford O'Brien (Eds.) *Occupational therapy for children and adolescents* (7th ed., pp. 664-703). St. Louis, MO: Elsevier.

Boyt Schell, B. A., Scaffa, M. E., Gillen, G., & Cohn, E. S. (2014). Contemporary occupational therapy practice. In B. A. Boyt Schell, G. Gillen, & M. E. Scaffa (Eds.) *Willard & Spackman's occupational therapy* (12th ed., pp. 47-58.) Philadelphia, PA: Lippincott Williams & Wilkins.

Centers for Medicare & Medicaid Services. (2014). Medicare & your mental health benefits. Retrieved from https:www.medicare.gov

Centers for Medicare & Medicaird Services. (2016). MDS 3.0 RAI manual. Retrieved from https://www.cms.gov.

Christiansen, C. H., & Haertl, K. (2014). A contextual history of occupational therapy. In B.A. Boyt Schell, G. Gillen, & M. E. Scaffa (Eds.) *Willard & Spackman's occupational therapy* (12th ed., pp. 9-34). Baltimore, MD: Lippincott Williams & Wilkins.

Mathieson, K., & Hahn, C. (2010). Qualified mental health professions. *ADVANCE for Occupational Therapy Practitioners, 26*(11), 10.

Mental Health 4 Occupational Therapy [MH4OT]. (2016). OT assessment index. Retrieved from http://mh4ot.com/resources/ot-assessment-index.

Myers, C. T., Case-Smith, J., & Cason, J. (2015). Early intervention. In J. Case-Smith & J. C. Clifford O'Brien (Eds.) *Occupational therapy for children and adolescents* (7th ed., pp. 636-663). St. Louis, MO: Elsevier.

Rehab Measures. (2016). FIM® instrument (FIM). Retrieved from http://www.rehabmeasures.org.

United Data System for Medical Rehabilitation. (2016). UDSMR services. Retrieved from http://www.udsmr.org.

United States Department of Education. (2016). A guide to the Individualized Education Program. Retrieved from http://www2.ed.gov.

제 15 장

전산화된 문서 (Electronic Documentation)

지난 몇 년 동안 전자 의무기록 (EHR)은 예외가 아닌 표준이 되었으며 수많은 건강 관리 환경에서 사용되었다(Scott, 2013). 요일을 계획하고 우편을 보내고 받고, 작업 프로필과 중재 계획을 작성하고, 메모를 쓰고, 모든 것이 끝날 때 우리에게 일깨워 줄 수 있는 패키지가 있다. 전자 시스템용 소프트웨어 패키지는 우리가 사용하고자 하는 초기 평가를 선택하고 데이터를 기록하기 위한 메뉴를 제공한다. 다른 패키지는 개별 클라이언트를 위해 이러한 패키지를 구성해야하는 것이 아니라 문제, 목적, 목표 및 가능한 중재 전략을 선택할 수 있는 기회를 제공한다. 이러한 소프트웨어는 우리의 업무를 단순하게 만들고 귀중한 의료비를 절약 할 수 있다. 그러나 전자 문서 시스템을 사용할 때 주의해야 할 몇 가지 중요한 문제가 있다(Waite, 2012).

첫째, EHR에 정보가 너무 많아서 찾고자하는 특정 정보나 양식을 찾기가 어려울 수 있다. 종이 의무기록의 섹션을 신속하게 스캔 할 수 있는 대신, EHR은 사용자가 원하는 목록을 찾기 위해 여러 목록과 메뉴를 클릭해야 할 수도 있다.

둘째, 비슷한 문제가 있는 클라이언트가 한 레코드에서 다른 레코드로 정보를 복사하여 붙여 넣기를 원한다. 이로 인해 작은 오류 ("자기"대신 "그녀"라고 말함)에서 클라이언트의 상태와 관련된 정확성에 중대한 오류가 발생할 수 있다. 가장 좋은 방법은 복사 및 붙여 넣기 방법을 사용하지 않고 각 클라이언트에 대한 정보를 입력하는 것이다.

EHR은 또한 의료 팀원들간 대면 및 전화 통신량을 줄였다. 전자 문서화는 시간을 절약 할 수 있지만 작업치료 서비스의 질을 최적화하고 클라이언트의 결과를 극대화하기 위해 클라이언트의 건강 관리 팀의 다른 구성원과 직접 협력해야하는 중요성을 항상 기억해야 한다.

아마도 EHR을 사용할 때 가장 중요한 문제는 클라이언트와의 관계를 발전시키고 작업치료 과정 전반에 걸쳐 그를 포함시키는 것의 중요성을 기억하는 것이다. 특히 치료실에서 컴퓨터를 사용하는 경우 목표, 목적 및 치료 전략을 선택할 때 컴퓨터와 상호 작용할 유혹이 있다. 목표를 설정하고 클라이언트를 위한 것이 아니라 클라이언트와 함께 중재 전략을 선택하는 데 소요되는 추가 시간에 관계없이 이러한 관행은 피해야 한다. 효과적인 치료를 위해서는 상호 선택되고 합의된 목표를 향해 노력하는 클라이언트와 치료사의 팀웍이 필요하다.

마지막으로 치료 계획이나 메모의 각 부분을 개별화할 수 있는 방법이 필요하다. 좋은 프로그램은 문서를 클라이언트에게 개별화할 수 있도록 주석의 편집 옵션이나 위치를 허용한다. 메뉴에서 선택하고 문장을 개별화하는 것 사이에서 효과적인 절충안을 만드는 한가지 방법은 메뉴가 구문의 구성 요소를 제공하고 치료사가 개별 클라이언트에 적합한 구성 요소를 선택할 수 있게 해주는 “혼합 및 일치”시스템을 사용하는 것이다. 예를 들어, 12장에서 많은 필요가 있는 클라이언트를 위한 중요한 진료 경로를 살펴 보았고, 13장에서는 정신 건강에 있어서 혼합 치료 매치 중재 계획을 검토했다. 어떤 경우에는 연락처 또는 진행 메모를 표준화 할 수도 있다. 요약하면 클라이언트를 소프트웨어 패키지의 기능에 맞추기보다는 클라이언트의 요구에 맞게 소프트웨어를 설치하는 것이 가장 중요하다.

다음 주의사항에서 컴퓨터는 굵은 글씨로 단어를 제공하고 치료사는 문장을 완성한다.

S : ***클라이언트는 2/3 엉덩관절 예방 조치를 올바르게 말할 수 있다.***

O : *환자는 개인 ADL 작업 중 엉덩관절 예방 조치에 숙련된 교육을 받아 30분의 OT 세션에 참여했다.*
ADLs: *클라이언트는 엉덩관절 예방 조치를 기억하기 위해 2개의 언어 신호가 있는 적응 장비를 사용하여 상체 ①및 하체 SBA를 입힐 수 있다.*
Functional Mobility: *클라이언트 상체(Supine) → Sit mod ①, 코너를 돌 때 바깥으로 회전하는 것을 피하기 위해 휠 보행기 c̄ 언어적 지시를 통해 욕실에 걸어 갈 수 있다.*
Contributing Factors: *힘/지구력: 상체를 사용하여 4파운드를 들어 올릴 수 있다. Ⓑ 가벼운 활동 5분 후에는 휴식이 필요하다.*
Home Program:

A : ***기여 요인:*** *전반적인 역기능 저하는 몇 차례 휴식을 취하지 않고도 ADL 일상을 완료하는데 필요한 약점과 활동 내성 부족을 초래한다. 클라이언트는 힘과 활동에 있는 꾸준한 이익 만들기를 계속한다. ADL과제에서 수정된 ①의 목표를 달성할 잠재력이 있다.*
ADLs: *물어볼 때 엉덩관절 예방 조치 3개 중 2개를 기억하고 ADL 일상에 3 개 중 2 개를 성공적으로 통합하면 퇴원 후 엉덩관절 예방 조치를 따르기에 좋은 진보와 좋은 잠재력을 보여준다.*
Functional Mobility: *화장실 사용 중 엉덩관절 예방 조치를 따르는 언어적 지시가 필요하므로 지속적인 안전 문제가 발생한다.*
클라이언트는 일상적인 활동과 *활동 허용 오차 및 전반적인 조절을 증가시키는 일정에서 엉덩관절 예방 조치를 통합하는데 있어 지속적인* ***지침의 도움을 받을 것이다.***

P : *드레싱을 위한 적응 장비를 사용하여 숙련된 지시를 완수하기 위해 하루에 두 번씩* ***클라이언트를 돌봐야 한다.*** *욕조, 샤워 실 및 자동차 이동을 가르치기; 그리고 가정 복음 교육자에게 간병인에게 지시하시오.*

이 프로그램은 치료사에게 메모에 포함될 필요가 있는 부분을 기억하도록 명령하고 모든 메모에 반복되어야하는 단어를 제공한다. 문서를 개별화할 때 최대한의 유연성을 발휘할 수 있는 기회가 여전히 있다. 그녀는 아직 그 프로그램을 가르치지 않았으므로 그녀는 홈 프로그램의 빈 칸을 채우지 않았다는 것을 알게 될 것이다. 그녀는 메모를 저장 / 인쇄 할 때 해당 섹션을 생략 할 수도 있고 “아직 가르쳐주지 않았다”라고 입력 할 수도 있다. 그림 15-1은 작업치료사가 동일한 보고서에서 초기 평가, 치료 계획 및 퇴원 요약을 모두 문서화할 수 있게 해주는 전자 문서의 예를 보여준다. 이 양식에는 작업 강화 설정에 공통된 데이터를 입력하기 위한 여러 테이블과 수행된 테스트에 대한 표준화된 설명을 포함하는 옵션이 포함되어 있음을 알 수 있다. 또한 이 설명서에서 다루지 않은 작업 강화 설정과 관련된 약어를 참고해라.

- *PRE*: 프로 그레시브 저항 운동
- *CV*: 분산 계수
- *PILE*: 점진적 등판 리프팅 평가
- *PDC*: 물리적 수요 특성

전자 문서화 소프트웨어에 대한 추세에 따라 학생들은 SOAP 메모 형식 학습의 관련성에 대해 자주 질문한다. 우리는 SOAP 형식을 배우는 것이 학생 및 초급 실무자에게 치료적 중재에 대한 클라이언트의 성과와 반응을 문서화하는 임상적 추론을 사용하도록 가르치는것을 강력하게 믿는다. 또한 전자 문서 소프트웨어는 일반적으로 SOAP 주에서 발견되는 모든 요소를 포함하지만 다른 순서 또는 형식으로 제공될 수 있다. 일부 소프트웨어 프로그램은 SOAP 메모 형식을 사용한다. 그림 15-2를 보면 SOAP 노트 형식에 기반한 포괄적인 요금 청구 및 문서화 소프트웨어 프로그램의 일부 기능을 익힐 수 있다.

BIO-ERGONOMICS, INC.
AN INDUSTRIAL REHABILITATION CONSULTING COMPANY
VICTOR J. ZUCCARELLO, OTR/L, C.E.E.S., ABDA

WORK HARDENING EVALUATION – SUMMARY REPORT

Initial Evaluation Date: 4/1/17
Exit Evaluation Date: 4/28/17

Name	Chet D.	
Age	40	
Height (inches) - **72**	**Weight** (lbs) - **250**	**Dominance** (L/R handed) – **R**
Physician: Dr. Lance Sawbones	Follow-up Physician Appointment: 4/30/17	
Diagnosis	s/p L4-5 Fusion	
Date of Injury	1/2/17	
Mechanism of Injury/Medical Tx (as reported by patient)	"Lifted a box at work and felt a pull in my back". Conservative tx for 2 weeks including PT, medications, and time off w/o relief. MRI (+) for large HNP. Fusion 2/1/17 & PT 2/22 to 3/15/17. Attempted return to work on 3/18/17 but unable to tolerate. Rx for Work Hardening written 3/25/17.	
Employer & Job Title	XYZ Corporation – Order Filler	
Insurance Carrier/Adjuster	Coverall Insurance/Sue Payer	
Case Manager	Nancy Nurse, RN, CCM	

Work Hardening Program Attendance

Attended 18/18 visits for up to 7 hour days. No tardies.

Work Hardening Treatment Program:

Aerobic exercise, stretching/stabilization, PRE, functional tasks, and body mechanics education.

Work Hardening Exit Evaluation Performance Criteria Profile:

Consistency of Effort – CVs low. Cross validation in PILE v. Occasional lifts acceptable.
Quality of Effort – HR during evaluation >/= 25% variance. Acceptable kinesiophysical signs.
Non-Organic Signs – Subjective reports consistent with test behavior. Complaints specific.

Work Hardening Exit Evaluation Assessment:

Significant progress noted in program. He is currently meeting all return to work goals. See the work requirements/goals v. demonstrated physical tolerances on the following page. Feasibility for success at return to work is **GOOD** at this time.

Work Hardening Exit Evaluation Recommendation/Plan:

Pending physician f/u and exam, I recommend return to work at full duty at this time.

Vic Zuccarello, OTR/L, C.E.A.S. II, ABDA

Chet D. Page 1

BIO-ERGONOMICS, INC.

그림 15-1. (Reprinted with permission of Vic Zuccarello, OTR/L, C.E.A.S. II, ABDA Owner – BIO-ERGONOMICS, INC.)

Work Hardening Evaluation	Chet D.	Page Two

Demonstrated Physical Tolerances

Task	Initial Eval – 4/1/17	Exit Eval – 4/28/17	Job Description	Met? (yes/no)
Pain Level (0-10)	6/10	**3/10**	***Job Description Information (Goals to be Met)Provided By: Employer & Employee***	
Chief Complaints	Midline lumbar aching into R hip.	**Midline lumbar aching.**		
Material Handling Lifting in pounds unless stated otherwise/Push/Pull in Pounds of Force (Occ. = 0-33% of day, Freq. = 34-66%, Const. = > 66%) or (Occ. = 1-12/hr, Freq. = 13-60/hr, Const. = > 60/hr)				
Floor to Waist Lift	25# occasional	**75# occasional, 35# frequent**	**70# occasional, 25# frequent**	**MET**
Waist to Shoulder Lift	"	**"**	**"**	**MET**
Overhead Lift	"	**50# occasional, 25# frequent**	**40# occasional, 20# frequent**	**MET**
Carrying (50 feet)	"	**75# occasional, 35# frequent**	**70# occasional, 25# frequent**	**MET**
Pushing (Force)	55#	**100#**	**Pallet jack, dolly**	**MET**
Pulling (Force)	43#	**97#**	**"**	**MET**
Non-Material Handling Positions and movements in activities and associated tasks (Occ. = 0-33% of day, Freq. = 34-66%, Const. = > 66%) or (Occ. = 1-12/hr, Freq. = 13-60/hr, Const. = > 60/hr)				
Standing	Occasional	**Frequent**	**Frequent**	**MET**
Walking	"	**"**	**"**	**MET**
Squatting/Bending	"	**"**	**"**	**MET**
Kneeling/Crawling	"	**Occasional**	**Occasional**	**MET**
Reaching/Grasping	Frequent	**Constant**	**Constant**	**MET**
PDC Level (S,L,M,H,VH)	**MEDIUM**	**HEAVY**	**HEAVY**	**MET**
Perceived Disability	Oswestry – 44%	**Oswestry – 22%**		

Physical Demand Levels of Work ***Dictionary of Occupational Titles (US Dept. of Labor, Fourth Edition, Revised 1991)***

PDC Level	Occasional (0-33% of day)	Frequent (34-66% of day)	Constant (>66% of day)
Sedentary	***1# to 10# /*** Stand & Walk	***Negligible/*** Sitting	***Negligible/*** Sitting
Light	***11# to 20#***	***Up to 10# /*** Stand & Walk ***and/or*** Standing pushing/pulling controls	***Negligible and/or*** Seated & pushing/pulling arm/leg controls
Medium	***21# to 50#***	***11# to 25#***	***Up to 10#***
Heavy	***51# to 100#***	***26# to 50#***	***11# to 20#***
V-Heavy	***Over 100#***	***Over 50#***	***Over 20#***

END OF SUMMARY

Chet D. Page 2

BIO-ERGONOMICS, INC.

그림 15-1. (continued). (Reprinted with permission of Vic Zuccarello, OTR/L, C.E.A.S. II, ABDA Owner - BIO-ERGONOMICS, INC.)

Example of Work Hardening Evaluation Data Pages (from Chet's Initial Evaluation)	Page Three

LUMBAR MUSCULOSKELETAL SCREEN

Resting HR	84 (min acceptable increase = 105)	Resting BP	124/66
Pre Pain Level	5/10	Description	Midline lumbar and R hip
Posture	increased lumbar lordosis, protruding abdomen, PSIS even, no shift.		
Gait	mild R antalgia	Palpation	increased muscle density lumbar PVM's

NEUROLOGICAL

	L	R	Comments
Knee Reflex (L4)	2+	2+	symmetrical
Ankle Reflex (S1)	"	"	"

WADDELL SIGNS

(+) = abnormal response to examination, or possible non-organic sign

TENDERNESS		SIMULATION		DISTRACTION		REGIONAL		OVER-REACTION
Superficial	-	Axial loading	-	L SLR +	R SLR -	Cogwheel	-	-
Non-anatomic	-	Simulated rotation	-	Sit 75	Sit 75	Numb	-	
				Supine 30	Supine 55	Weak	-	

RANGE OF MOTION

(Pre test AROM take 3 trials and calculate coefficient of variance; CV >15% = Inconsistent Test)

MOTION	PRE TEST (°)			AVERAGE (°)	CV%	POST TEST (°)	NORM
Lumbar flexion	35	30	35	33	7.1	30	60
Lumbar extension	10	10	12	11	8.8	15	25
L lateral flexion	20	22	22	21	4.4	15	25
R lateral flexion	20	25	25	23	10.1	25	25

STATIC STRENGTH

MOTION	TRIALS			AVERAGE	CV%	Manual Muscle Test
R knee flexion	34.4	36	40.1	36.8	6.5	4
L knee flexion	26	25	22	24.3	7.0	5
R knee extension	77.3	88	80.2	81.8	5.5	4
L knee extension	33	31	25	29.7	11.5	5
R plantarflexion	33.3	30	34	32.4	5.4	4
L plantarflexion	36.2	36	32	34.7	5.6	5
R dorsiflexion	22	24.4	18.6	21.7	11.0	4
L dorsiflexion	20	22.6	20.6	21.1	5.3	5

QUALITY OF MOVEMENT (Non-Material Handling) SCREEN (5x each)

Squatting	full, UE assist required	Overhead Reach	full, fluid, unguarded
Bending	50%	Finger Flexion	as above
Kneeling	full, UE assist	Opposition	as above
Crawling	symmetrical, guarded	Climbing	step to step, decreased RLE WB.
Comments	Guarding in lower level postures.		
Post-Pain Level (0-10)	6/10 – no change in location of symptoms. Denies need for break, "let's go".		

Chet D. Page 3

BIO-ERGONOMICS, INC.

그림 15-1. (continued). (Reprinted with permission of Vic Zuccarello, OTR/L, C.E.A.S. II, ABDA Owner - BIO-ERGONOMICS, INC.)

Work Hardening Evaluation	Chet D.	Page Four

Material Handling Test

Description of lift/carry test: This test format is based on other commercial lifting tests and utilizes a lifting box and weights. The worker is instructed in proper body mechanics, the therapist demonstrates proper procedure, and the worker is then allowed to perform a preferred number of practice trials. After each successful lift, weight is added in progressive fashion and the worker is asked if the load is "light, medium, or heavy". The worker is also asked if they feel safe to perform the lift with heavier weight. If the worker answers with a "yes" response and the form on the previous load was safe, weight is added (5-10# for a 'heavy' response, 10-15# for a 'medium' response, and 15-20# for a 'light' response) until one of three termination criteria are met: physiological (ie heart rate, perspiration, flushed complexion); kinesiophysical (ie recruitment of surrounding body parts, substitution, counterbalancing, muscle tremor)); or psychophysical (ie desire to stop because of 'heaviness' of load, perceived pain, or perceived cardiopulmonary exertion). During the test, these aspects of performance are observed and utilized to determine if the worker provided acceptable effort, and if the worker's subjective reports are in proportion with test behavior. Maximum safe effort is solicited and encouraged. The worker is never forced to perform a task they feel is unsafe.

- 50-foot Carrying is assessed by first testing with the max load achieved in the waist to shoulder lift and progressing as in the above procedure.
- Upon reaching the end-point, the load is decreased by 50% and 10 repetitions are performed to determine the frequent carrying load.

Description of push/pull test: Static testing is performed to assess for level of participation in testing as well as to elicit a measure of pushing/pulling strength. The worker is instructed in safe technique (including by not limited to avoidance of jerking or holding the breath, etc.), the therapist demonstrates proper procedure, and a preferred number of practice trials are performed. The worker then performs 6-second trails at their own preferred safe-maximum force. A maximum rest period of 15 seconds is given between 3 trials. Therapist observes for physiological (heart rate, flushed complexion, perspiration); kinesiophysical (substitution, recruitment, tremor, counterbalancing); and psychophysical (pain level, heart rate v. rate of perceived exertion) indicators. Maximum safe effort is solicited/encouraged, but subject is not coerced into providing higher force than they feel is safe.

Pre-test Heart Rate	90	Pre-test Pain Level	5/10

Test	Load (#)	Heart Rate	Rate of Perceived Exertion (6-20)	Pain Level (0-10+)	Kinesiophysical Indicators
Floor to waist lift	25	114	14-15/20	6	Counterbalance and recruitment
Waist to shoulder	25	114	13-14/20	6	"
Overhead Lift		110	14-15/20	6	"
* Carrying Max	25	110	15-16/20	6	"
Pushing (force)	55	115	11-12/20	6	"
Pulling (force)	43	122	"	6	"
Comments:	Body mechanics were safe and steady. HR and kinesiophysical signs suggest acceptable effort.				

END OF EVALUATION

Chet D. Page 4

BIO-ERGONOMICS, INC.

그림 15-1. (continued). (Reprinted with permission of Vic Zuccarello, OTR/L, C.E.A.S. II, ABDA Owner - BIO-ERGONOMICS, INC.)

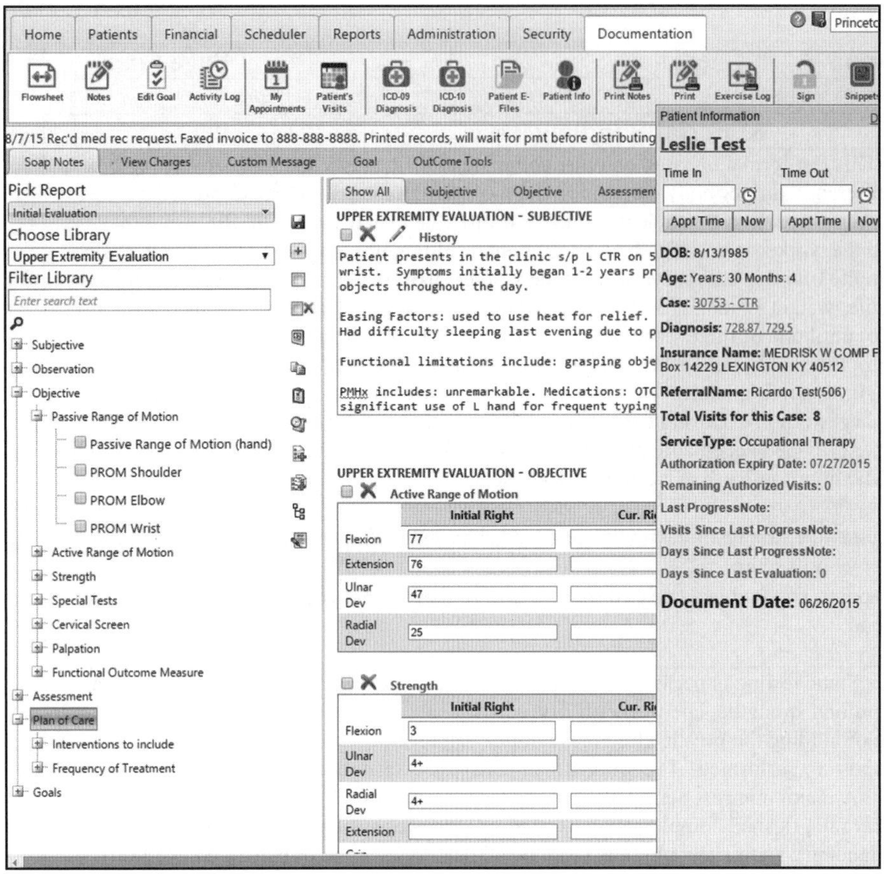

그림 15-2. (Reprinted with permission of PT Practice Pro.)

- 이 소프트웨어는 일반적인 사무용 소프트웨어 프로그램과 비슷하게 구성되어있어 사용자가 일정, 메모, 요금, 목표 및 환자 인구 통계 정보와 같은 다른 화면을 통해 효율적으로 이동할 수 있는 다양한 탭과 창이 있는 대시 보드를 제공한다. 왼쪽에는 SOAP 노트 형식의 주관적, 객관적 평가 및 관리 계획 섹션이 표시되며 각 섹션에는 환자 데이터보고를 위한 추가 도구에 쉽게 액세스 할 수 있는 드롭 다운 메뉴가 있다.
- 이 예에서 작업치료사는 노트의 주관적인 부분에 서술 데이터를 입력 할 수 있다. 작업치료사는 또한 메모의 목표 섹션에 미리 포맷된 표에 운동 범위 및 수동 근육 테스트와 관련된 데이터를 쉽게 입력 할 수 있다.
- 화면의 중앙에는 "모두 표시" 탭과 SOAP 메모의 각 섹션이 있으므로 작업치료사는 데이터를 보고 입력하는 방법에 대한 옵션을 제공한다.
- 화면 맨 위에는 3장에서 설명한대로 이 소프트웨어에 ICD 진단 코드가 통합되어 있음을 알 수 있다. 2015년 10월에 의료 기관에서 ICD-10 코드 사용으로 전환해야했지만 그 이전의 문서 시스템은 구형 ICD-9 코딩 시스템에 정보를 가지고 있을 수 있다.
- 맨 오른쪽에는 환자의 진단, 보험 및 허가된 방문 횟수에 대한 관련 정보를 보여주는 "환자 정보" 팝업 창이 있다. 오른쪽 상단 모서리에 있는 "독 (Dock)"을 클릭하면 작업치료사가 화면의 SOAP 노트 섹션을 더 많이 볼 수 있도록 이 창이 최소화된다.

  스크린의 상단에 있는 "Snippets" 탭은 작업치료사가 일반적으로 사용하는 단어 및 구에 대한 단어 예측 또는 바로 가기를 설정할 수 있게 한다. 예를 들어 "FL"을 입력하면 소프트웨어가 자동으로 "기능 제한"으로 변경된다.

- 맞춤형 환자 문서화 및 청구서 작성 외에도 이 소프트웨어에는 관리자가 치료사 생산성, 절차 코드 사용, 환자 취소율 및 기타 임상 관련 조치 (고용주, 자금원 및 인증)를 추적 할 수 있는 "보고서" 탭이 있다.
- 화면 상단의 "Sign (서명)" 탭은 작업치료사가 문서를 완성하면 전자 서명하기 위해 암호가 필요한 페이지로 이동한다.

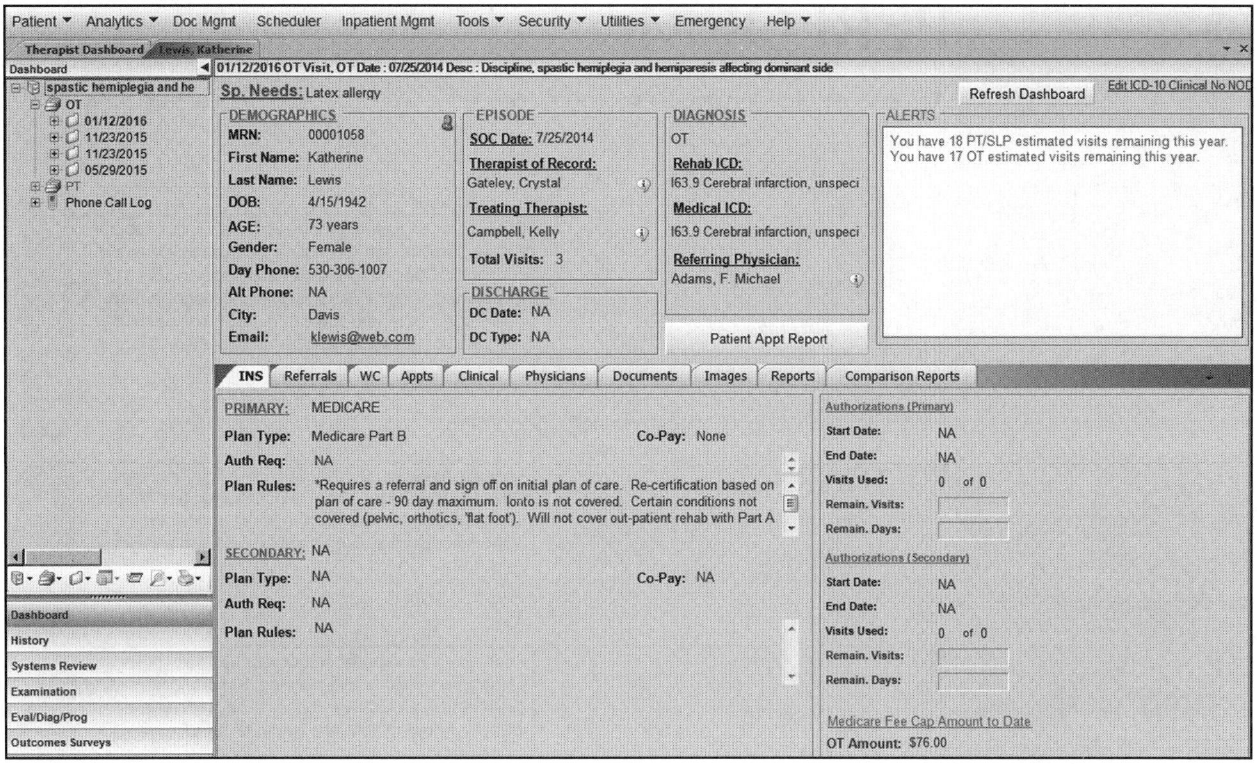

그림 15-3. (Reprinted with permission of AOTA PERFORM developed by Cedaron Medical, Davis, CA, in conjunction with the AOTA.)

그림 15-2의 예와 같이 일부 소프트웨어 시스템은 일반적이고 전반적인 구조를 유지하면서도 다양한 재활 분야에 맞게 사용자를 정의 할 수 있다. 다른 소프트웨어 시스템은 작업치료 전문 분야에 매우 특정적이다. 예를 들어 AOTA PERFORM 소프트웨어는 미국 작업치료 협회와 공동으로 Cedaron Medical에서 개발했으며 *OTPF–III* (AOTA, 2014)를 기반으로 한다. 작업치료 작업의 특정 영역 및 프로세스를 다루기 위해 소프트웨어 프로그램을 사용자 정의 할 수 있는 방법의 예는 그림 15-3~15-9를 참조해라.

- *그림 15-3*: 그림 15-2의 예와 마찬가지로 이 화면에는 작업치료사가 환자와 관련된 정보를 보고 편집하기 위해 다양한 화면을 탐색 할 수 있게 해주는 "Patient Dashboard"가 있다.
- 맨 왼쪽에는 서비스 날짜별 폴더가 있고 다양한 문서 양식에 액세스 할 수 있는 드롭 다운 메뉴가 있다.
- 권한을 부여받은 방문 및 청구에 대한 중요한 정보에 대해 작업치료사에게 알리는 오른쪽 상단의 상자에 유의하라. 이 상자와 화면 하단의 "Medicare Fee Schedule"은 3 세에서 자세히 논의한 Medicare Fee Cap에 관해서 환자 치료비가 어느 부분에 해당 하는지를 작업치료사에게 알려준다. 환자가 추가 요법을 필요로 하는 경우 상한비용을 넘어서, 작업치료사는 전문화된 청구 코드를 사용해야하거나 지불이 거절 될 것이다.

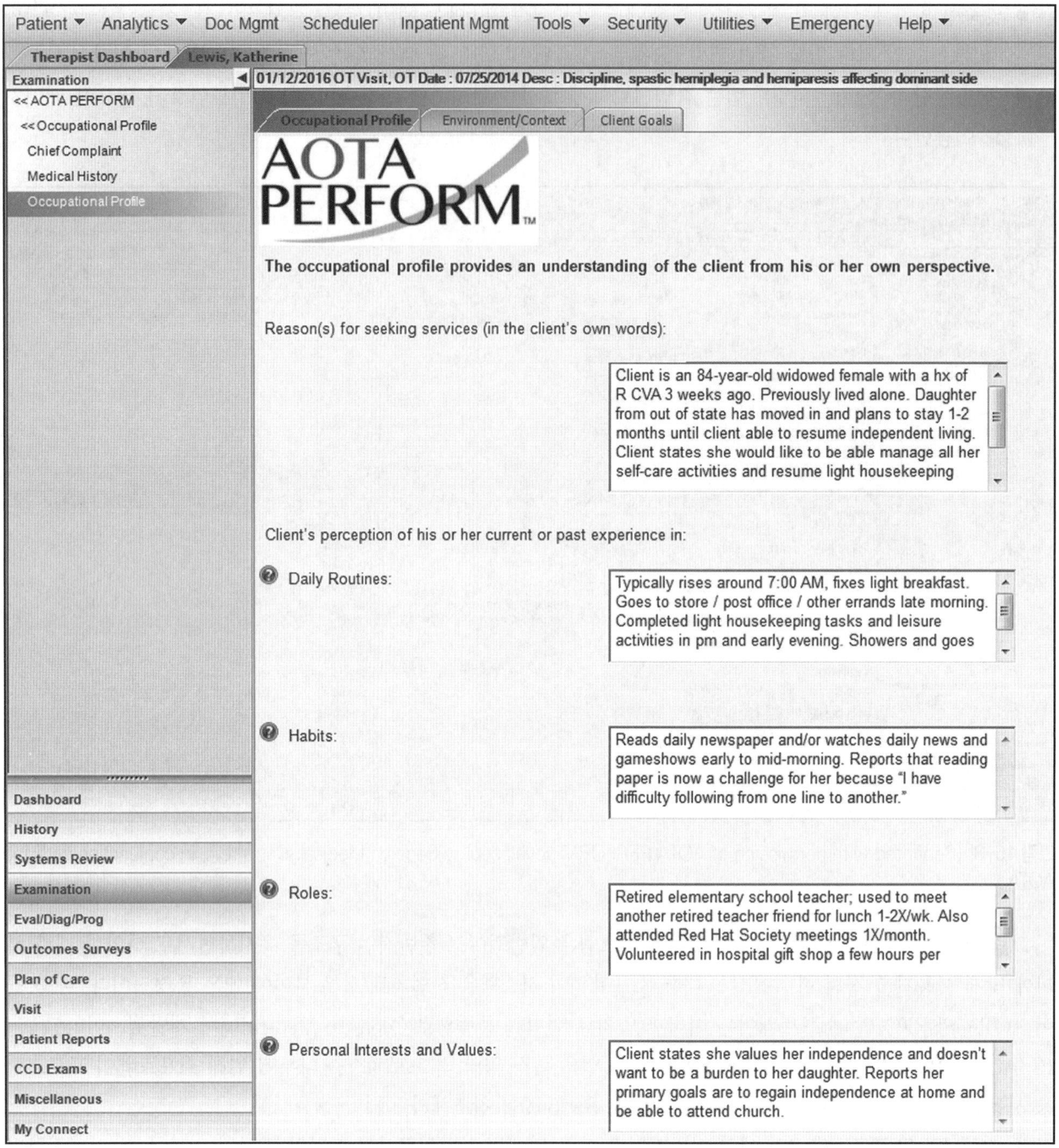

그림 15-4. (Reprinted with permission of AOTA PERFORM developed by Cedaron Medical, Davis, CA, in conjunction with the AOTA.)

◆ *그림 15-4*: OTPF-III의 용어를 직접 사용하는 이 작업 프로필 탭에서는 작업치료사가 클라이언트의 내역, 일상, 습관, 역할 및 개인적인 관심사와 가치에 대한 내러티브 데이터를 입력 할 수 있다.

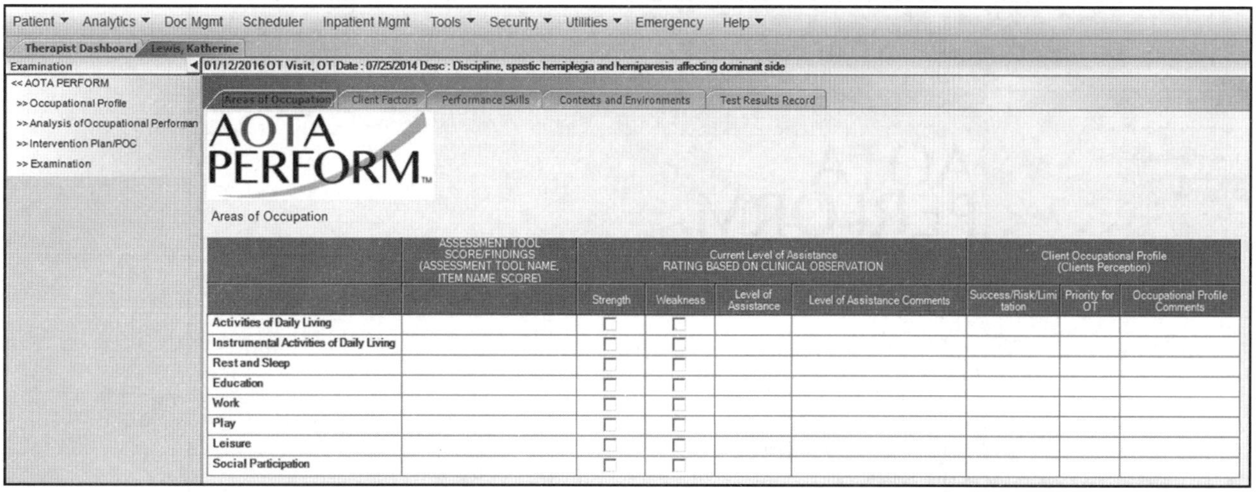

그림 15-5. (Reprinted with permission of AOTA PERFORM developed by Cedaron Medical, Davis, CA, in conjunction with the AOTA.)

◆ *그림 15-5*: OTPF-III에서 식별 된 8 가지 작업 분야를 나열하고 작업치료사가 특정 평가 도구 및 각 영역을 우선순위로 간주하는지 여부 등 특정 영역 또는 모든 영역에 대한 특정 정보를 입력 할 수 있다.

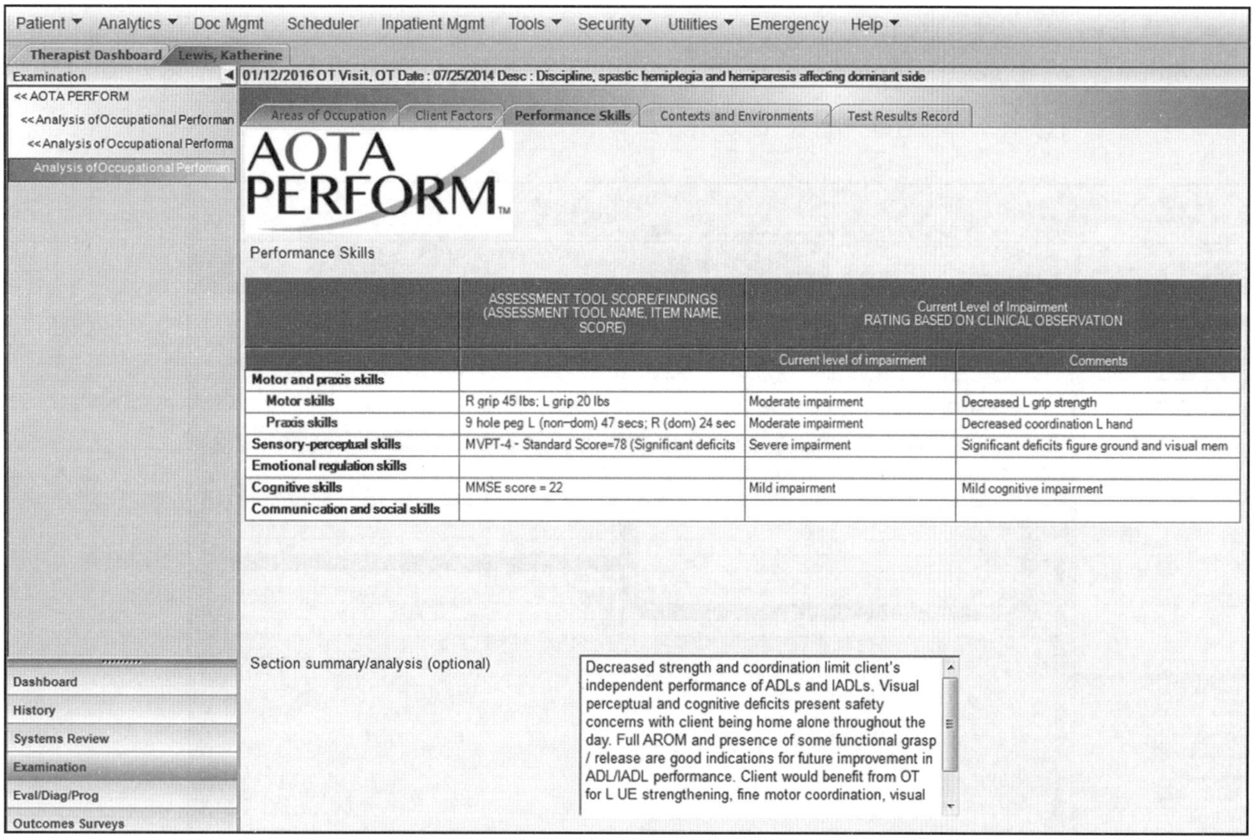

그림 15-6. (Reprinted with permission of AOTA PERFORM developed by Cedaron Medical, Davis, CA, in conjunction with the AOTA.)

◆ *그림 15-6*: 이 화면에서는 작업치료사가 OTPF-III에서 식별된 각 성과 기술에 대한 특정 평가 점수를 입력 할 수 있다. 현재 장애 수준은 드롭 다운 메뉴에서 선택할 수 있으며 서술한 내용에 대한 설명도 맨 오른쪽 열에 추가 할 수 있다.

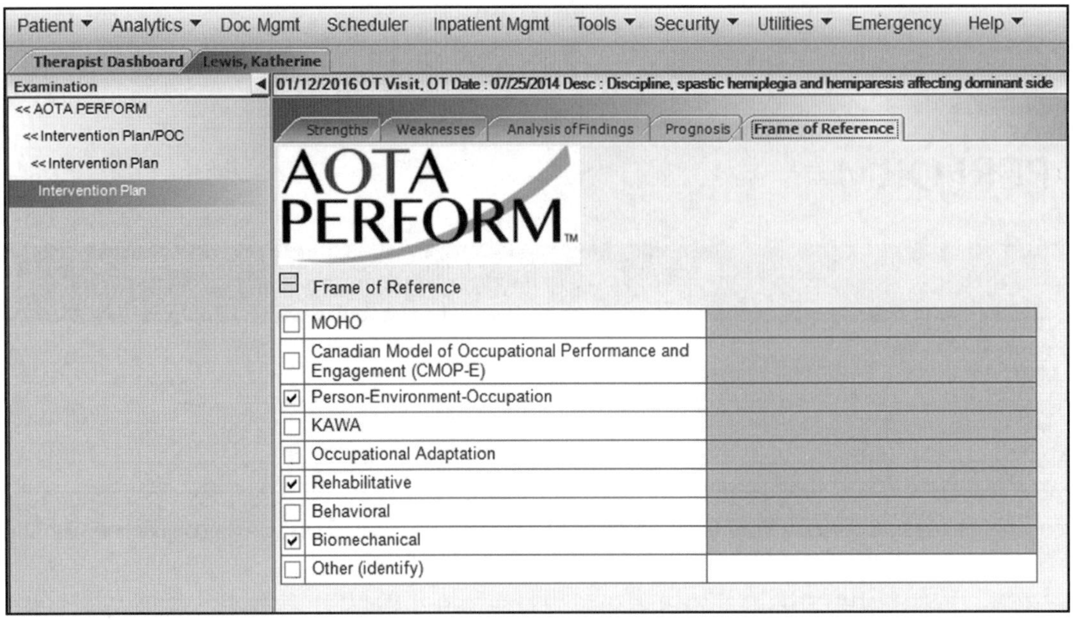

그림 15-7. (Reprinted with permission of AOTA PERFORM developed by Cedaron Medical, Davis, CA, in conjunction with the AOTA.)

◆ *그림 15-7*: 12 장에서 논의했듯이 클라이언트 개입에 대한 접근 방식은 항상 기본 이론적 틀에 의해 안내되어야한다. 이 화면에서는 일반적으로 사용되는 작업치료 모델 및 기준 프레임 중에서 선택하거나 "기타"를 선택하고 다른 참조 프레임을 지정할 수 있다.

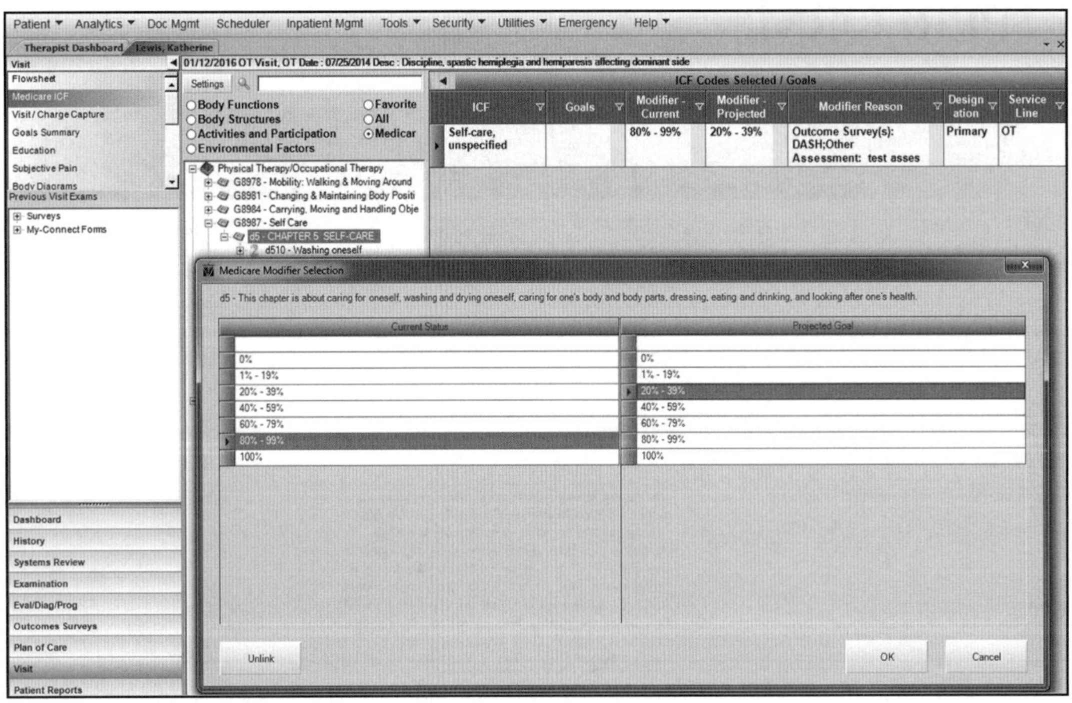

그림 15-8. (Reprinted with permission of AOTA PERFORM developed by Cedaron Medical, Davis, CA, in conjunction with the AOTA.)

◆ *그림 15-8*: 3 장에서 외래 Medicare 청구에 사용되는 G-코드를 소개했다. 이 화면은 G-코드가 AOTA PERFORM 소프트웨어에 통합된 방법을 보여준다. 화면 왼쪽에서 작업치료사가 보고 할 특정 코드를 선택하고 팝업 화면에서 작업치료사가 현재의 장애 상태 및 예상 목표를 선택할 수 있다.

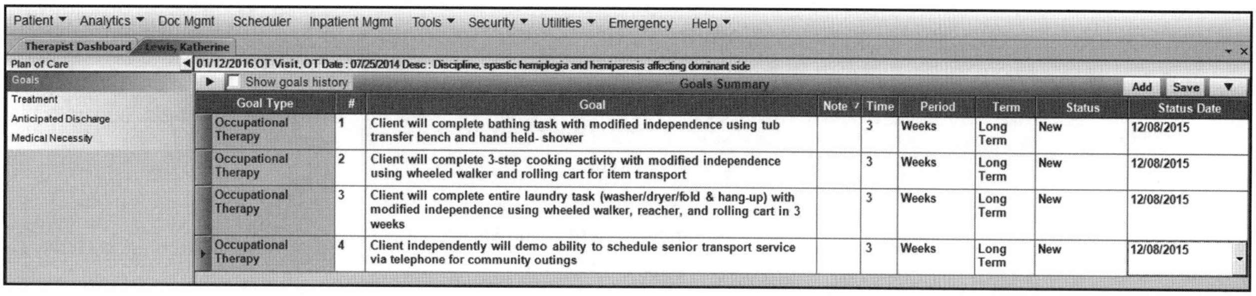

그림 15-9. (Reprinted with permission of AOTA PERFORM developed by Cedaron Medical, Davis, CA, in conjunction with the AOTA.)

- *그림 15-9*: 이 목표 요약 화면에서는 사전 설정된 템플릿 목표를 선택 및 수정하거나 임의의 형식으로 새로운 목표를 생성 할 수 있는 자유 텍스트를 입력 할 수 있다. 이 치료사는 COAST 형식을 사용했다. 이러한 목표에는 텍스트 상자에 클라이언트, 직업, 지원 수준 및 특정 조건이 포함되며 타임 라인은 별도의 열에 문서화되어있다.

지금까지 이 장에서 논의된 전자 문서의 예는 성인 클라이언트에 초점을 맞추었다. 소아과 실습과 관련된 소프트웨어 프로그램도 있다. 예를 들어, 학교 치료 박사는 학교 기반의 작업치료 실습을 위한 전자 문서화 소프트웨어를 개발했다. 학교 기반의 작업 요법 문서의 사례에 대한 예는 그림 15-10에서 15-13을 참조하라.

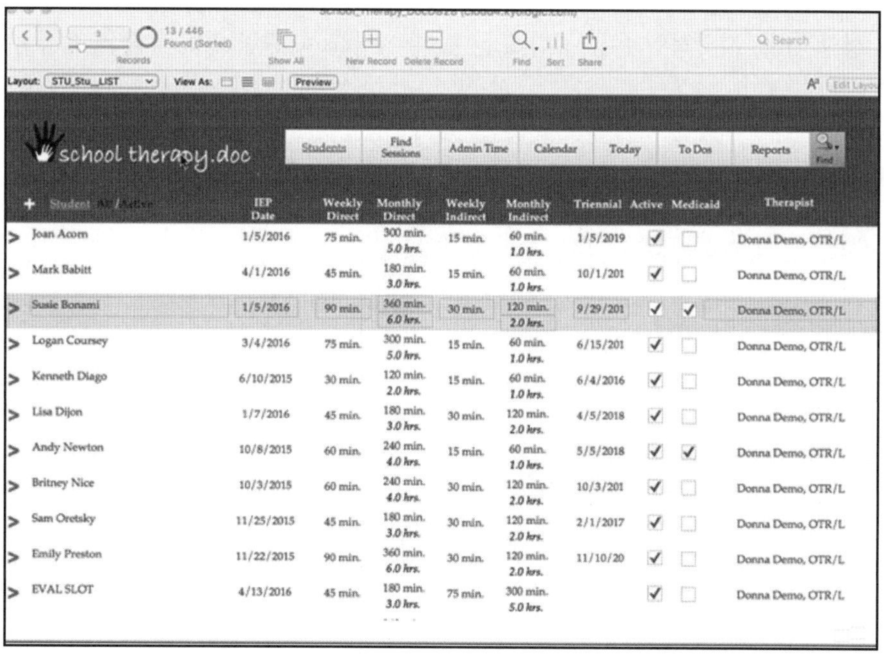

그림 15-10. (Reprinted with permission of AOTA PERFORM developed by Cedaron Medical, Davis, CA, in conjunction with the AOTA.)

- *그림 15-10*: 이 화면에서는 작업치료 실무자가 현재 자신의 업무 상황에 있는 아동들의 목록을 학생의 개별 교육에 따라 주당 또는 월 단위로 각 학생과 함께 사용해야하는 시간의 양과 함께 볼 수 있다. 프로그램 또는 IEP. 또한 이 화면에서는 다가오는 IEP 날짜에 대한 치료사의 알림을 제공한다. 학교 기반의 연습에서는 적어도 3년마다 공식적인 재평가를 받아야한다. 이 화면에는 각 학생의 3년 단위 평가의 기한이 기재되어 있으며 학생이 메디케이드를 자금 출처로 사용하고 있는지 여부를 나타내는 추가 정보가 필요할 수도 있다.

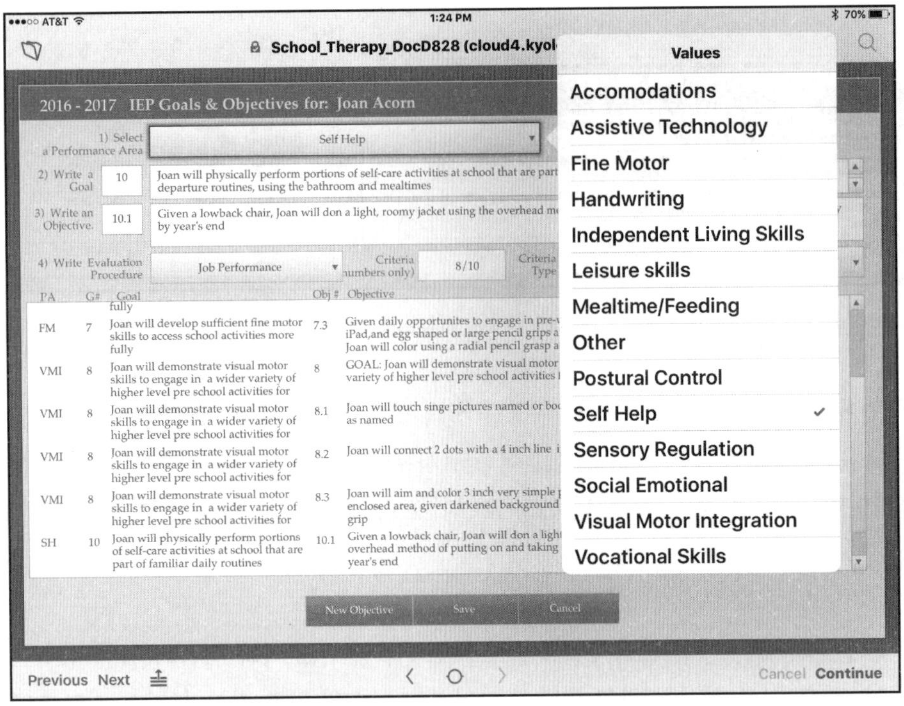

그림 15-11. (Reprinted with permission of AOTA PERFORM developed by Cedaron Medical, Davis, CA, in conjunction with the AOTA.)

◆ *그림 15-11*: 이 화면은 IEP의 목표 및 목적의 예를 보여준다. 대부분의 전자 소프트웨어 프로그램에는 각 학생의 필요에 맞게 맞춤 설정할 수 있는 목표의 "은행"이 있다. 이 소프트웨어 프로그램을 통해 치료사는 미세한 운동, 수유, 독립적인 생활 기술, 시각적인 운동 통합 또는 다른 여러 교육 관련 영역과 같은 특정 수행 영역을 선택할 수 있다.

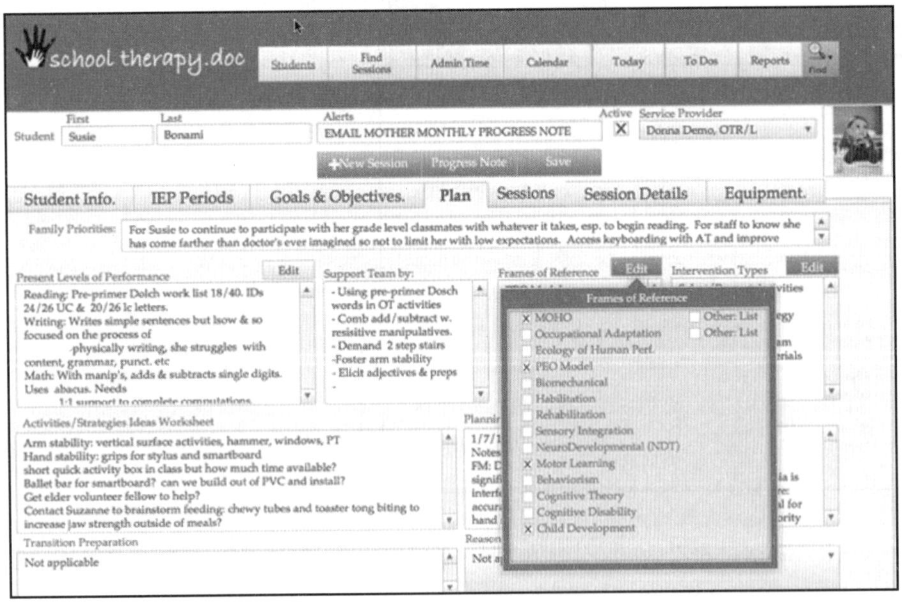

그림 15-12. (Reprinted with permission of AOTA PERFORM developed by Cedaron Medical, Davis, CA, in conjunction with the AOTA.)

◆ *그림 15-12*: 제 12 장에서는 작업치료 실습의 모든 영역에서 레퍼런스 프레임 평가 및 개입 방법을 배웠다. 이 화면의 문서는 치료사에게 각 어린이의 IEP 목표와 개입을 안내하기 위해 사용된 기준 틀을 식별 할 수 있는 기회를 제공한다.

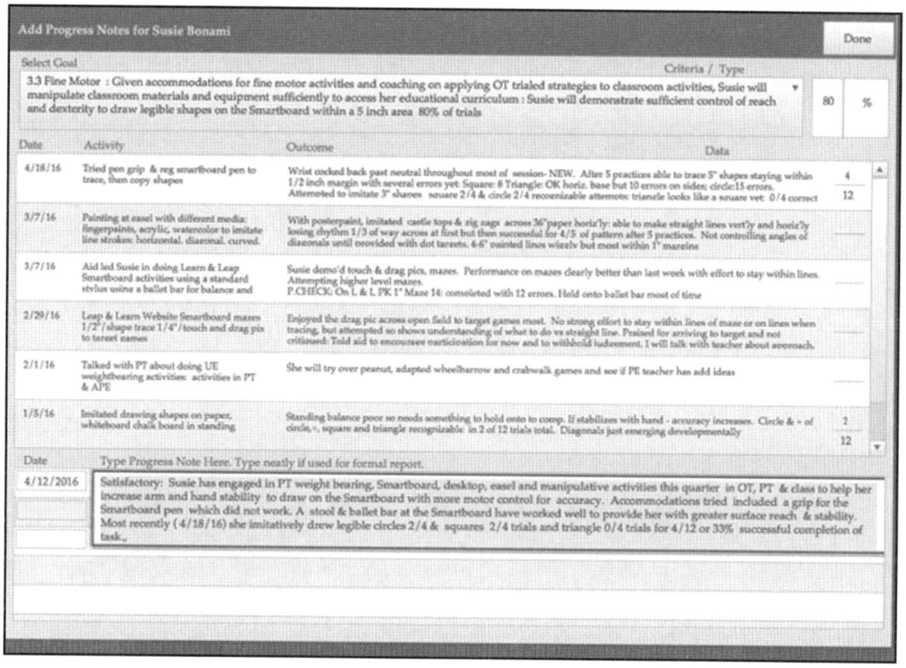

그림 15-13. (Reprinted with permission of AOTA PERFORM developed by Cedaron Medical, Davis, CA, in conjunction with the AOTA.)

◆ *그림 15-13*: IEP 목표는 종종 반복 횟수 또는 정확하게 시행된 시험의 비율로 측정된다. IEP 목표는 1년으로 설정되었으므로 치료사는 진행 기록을 작성할 때 참고할 수 있는 학생 성과에 관한 지속적인 데이터를 수집해야 한다. 이 화면을 통해 치료사는 특정 목표를 다루고 그러한 중재와 관련된 결과 및 데이터를 기록하는데 사용되는 중재를 설명 할 수 있다. 또한 이 화면을 통해 치료사는 주기적으로 간단한 진행 요약을 입력 할 수 있다.

이 장에서 소개한 스크린 샷은 다양한 작업 요법 설정에서 사용할 수 있는 수십 가지 소프트웨어 제품의 몇 가지 예이다. 학생들은 종종 전문적인 교육을 받는 동안 전자 문서에 대한 충분한 노출을 얻지 못한다는 우려를 표명한다. 일부 소프트웨어 프로그램에는 강사와 학생들이 전자 문서 시스템을 사용할 수 있는 교육 패키지가 있다. 그러나 모든 연습 설정에서 다른 소프트웨어 프로그램이 발생할 가능성이 높다. 기본적인 컴퓨터 기술을 가진 사람이라면 약간의 연습만으로 모든 전자 문서 시스템을 사용할 수 있다.

> 이 장의 소프트웨어 스크린 샷에 포함된 설명서 샘플은 이 교과서의 지침을 정확하게 따르지 않을 수 있다. 또한 스크린 샷에 포함된 클라이언트 이름은 가상의 것으로 소프트웨어의 기능을 시연할 목적으로만 제공된다.

참고문헌 (References)

American Occupational Therapy Association. (2014). *Occupational therapy practice framework: Domain & process* (3rd ed.). Bethesda, MD: AOTA Press.

Scott, R. W. (2013). *Legal, ethical, and practical aspects of patient care documentation* (4th ed.). Burlignton, MA: Jones & Bartlett Learning.

Waite, A. (2012). Record time: Point-of-service documentation strategies help practitioners beat the time crunch. *OT Practice, 17*(1), 9-12.

제 16 장

노트의 다양한 종류의 사례
(Examples of Different Kinds of Notes)

이번 장에서는 다양한 임상환경에서 모든 치료단계를 기록하는 방법에 대해 예시를 들어 설명하고자 한다. 첫 번째 그룹은 치료의 다른 단계를 보여주고 두 번째는 다양한 임상 환경과 다양한 환자 집단의 단일 치료 세션의 예를 제공한다. 일부 단어의 특정 형식 및 표현은 이 교과서의 이전 장에서 제공된 지침과 다를 수 있다. 이 장에서는 작업치료 실습 전반에 걸쳐 발생할 수 있는 다양한 종류의 문서의 예로서 제공된다.

이 장의 목차 (Chapter Contents)

치료 단계별 노트의 사례 (Examples of Notes for Different Stages of Treatment)

다른 연습 설정 및 모집단에 대한 노트의 사례
(Examples of Notes for Different Practice Settings and Populations)

이번 장의 내용은 교수진, 학생, 치료사들이 쓴 내용이고 서명은 익명의 기록으로 만들어진 것으로 선택했으며 공간 고려 사항으로 인해 필요한 추가적인 정보는 제한되어있다.

스크리닝: 소아중환자실 Follow -Up 외래 환자 클리닉
(Screening: Neonatal Intensive Care Unit Follow-Up Outpatient Clinic)

이름: *Peyton D* ***나이:*** *11개월* ***주진단:*** *r/o developmental delay*

이전 과거력: *Peyton은 11개월 11일 된 남아로 교정연령은 9개월 27일이다. 그는 생활연령 1개월 2주(교정연령:2주)때 병원에서 처음 퇴원했고 퇴원이후로 Peyton은 교정연령 3개월에서 6개월일 때 병원에 의학적 평가를 받기 위해 방문했다. Outpatient Neonatal Follow-Up Program의 한 부분으로 작업치료 발달 스크리닝을 첫 번째로 평가 했고 보호자가 평가에 대해 대답하였다.*

S : *아동은 대화하기엔 충분한 언어능력을 구사하지 못하지만 교정연령에 맞는 '바, 다, 마'와 같은 소리를 낼 수 있다. 아동은 특정한 물건을 가리키는 것과 부모와 빈번한 눈 마주침 정도 가능하다*

O : *오늘 스크리닝 결과는:*

- *자세와 움직임의 비정상적인 패턴(원시반사 존재, 긴장성 반사, 근긴장도 증가, 움직임의 양방향 대칭성*

제한, 자세 비대칭)

- *시각장애(비성숙한 시각추적, 간헐적인 비정렬(한쪽/양쪽 눈이 왼쪽으로 치우침)*
- *발달지연(아동은 4~6개월 정도의 발달수준을 보임)*
- *Alberta Infant Motor Scale 점수 24점으로 교정연령 아동들이랑 비교했을 때 하위 5프로 안에 해당됨.*

A : *이 검사 결과는 Peyton이 발달 지연, 발달 양상에서의 이탈, 가능한 시각 장애를 경험하고 있음을 보여주며 이는 모든 놀이와 새로운 자기 관리 기술의 성공을 제한한다.*

Peyton은 작업치료 및 기타 치료 서비스에 대한 포괄적인 평가를 시작하기 위한 조기 중재 프로그램에 대한 혜택을 얻을 것이다.

P : *어머니는 평가 결과를 통보 받았으며 다음 계획에 동의 한다:*

- *OT는 시력 문제에 관해 신생아의 후속 진료과 의사에게 연락 할 것이다.*
- *작업치료를 시작하기 위해 조기 중재 프로그램에 의뢰한다.*
- *Peyton은 3개월 뒤 외래 예약을 잡는다.*

Christy N., PhD ,OTR/L

스크리닝: 의료클리닉
(Screening: Primary Care Clinic)

이름: *Emily S* ***나이:*** *83* ***진단명:*** *R/O dementia*

이전 과거력: *환자는 83세의 여성으로서 과거력이 없다. 그녀는 지금까지 중요한 의학적 관심사가 없었으며 그녀의 유일하게 먹는 약물은 멀티 비타민이다. 그녀의 남편이 사망 한 후 몇 년 동안 농촌 지역에서 독립적으로 생활하고 그녀의 가족은 3년 전에 그녀의 딸과 사위가 마을의 작은 집으로 이사 할 것을 확신했다. 그녀는 재무 관리 및 운전을 포함하여 기본적인 자가 관리 및 IADL을 수행하는 데 있어 독립적이다. 가족 구성원은 환자가 최근 기억력 저하 및 은행 및 신용 카드 명세서를 파악할 수 없기 때문에 병원에 방문 했다. 가족들은 환자가 운전할 때 안전에 대한 염려를 표한다. 의사는 보다 포괄적인 평가가 필요한지를 결정하기 위해 간략한 인지평가를 작업치료에 요청했다.*

S : *Pt. "나는 괜찮아. 나는 이 모든 소란이 무엇인지 모르겠다." 환자는 작업치료 시 환자에게 소개 할 때 가족의 이름을 말하는 것이 어려웠다고 지적했다.*

O : *환자는 수단적 일상생활 과제를 달성하기 위한 현재 갖고 있는 인지수준을 확인하기 위해 클리닉에 방문하여 간단한 스크리닝을 실시했다.*

Short Blessed Test: *15점 받았으며 치매 의심되는 수준이다*

Check Writing Task: *청구서를 체크하기 위해 최대한의 언어적인 큐를 필요로 했다. 손글씨는 최소한으로 읽을 수 있었고 딸이 최근에 많이 변하였다고 진술했다.*

Road Sign Test: *환자는 8개의 도로 표지판 중 2개를 정확하게 맞추었고, 그녀의 작은 마을에는 그러한 신호가 없다고 주장하면서 그녀의 실수를 부정했다.*

A : *단기기억력 감소, 글씨쓰기 능력 부족, 일반적인 도로 표지판 식별 어려움을 포함한 인지 기능 손상은 환*

자에게 심각한 우려를 유발한다. 그녀의 재정을 관리하는 것과 가족의 재정 적자에 대한 인식과 재무 관리 및 교통에 대한 추가 지원을 제공하려는 것과 환자가 즉각적인 미래를 위해 독립적인 생활환경에 머무를 수 있다는 의지가 좋다. 환자는 인지 기능 저하의 범위를 결정하기 위해 신경 심리학자의 철저한 평가를 받는 것이 좋다. 또한 환자는 가능한 한 오랫동안 독립적인 생활 상태를 유지하기 위한 보상 조치를 마련하기 위해 외래 작업치료 서비스의 혜택을 누릴 수 있다. 마지막으로, 환자는 작업치료 운전 재활 전문가의 철저한 운전 기술 평가로부터 이익을 얻을 것이다.

P : *환자, 가족 구성원 및 주치의와 함께 스크리닝 및 권장 결과 검토. 인지 저하 환자 및 가족을 위한 서면 및 온라인 자료 제공. 또한 집에서 2시간 반경 내에 있는 작업치료 운전 재활 전문가를 위한 연락처 정보를 제공했다. 작업치료 서비스는 추후 1차 진료 방문 중에 의사가 요청한 경우에만 후속 조치를 취하게 된다.*

Kayleen B., OTR/L

초기평가 보고: 엉덩관절 골절
(Initial Evaluation Report: Hip Fracture)

이름: *Rebecca S* ***나이:*** *80* ***진단명1:*** *Ⓛ hip fx* ***진단명2:*** *HTN*

간략한 작업프로파일: *Ms. S는 혼자 살고 있으며 입원하기 전에 모든 ADL에서 독립적으로 수행했다. 그녀는 1층에 아무도 없었기 때문에 화장실을 사용하기 위해 위층으로 가다가 넘어지면서 엉덩관절 골절이 되고 어제 엉덩관절 전치술을 받았다. 환자의 가족은 마을 밖으로 나가 있을 수 없고 환자는 집으로 퇴원하고 싶어한다. S씨는 이웃돕기를 하고 작은마을에서 교사로 일하며 은퇴했다. S씨는 초등학교 길 건너편에 살며 매일 학교 수업이 끝나면 아이들과 방과후 수업을 하거나 방문 교육을 했으며 교회활동에 적극적이다.*

S : *환자는 "다리 회복이 잘되고" 정기적인 생활을 하기 위해 집에 가고 싶다고 말했다. 환자는 수술 부위의 현재 통증을 10점 만점에 6점으로 평가한다.*

O : *환자는 왼쪽 엉덩관절 전치술의 기능을 평가하기 위해 일상생활동작 평가실에서 45분간 진행되었다. 환자가 치료사가 왔을 때 침대에서 누웠다: 엉덩관절 전치술 후 예방 조치를 준수하면서 좌측 팔을 사용하여 침대에서 누운상태에서 앉는 활동을 할 때 최소한의 도움이 필요했다. 환자는 자가 관리 업무 및 엉덩관절 전치술 후 예방 조치 준수를 위해 ADL 장비 사용에 대해 교육을 받았다.*

환자는 2/3 예방 조치를 반복 할 수 있는 능력을 보여주었다. ADL 평가 중, 환자는 90°를 넘어서 8°에서 10°의 굽힘이 관찰되었고, 45분 동안 4개의 언어 큐가 90° 또는 그 이하로 유지되어야했다. 다른 2개의 엉덩관절 예방 조치가 뒤 따랐다. 환자는 상체에 싱크에 세팅된 상태에서 스펀지 목욕을 하고 하체는 드레싱 스틱을 사용하여 언어적인 큐를 받아 수행한다. 환자는 등 뒤 부위를 씻을 경우 앉은상태에서 일어날 때 균형을 잡기위해 최소한의 도움을 필요로 하고 이 때 왼쪽 다리 부분 체중지지를 해야 한다. 환자는 세팅 후 상의 입기를 할 수 있다. 환자는 최소한의 도움으로 드레싱 스틱을 사용하여 엉덩이 위로 속옷과 바지를 입었다. 환자는 최소한의 도움으로 양말 보조기구를 사용하여 양말을 신었다. 환자는 휠체어에 앉은 상태에서 개인위생을 독립적으로 할 수 있다. 언어적인 큐를 따라, 환자는 엉덩관절 전치술 후 예방 조치를 준수하면서 ADL을 수행하기 위해 서로 다른 신체 자세를 시도함으로써 좋은 문제 해결을 시연했으며, 지시 후에도 Reacher와 Dressing Stick을 올바르게 활용하여 적응 보조 도구에 대해 이해

하는 모습을 보였다. 환자는 옷 입기 활동 중 4분 중 휴식 2분이 필요하므로 지구력 감소를 보였다. 환자는 작업치료실에서 클라이언트 요소의 평가를 하였고 다음과 같다.

Ⓑ UE AROM: WFL Ⓑ UE strength: WFL

UE sensation: 정상 *Grip strength: Ⓡ 47#, Ⓛ 43# (Ⓡ hand dominant)*

Tripod pinch: Ⓡ 10#, Ⓛ 5# *Lateral pinch: Ⓡ 10#, Ⓛ 5#*

A : *하의입기와 목욕 시 엉덩관절 전치술 후 예방준수 지속성 떨어지고, 지구력, 균형감각 떨어진다. 이러한 문제는 일상생활을 독립적으로 하고 안전하게 하는데 부정적인 영향을 준다. 환자의 동기부여, 문제해결력과 장비사용에 대한 충분한 이해도는 재활을 하는데 장점이 되는 요소이다. 팔 근력과 관절 가동범위 정상 역시 개인위생과 기능적 이동 시 보조도구를 사용하는데 장점이 된다. 환자는 엉덩관절 전치술 후 예방법에 대해 숙련이 되어 있고 일상생활 수행 시 보조도구를 사용할 줄 알며 동적 균형감각과 일상생활에서 지구력을 촉진하기 위해 치료적 활동을 하는 것 역시 장점이 된다.*

만약 회복되어 집으로 돌아오려고 한다면 잠정 생활 계획이나 계속되는 가정 방문 및 가정 환경 수정에 대한 탐구가 필요하다.

P : *환자는 엉덩관절 전치술 후 주의사항을 따르는 것과 보조도구 사용하여 개인위생의 독립성을 향상 그리고 활동 지구력과 동적으로 서있는 활동을 증진하기 위한 과제를 포함하여 3일동안 1시간씩 2번 치료를 한다*

LTG: 4일 후 퇴원 시 환자는:

- *엉덩관절 전치술 후 주의사항을 100% 준수하며 보조도구를 사용하여 수정된 환경에서 샤워와 하의를 안전하고 독립적으로 입을 수 있다.*
- *보조도구를 사용하여 수정된 환경에서 화장실 활동을 안전하고 독립적으로 할 수 있다.*

STG:

- *첫 세션에서 환자는 두 번의 이상의 언어적인 큐 없이 옷 입기를 관리하고 베드사이드 이동식변기에서 앉았다 일어나기를 하여 화장실 활동을 할 수 있다.*
- *두 번째 세션에서 환자는 엉덩관절 전치술 후 주의사항을 100% 준수하며 보조도구를 사용하여 수정된 환경에서 양말과 신발을 독립적으로 신을 수 있다.*
- *세 번째 세션에서 환자는 30초 이상 쉬지 않고 보조도구를 사용하여 하의 입기를 할 수 있다.*
- *네 번째 세션에서 환자는 바퀴달린 워커나 화장실 주변 손잡이를 이용하여 화장실 활동을 할 수 있다.*

Tiffany B., OTR/L

중재계획: 엉덩관절 골절
(Intervention Plan: Hip Fracture)

Strengths: *양측 팔 근력 및 관절 가동범위 정상, 인지능력 정상 및 집으로 가고자 하는 의지 강함.*

Functional Problem Statement #1: *일상생활동작 시 피로도 증가와 지구력 감소, 일상생활 과제 시 엉덩관절 수술 후 주의사항을 지속적으로 준수하지 못하여 불안전함.*

LTG #1: *4일 후 퇴원 시 환자는 엉덩관절 전치술 후 주의사항을 100% 준수하며 보조도구를 사용하여 수정된 환경에서 샤워와 하의를 안전하고 독립적으로 입을 수 있다.*

STG	중재
STG #1: 두 번째 세션에서 환자는 엉덩관절 전치술 후 주의사항을 100% 준수하며 보조도구를 사용하여 수정된 환경에서 양말과 신발을 독립적으로 신을 수 있다.	*1. 환자 엉덩관절 전치술 후 주의사항 3가지 중 모두 말하고 지시할 수 있다.* *2. 엉덩관절 전치술 후 교육자료 제공.* *3. 옷 입기 활동 시 사용되는 보조도구 사용방법을 알려준다.*
STG #2: 세 번째 세션에서 환자는 30초 이상 쉬지 않고 보조도구를 사용하여 하의 입기를 할 수 있다.	*1. 옷 입기 활동 시 사용되는 보조도구 사용방법을 지속적으로 알려준다.* *2. 에너지 보존법칙에 대한 교육자료 제공한다.*
STG #3: 네 번째 세션에서 환자는 엉덩관절 전치술 후 주의사항을 100% 준수하고 보조장비를 사용하여 수정된 환경에서 샤워시 등 뒤 부분을 안전하게 닦을 수 있다.	*1. 샤워 활동 시 사용되는 보조도구 사용방법을 알려준다.* *2. 엉덩관절 전치술 후 주의사항을 위반하지 않은 상태로 워커를 사용하여 일어나서 옷 입기 및 목욕하는데 사용하는 품목 조작하는 방법에 대해 교육한다.* *3. 회복이 된다면 가정에서 수정되어야 할 환경 및 보조도구를 평가한다.*

기능적 문제 #2: *일상생활 과제 시 동적 균형 감각이 떨어져 불안전하다*

LTG #2: *4일 후 퇴원을 하게 될 때, 보조도구를 사용하여 수정된 환경에서 화장실 활동을 안전하고 독립적으로 할 수 있다.*

STG	중재
STG #1: 첫 세션에서 환자는 두 번의 이상의 언어적인 큐 없이 옷 입기 관리하고 베드사이드 이동식변기에서 앉았다 일어나기를 하여 화장실 활동을 할 수 있다.	*1. 안전한 이동 기술을 할 수 있다: 엉덩관절 전치술 후 주의사항 준수를 강화.* *2. 의자 및 이동식변기에서 일어나기 훈련과 일어나서 개인위생 및 옷 입기 활동을 위한 체중지지활동과 팔근력 강화운동 한다.*
STG #2: 세 번째 세션에서 환자는 바퀴달린 워커나 화장실 주변 손잡이를 이용하여 화장실 활동을 할 수 있다.	*1. 안전한 이승 기술을 지시할 수 있다: 엉덩관절 전치술 후 주의사항 준수를 강화* *2. 가정환경에 대하여 면담한다: 퇴원 후 가정환경 및 보조도구에 대해 토론함.*

초기평가: 앉기 이동하기
(Initial Evaluation: Seating and Mobility)

이름: *Breanna C* ***나이:*** *17*

주진단: *교통사고로 인한 C6 SCI* ***부진단:*** *우울증*

과거력 & 작업 프로파일: *Breanna는 17세 여성이고 졸업파티에서 교통사고 후 SCI C6 진단을 받았다. 남자친구는 즉사했고 Breanna는 후유증(장애)으로 인해 우울증이 있다. Breanna는 교통사고 전 특별한 과거력은 없었고*

고등학교 2학년이 될 예정이었고 사진찍기와 피아노치기를 취미로 하고 있었다. 그녀는 부모님과 15살 남동생과 함께 살고 있었으며 Breanna는 주간 입원하여 재활치료를 받았다. 그녀는 퇴원 전 휠체어 조작에 대한 평가를 받았고 가족들이 평가하는데 모두 참여를 했다.

***현재 앉기/이동:** 지난 2주 재활기간동안 훈련으로 전동휠체어를 사용했으며 환자는 병실과 병실 내에서 독립적으로 이동할 수 있게 되었다.*

***가정 환경:** (작업치료실에서 기록한 것을 기반) 집은 오픈 플로어 플랜 인테리어로 되어 있다.*

가족은 이미 환자가 생활하기 편하게 상당히 많이 수정을 했다(출입문 램프설치, 출입구 확장, 욕실에 휠체어 접근하기 쉽게 리모델링). Breanna는 작업치료사와 함께 퇴원하기 1주일 전에 집으로 방문했으며 전하는 바에 따르면 전동휠체어를 이용하여 욕실, 거실, 부엌, 식당, 침실로 이동할 수 있었다. 보호자는 교회로부터 익명의 사람이 벤에서 사용할 수 있는 휠체어 리프트를 기부 받았다고 했다.

***인지/지각 기능:** 작업치료사, 언어치료사, 신경과 의사의 기록을 봤을 때 정상범위*

***일상생활동작 기능:** Breanna는 상의입기와 세팅된 상태에서 상체를 목욕하는 건 가능하다.*

하의입기 및 다리 목욕은 도구를 사용하여 중등도 도움하에 가능하다. 환자는 장과 방광관리 시 최대한의 도움이 필요하다. 활동에서 환자의 독립성을 증가시키기 위해서 일주일간 환자와 보호자 훈련을 실시 했다.

***팔의 기능:** 오른쪽 팔 근력은 4등급되고 왼쪽 팔은 어깨 및 팔꿈지관절 근육 3+, 손목과 손가락은 능동적인 움직임이 없는 상태이다.*

***감각:** 오른쪽 팔 정상 / 왼쪽 원위부 팔: 결손/ 오른쪽 몸통과 다리 손상 / 왼쪽 몸통과 다리: 결손*

***이승/이동:** Breanna는 누운자세에서 앉는것과 같은 침상이동의 경우 난간을 잡고 최소한의 도움을 받아 수행한다. 휠체어에서 침대 또는 변기로의 이동은 중등도의 도움을 받아서 pivot이승 할 수 있다. 전동휠체어는 조이스틱을 이용하여 독립적으로 사용할 수 있다. 욕창예방을 위하여 tilt in space 기능을 독립적으로 작동할 수 있다.*

***평가:** Breanna는 SCI C6로 인한 운동기능 손상으로 걸을 수 없다. 수동 휠체어 조작하는 것도 팔기능 손상 때문에 독립적으로 할 수 없다. 이승을 안전하게 할 수 없고 스쿠터 드라이빙도 잘할 수 없어 스쿠터를 타기에 적절하기 않기 때문에 전동휠체어가 필요로 한다.*

욕창예방을 위하여 Tilt in space와 에어쿠션은 환자에게 꼭 필요하다. Breanna는 침대에서 압박을 완화하기 위한 체중이동을 독립적으로 할 수 없다. 장비 없이 일상생활과 관련된 이동을 하는데 기능이 떨어져 있어서 위험하다. 집안, 학교, 지역사회 내에서 효율적이고 안전하고 독립적으로 수행하기 어렵다. 게다가 욕창, 자세변형, 통증과 같은 위험요소들도 갖고 있다.

***권고사항:** Breanna의 신체정렬 및 욕창예방 할 수 있는 보조도구 구매를 권고 한다.*

- ◆ *18X16인치 크기의 tilt in space가 되는 전동휠체어*
- ◆ *버튼으로 누를 수 있는 2점식 시트 벨트*
- ◆ *팔걸이 높이가 조정이 되는 조이스틱*
- ◆ *제거 가능한 헤드레스트*
- ◆ *휠체어 경사지게 했을 때 고정할 수 있는 anti-tipper*
- ◆ *발을 발판에 유지할 수 있는 발목스트랩 또는 heel loops*
- ◆ *욕창을 예방하기 위한 에어큐션*
- ◆ *식사나 학교에서 생활하는 동안 팔을 지지해줄 수 있는 랩보드*
- ◆ *flat free삽입을 위한 일반타이어와 캐스터*

계획: *Breanna는 회사로부터 받은 휠체어를 사용하면서 집으로 퇴원한다. 권고사항이 승인되자마자 장비들은 집으로 배달되어 설치하고 안전하고 효율적으로 사용하는 방법을 훈련한다. 장비수정이 필요하다면 f/u 할 것이다.*

Matt C., OTR/L ATP, RTS

중재계획: 암
(Intervention Plan: Cancer)

이름: *Allison M,* ***나이:*** *35* ***주진단:*** *유방암 2기로 인한 Mastectomy*

강점: *수술 전 Allison은 매우 건강하고 풀타임 근무를 했다. 그녀는 다른 주에 살고 있는 언니(동생)에게 사회적인 지지를 받았다.*

기능적 문제 상태: *Allison은 절제술로 인한 피부변화로 자존감 하락 때문에 사회적 활동을 피하게 되고 직장으로 복귀가 불가능해졌다.*

장기계획: *Allison은 직장으로 복귀를 준비하기 위해서 다음달 이내에 한달에 6번 밖으로 나가서 사회적인 상호작용활동을 할 수 있다.*

STG	중재
STG #1: **Allison**은 1주일 안에 사회적 활동을 하기 위해 흥미를 유발하는 지지그룹을 만들 수 있다.	1. **Allison**을 위한 재교육: 이용가능한 지지그룹과 동료 친구방문그룹들과 함께 사람, 전화번호, 사회적인 미디어 정보를 공유하고 그녀가 연락 지속여부에 대해 물어볼 수 있다. 2. **Allison**이 병원에 있을 때 형성된 또래들로부터 자원봉사자가 되어 그녀의 정보들을 제공할 수 있는지에 대해 물어본다.
STG #2: **Allison**은 2주이내에 직장에서 자신감향상을 위해 하나의 지지그룹 활동에 참여할 것이다.	1. 다가오는 지지그룹 미팅에서 **Allison**이 상기시키기 위해 **E-mail**과 전화를 할 수 있다. 2. 지지그룹에서 그녀의 경험에 대해 이야기할 수 있다.
STG #3: **Allison**은 수술로 인한 신체이미지에 대한 변화와 부정적인 영향을 줄이기 위해 그룹에 첫 번째 방문하는 동안 적어도 그룹의 다른 멤버 한명과는 대화를 시작할 수 있다.	1. **Allison**이 첫 번째로 외출 시 지역사회로 동반하여 나올 수 있다. 2. 그룹 토론시 참여를 장려한다
STG #4: **Allison**은 긍정적인 신체 이미지와 지구력을 올리기 위해 여성운동 프로그램을 등록할 수 있다.	1. **Allison** 재교육: 절제술 후 환자들을 위한 운동그룹 영역 2. 환자가 운동프로그램을 등록하기 위해 전화 또는 **E-mail** 보내는 것을 확인한다.
STG #5: **Allison**은 직장에서 자신감과 자존감 향상을 위해서 신체적인 것 이외에 그녀가 갖고 있는 장점 5개를 말할 수 있다.	1. 그녀는 가능한 한 많이 생각하여 격려하고 **Allison**의 장점에 대해 논의할 수 있다. 2. 유방절제술 후 고민하고 있는 것에 대한 책과 웹사이트를 교육한다.

기능적 문제상태: *Allison은 능동관절 가동범위, 근력, 지구력 저하와 감각변화로 인해 직장복귀를 할 수 없다.*
장기목표: *Allison은 4주 이내에 파트타임으로 직장에 복귀할 수 있다.*

STG	중재
단기목표#1: *2주 이내에 Allison은 15분 이상 쉬지 않고 2시간 동안 과제를 완성할 수 있다.*	1. 환자에게 셀프 마사지 교육 및 근막이완을 위한 Scar 마사지 실시 2. 셀프 프로그램을 지시하기 위해 왼쪽 어깨 수동적관절운동 실시 3. 직장(시뮬레이션) 과제 수행
STG #2: *Allison은 3주 이내에 직장관련 과제 수행 시 왼쪽 팔을 독립적으로 사용하여 선반위에 있는 5가지 물건을 꺼낼 수 있다.*	1. 왼쪽 팔 능동저항 운동 실시 2. 쎄라 튜빙, 웨이트 등급화된 기능적 과제를 가지고 저항운동 실시 3. 직장(시뮬레이션) 과제 수행
STG #3: *3주 이내에 Allison은 통증을 10중 2 아래로 느끼며 양쪽 팔을 사용하여 10분 이내에 25개 박스를 다른 테이블로 옮길 수 있다.*	1. 에너지 보존원리를 이용한 환자교육 2. 환자의 기능향상을 위한 수정된 가정 운동 프로그램 제공
STG #4: *3주 이내 Allison은 일하는 동안 통증을 10중 2 아래로 느끼며 정확한 자세로 능동적인 업무를 수행하고 앉아 있을 수 있다.*	1. 통증을 예방하기 위한 인간공학적 자세 교육한다 2. 여성 운동 그룹에 대한 교육을 제시한다.
STG #5: *Allison은 2주이내에 감각 예방을 하면서 독립적으로 일상생활 및 일을 할 수 있다.*	1. 감각 손실에 따른 안전교육 실시한다 2. 안전 테크닉의 적용을 체크하기 위해 감각 위험성이 있는 일과 IADL 과제 수행한다.

재평가: 고강도 업무(시설형식)
(Re-Evaluation: Work Hardening (Facility Format))

Note. 이 예시는 4장에서 기술되지 않은 일 강화 세팅에서 특정한 종료를 포함한다.

이름: *Joe Fireman* ***나이:*** *33* ***직업:****소방관* ***진단:*** *s/p Ⓛ shoulder reconstruction*
참석: *5/5 세션* ***전문의:*** *Dr.Pain*
주관적인 호소: *통증은 10중 3~4정도로 기록되어 있다. 환자는 앞/뒤 삼각근, 좌측 상부 승모근 움직임 시 좌측 AC 관절에서 통증으로 호소한다.*
직업계획: *가능한 이전처럼 직장으로 복귀하길 원한다.*
현재 갖고 있는 장애: *Pain Disability Index 점수는 70점 만점에 14점 기록했으며 스스로 인지하고 있는 부분이 낮은 수준이다. 초기 평가에서 39점을 받았는데 그때보다는 중등도 향상 됨을 알수있다.*

근골격계 스크리닝

마지막 평가이후 근골격계 기능 감소 변화: *건측과 비교했을 때 좌측 팔에서 약간의 관절 가동범위변화가 생겼으나 여전히 미국의학협회 기준보다 낮은 수준이다. 제공된 범위 내에서 좌측 어깨 근력은 5/5(어깨 바깥돌림 4+/5)인 반면 오른쪽 팔은 모든 면에서 5/5이다.*

때로는 지속적인 전방/상방 뻗기 과제는 위의 경쟁 우위 수준에서 계속해서 완료된다.

움직임변화의 질: *좌측 팔의 안쪽/가쪽 돌림과 기능적인 상방 뻗기는 향상되었으나 여전히 우측에 비해서는 떨어진다. 약간 떨어지는 좌측 팔의 조절은 모든 활동에서 최대 로딩이 걸리게 된다. 약간 보상작용 패턴은 사다리 타기나 기어가기 활동 시 좌측 팔에서 나타난다.*

환자가 갖고 있는 능력 요약

Material Handling	최대 근력			직장에서 요구되는 기준
	사전평가 *(17.5.3)*	***사후평가*** *(17.5.17)*	***사후평가*** *(17.6.7)*	
바닥에서 허리들기	*55*	*60*	*70*	*가슴이나 어깨높이까지 100 lb 이상 들어야 함* *머리 위까지 45 lb 들어야 함*
허리에서 어깨들기	*20*	*45*	*55*	
어깨에서 머리위 들기	*15*	*35*	*40*	
양손으로 옮기기	*60*	*60*	*70*	
한손으로 들고옮기기(좌/우)	*30/55*	*55/55*	*55/55*	
밀기(힘)(좌/우)	*73(31/42)*	*57(31/31)*	*89(39/51)*	*정면에서 앞 뒤로 70 lb 까지 밀어야 함* *머리 위에서 바닥으로 35 lb 들어야 함*
당기기(힘)(좌/우)	*70(33/37)*	*57(35/25)*	*80(41/39)*	
Non Material Handling	*빈도*			*직장에서 요구*
앉기(Sitting)	*제한없음*	*제한없음*	*제한없음*	*종종*
서기(Standing)	*제한없음*	*제한없음*	*제한없음*	*빈번함*
걷기(Walking)	*제한없음*	*제한없음*	*제한없음*	*빈번함*
오르기(Climbing)	*제한*	*향상*	*빈번함*	*빈번함*
굽히기(Bending)	*제한없음*	*제한없음*	*제한없음*	*빈번함*
뻗기(Reaching)	*종종/제한*	*종종/제한*	*빈번함*	*빈번함*
무릎굽히기/무릎기기 (Squatting/Kneeling)	*제한없음*	*제한없음*	*제한없음*	*빈번함*
기기(Crawling)	*종종*	*종종*	*빈번함*	*종종*

노력의 일관성과 질

클라이언트는 활동에 대한 긍정적인 HR 응답, ROM / 정적 근력 테스트를 통한 낮은 CV (CV) 값 및 외부 노력 지표의 존재를 토대로 테스트를 통해 지속적이고 양호한 노력을 지속적으로 제공한다. 기준에 대한 설명은 아래 차트를 참조한다.

기준	결과	코멘트
통증 도표: *원주 통증, 장갑 또는 스타킹 제시에 대한 보고서는 대부분의 경우 진단에서 일관성이 없는 문헌으로 뒷받침된다.*	*예상가능함*	*주어진 진단에 특별한 흔적이 없음.*
통증 행동과 기능: *높은 통증 등급은 변경된 운동 패턴 및 운동 범위와 일치해야 한다. 이동 패턴의 변경은 관련 작업 / 과도기 이동 패턴 또는 직접 측정에서 일관되어야한다. 환자의 행동은 평가 작업 수행 중 뿐만 아니라 일관되게 고민을 반영해야 한다.*	*예상가능함*	*통증 수준은 3-4/10 사전 검사, 5/10 시험 및 3-4/10 사후 검사로 평가되었다. 주관적인보고는 표시된 기능과 일치했다*
인지된 장애 점수: *유기적인 발견이 없으면, 높게 인지된 장애는 상해로부터의 회복을 저해 할 수 있다.*	*예상 가능함*	*인지된 장애 재고 (14/70)에 대한 환자의 점수는 이 시점에서 자가 인식 장애 수준이 낮음을 나타낸다.*
변이계수: *반복되는 테스트는 노력의 지속을 나타내기 위해 낮아야 한다*	*예상 가능함*	*작업자는 ROM test에서 0점 정적근력에서 0점을 받는 동안 높은 변이계수를 나타냈다*
5-위치 잡기(bell-curve): *종형 곡선으로부터의 편차는 특히 노 핸드로 진단할 때 최대치 이하의 노력을 나타낸다.*	*예상 가능함*	*작업자는 오른쪽 / 왼쪽에 수정된 종 모양 분포를 표시한다*
상호 참조 유효성 검사: *20 % 미만 변동에 대한 완전한 의지 노력으로 간격을 두고 반복되는 시험은 최대 이하의 노력을 나타낼 수 있다.*	*예상 가능함*	*표준 그립 테스트와 MMVE (Maximum Modified Voluntary Effort) 테스트에서 포지션 2의 결과 차이는 12.1%에서 18.8%이다.*
정적 힘 곡선 분석: *정적 시도 중 강제 곡선은 예측 가능한 패턴을 따라야한다. 지연 또는 이상한 힘 곡선은 시험 중에 최대 노력이 달성되지 않았음을 나타낼 수 있다.*	*예상 가능함*	*정적 강도 시험 동안 지연된 피크 수축 및 이상한 힘 곡선이 18건의 시험 중 0건이 기록되었다*
HR과 RPE의 상관관계: *환자의 신체 활동 보고서 (RPE)는 그에 상응하는 작업 시간의 증가와 관련이 있어야한다.*	*예상 가능함*	*작업 HR 및 해당 RPE 값은 모든 경우에 비례한다.*

인상 (Impression)

- 환자는 가장 최근의 처방전에서 5회 예약된 세션에 참석하는 동안 높은 수준의 노력을 제공하여 과중한 하중 처리, 밀기 / 당기기 능력 및 지속적인 작업 구현 활동에 대한 내성을 통해 추가 이득을 얻는다.

- ◆ 소방관은 최소한 중등도 업무 수요 수준에서 일할만큼 안전한 기능을 보여 주었고, 일부 요구 사항은 그 이상 허용치까지 올라갔다. 이 날짜를 테스트 할 때 표시되는 능력은 고용주가 보고한 필수 작업 요구를 충족시키지 못한다. 작업 복귀를 제한하는 주요 요인은 요구되는 작업 요구 수준, 부하 처리 능력 감소, 밀고/당기는 힘 감소 왼쪽 팔(뻗기 및 도구사용)이 관련된 지속적인 작업에 대한 허용 오차 감소, 오버헤드 작업에 대한 관절 가동범위 감소 그리고 주관적인 통증 호소도 포함된다.

계획 (Plan)

소방관은 2017년 7월8일에 진료 예정되어 있다.

Shelia T., OTR/L, CHT, CEAS

재평가기록: 운전재활
(Re-Evaluation Note: Driver Rehabilitation)

이름: *Alex L* ***나이:*** *71* ***진단명:*** *Multiple transient ischemic attacks*

S : *환자는 2개월 전에 초기 평가에서 권장되는 6주 성숙한 운전자 개선 과정을 성공적으로 완료했다고 보고했다. "나는 낮에는 괜찮았지만 밤에는 운전하기가 두렵다. 나는 잘 보지 못한다." 환자는 도로 평가 중 4차선 고속도로를 운전할 기회를 거부했는데, 이는 소규모 공동체에서 단거리를 운전하고 장거리 운송을 위해 가족에 의존한다는 것을 나타낸다.*

O : *환자는 커뮤니티 이동성을 통해 안전성과 독립성을 결정하기 위해 운전 재평가를 진행하는 데 참여했다. 이전 평가 2개월 전 경미한 청력 결손, 반응 시간 감소, 가벼운 편측무시, 도로 표지를 인식하고 이해하는 능력 저하를 나타냈다.*

병원 내 평가: *이중 초점 렌즈가 있는 시력 정상; 깊이 인식 정상. 왼쪽 편측무시는 관찰되지 않았다. 클라이언트는 브레이크 반응 시간 테스트에서 정상 점수를 매겼다. 클라이언트는 30개의 도로 표지판 중 29개 (의미 없는 도로 교차로 표지판)의 의미를 올바르게 식별했다.*

도로 평가: *클라이언트가 교외 지역의 주거 및 상업 지역에서 자동차로 20 분 운전을 완료했다. 결과는 다음과 같다. 환자는 거울의 적절한 사용과 어깨 너머로 확인을 보여주었다. 모든 도로 표지판과 교통 통제 장치를 늦추고 순응하여 다른 운전자의 신호를 듣고 관찰하고 응답했다. 환자는 도로 및 모든 교차로에 진입 할 때 적절한 시각적 스캐닝을 보여주었다.*

- ■ *환자는 적절한 시간에 방향 지시등을 올바르게 사용하고 지시가 있을 때 경음등, 헤드 라이트 및 비상등을 작동 시켰다.*
- ■ *환자는 게시된 속도 제한을 관찰하고 교차로, 교통 흐름 및 도로 표면과 관련된 속도를 적절히 조정했다. 환자는 교통량이 많고 모든 턴 전후, 그리고 전후로 이동하면서 적절한 차량 배치를 시연했다.*
- ■ *환자는 적절한 시간에 방향 지시등을 올바르게 사용하고 지시가 있을 때 경음등, 헤드 라이트 및 비상등을 작동 시켰다.*
- ■ *환자는 게시된 속도 제한을 관찰하고 교차로, 교통 흐름 및 도로 표면과 관련된 속도를 적절히 조정했다. 환자는 교통량이 많고 모든 턴 전후, 그리고 전후로 이동하면서 적절한 차량 배치를 시연 했다*

- *환자는 차선을 변경하고 교차로를 지날 때 적절한 시간과 공간을 판단했다. 환자는 앞으로 운전, 백업, 병합 및 주차 시 적절한 브레이크, 가속기 및 조향 제어 기능을 시연했다.*

A : *2달 전의 초기 평가와 비교하여 시각적 인식, 반응 시간, 인식(도로 표지 이해) 및 기능적 운전 실적에 향상된 점이 날짜의 환자 평가 결과는 주택 및 상업 환경에서 자동차를 안전하게 작동 할 수 있는 능력이 된다. 바쁜 고속도로에서 운전하면서 야간 투시력과 편안함을 감소시키면 이러한 상황에서 운전에 대한 안전 문제가 제기된다. 클라이언트는 야간 또는 장거리 운송에 대한 가족의 지속적인 도움으로 혜택을 보게 된다.*

P : *시골 및 소도시에서는 환자의 운전을 일광 시간으로 제한하는 것이 좋다. 환자는 야간이나 크고 붐비는 고속도로에서 운전해서는 안 된다. 권장 사항은 클라이언트 및 가족과 논의되었다. 그들은 이 평가의 결과가 이 날짜에 클라이언트의 기능적 운전 능력을 나타내는 것임을 이해하고 있다. 운전에 영향을 줄 수 있는 건강 또는 인지의 변화는 공인 운전 재활 전문의(CDRS)에 대한 잠재적 진료에 대한 의뢰인의 의사와의 후속 조치를 통해 해결되어야한다.*

Travis L., OTR/L, CDRS

경과기록: 정신건강의학과 입원환자
(Progress Note: Inpatient Mental Health)

S : *입학 첫 2일 동안 Ms. J는 작업치료 그룹 수업에 참석하지 않기로 결정하면서 그녀는 너무 불안해하고 압도적이라고 진술했다.*

O : *클라이언트는 그룹에 참석하고 레크리에이션 활동에 참여하는 일관된 초대에도 불구하고 처음 2일 동안 대부분 자신의 방에서 머물렀다. 이날 클라이언트는 스트레스 관리 그룹에 참석했다. 처음에 그녀는 조용했지만 점차적으로 활동에 들어갔다. 그녀는 압도당하거나 불안해 할 때 경험하는 특정 신체적, 정서적, 행동적 증상을 확인할 수 있었다. Ms. J는 이전에 이러한 스트레스 반응을 알지 못했다고 말했다.*

A : *사회적 상황과 관련된 불안은 환자가 다른 사람들과의 사회적 상호 작용과 공동체 및 여가 활동 참여하는 것을 제한한다. 그룹 출석과 참여의 시작은 회복의 좋은 징표이고 스트레스의 특정 증상을 인식함으로써 나타나는 일반적인 진도와는 대조되는 추가적인 프로그레스. 환자는 스트레스 관리에 중점을 둔 일별 작업치료 그룹에 참여함으로써 혜택을 볼 수 있다.*

P : *처음에 언급 된 대로 모든 목표를 계속하고, 클라이언트에게 기회를 제공하기 위해 매일 3일 동안 지켜본다. Ms. J가 압박감이나 불안감을 느낄 때 스트레스 반응을 인식하고 조절할 수 있도록 기본 스트레스 관리 기술을 배우게 된다.*

David L/. OTR/L

경과기록: 지역사회 정신과 환자
(Progress Note: Community Mental Health)

변화하는 주택편의시설의 월별 경고기록

이름: *Marco* ***진단 1:*** *Schizophrenia* ***진단 2:*** *Substance abuse*

S : *클라이언트는 다가오는 휴일에 대해 "매우 스트레스 받는"느낌을 느끼며 "내 가족이 내가 하기를 바라는 일을 해야 한다. 그들은 정신 분열증이 있다고 생각하기 때문에 바보 같아요." 클라이언트는 또한 한 달 동안 절주를 유지할 수 있는 자신의 능력에 대해 "기분이 좋았다"고 보고한다.*

O : *클라이언트는 임시주택시설에서 첫달을 보냈다. 작업치료의 출석, 참여 및 목표는 다음과 같이 요약 된다.*

그룹 참여		
그룹 명	*참석 횟수*	*완전한 참여*
Cooking Club	*2 of 3*	*2*
Procovery	*2 of 4*	*2*
House Meeting	*4 of 4*	*4*
Health Class	*4 of 4*	*3*
Substance Abuse	*2 of 3*	*2*
Grocery Shopping	*3 of 4*	*3*
Leisure Trips	*3 of 4*	*3*

개별 서비스 참여	
1:1의 약속	*#*
Completed	*7*
No Shows	*0*
Cancelled/Rescheduled	*0*
1 : 1의 시간	*#*
Total Spent with OT	*6 hrs*
Total Spent with OTS	*2 hrs*

그룹과 개별 서비스 모임 동안 예정된 목표

	Access/Linkage/ Transportation	X	*Computer Skills*		*Hygiene/ Self-Care*		*Medical Health*	X	*Self-Esteem*
X	*Advocacy (Personal/ Political)*	X	*Cooking*		*IADL Assessment*	X	*Mental Illness Education*	X	*Substance Use*
X	*Anger/Emotion/ Stress Mgmt*		*Discharge Planning*	X	*Interpersonal Skills*		*Non-Grocery Shopping*	X	*Symptom Mgmt*
	BADL Assessment		*Education/GED*		*Laundry/ Clothing Care*	X	*Nutrition/Meal Planning*	X	*Time Mgmt*
X	*Budgeting/ Money Handling*		*Family Support/ Development*	X	*Leisure/Social*		*Problem Solving*		*Vocational/ Work*
	Bus Training	X	*Goal Setting*		*Literacy*	X	*Routine/ Schedule and Organization*		*Volunteering/ Productive Occupation*
	Cleaning/Home Care	X	*Grocery Shopping*		*Medication Mgmt*		*Safety*		*Others (specify below)*

가족 상호작용: 클라이언트는 최대 언어적인 큐를 사용하여 가족과 함께 자기 옹호를 위한 계획을 수립했다. 대인 관계 기술 훈련 후에 클라이언트는 새로운 기술을 연습하기 위해 가족 구성원에게 연락을 요청했다. 두 번 30분간 방문했을 때 클라이언트는 폭발, 비난적인 성명, 또는 수동적인 공격적 행동 없이 상호 대화를 보여주었다.

절주: 위선적인 스트레스 요인에도 불구하고, 그는 독립적으로 그가 입회 시 작성한 절주 계획을 따를 수 있었다.

인터넷사용: 클라이언트는 충동과 업무에 관심을 기울이기 위해 필요한 최소의 언어적인 큐(입원 시 중간 정도의 도움이 필요함)로 일상 웹 사이트에 접속할 수 있는 있다. 클라이언트는 또한 2개의 소셜 미디어 계정을 설립했으며 지금까지 사회적으로 적절한 게시물을 보유하고 있다.

IADL: 클라이언트는 품목 위치 및 가격 비교를 위한 최소한의 언어적인 큐를 사용하여 식료품 쇼핑을 완료 했다(입소 시 중간 수준의 지원이 필요함). 클라이언트는 다가오는 휴일에 모든 수입을 지출하기 때문에 이번 달 예산 / 저축 계획을 위해 일하는 것을 거절했다. 클라이언트는 내달 예산을 50달러로 줄이겠다는 의향으로 자신의 방의 TV 세트를 향한 예산안을 제시했다.

A : *가족의 인식과 기대와 관련된 스트레스는 가족 구성원과의 비효율적인 상호 작용을 초래한다. 부정적인 상호 작용 없이 상호 대화에 참여할 수 있는 능력은 목표를 향한 진보를 보여준다. 1달 동안의 절주는 마약 및 알코올 사용을 삼가고자 하는 환자의 목표를 향한 큰 진전을 의미한다. 충동과 작업 제한에 대한 관심이 클라이언트의 독립적인 인터넷 사용을 제한했지만 이번 달에는 언어적 큐의 필요가 줄어들어 진행 상황이 나타난다. 예산 및 식료품 쇼핑에 대한 지원이 계속 필요함에 따라 클라이언트의 독립적인 생활환경으로의 전환 능력이 제한되지만 식료품 쇼핑과 관련된 진전은 이 목표에 대한 좋은 가능성을 나타낸다. 클라이언트는 사회적 상호 작용, 금주, 인터넷 사용 및 독립적인 생활 기술의 한계를 다루기 위해 이 시설에 계속되는 집단 및 개인 서비스 참여로 이익을 얻을 것이다.*

P : *클라이언트는 사회 참여, 금주, 인터넷 사용 및 독립적인 생활 기술을 설명하기 위해 모든 예정된 주간 그룹 및 주간 두 번의 개별 작업치료 세션에 참석해야 한다. 클라이언트가 월 예산을 수립하고 준수하도록 돕고, 가족과의 사회적 접촉을 늘리고, 금주법 계획을 유지하고, 인터넷 사용으로 독립성을 높이도록 계획하시오.*

Stephanie S., OTR/L, QMHP

경과기록: 균형과 전정감각 재활
(Progress Note: Balance and Vestibular Rehabilitation)

***이름:** Juanita S* ***나이:** 73*

***진단 1:** peripheral vestibulopathy* ***진단 2:** OA, CAD bilateral cataracts*

S : *환자는 지속되는 어지러움, 흐린 시력, 걷기 어려움을 호소한다. 그녀는 2주 전 평가에서 제공한 가정 운동을 완료하지 않았다고 보고한다. 왜냐하면 그들은 자신의 현기증을 느끼게 하고 그에 따라 무서워지기 때문이다. 그녀는 또한 욕조를 들락날락 할 때 샤워 문을 지지 할 필요가 있다고 보고한다. 최근 낙상은 보고되지 않았다.*

O : *환자는 2주 전에 초기 평가에서 확인된 균형 문제를 해결하기 위해 외래 환자 센터 클리닉에서 두 번의 45분 균형 세션에 참가했다.*

현재 상태: *환자는 목표를 향해 눈을 계속 볼 수 있고 머리 회전 느리게 10번할 때 어지럼증이 1에서 3 (0 = 증상 없음, 10 = 가장 극심한 증상)으로 증가된 것을 확인 할 수 있다. 환자는 1에서 3의 어지럼증 (동일한 척도)의 보고로 시각적 표적을 위 아래로 추적 할 수 있다. 최소한의 언어적인 큐로 환자는 보고된 어지러움을 더 이상 증가시키지 않고 머리 움직임의 속도를 높일 수 있다.*

환자 교육: *환자는 균형체계, 환자의 진단명, 작업치료에 대한 이유 및 균형을 위한 가정 운동과의 일관성의 중요성에 관해 다시 교육을 받았다. 환자는 교육에 대하여 이해를 하였다. HEP는 운동으로 환자가 편안한 수준을 수용 할 수 있도록 수정되었으며 완료할 수 있는 능력을 보여주었다.*

- *고개를 돌린 채로 응시하기*
- *수단적일상생활 과제동안 수직, 수평적으로 시각적 타겟을 잡기*

환자 목욕 시 안전에 대한 감독을 하도록 가족에게 지시했다. 유창한 이해, 서면 권고는 환자에게 제공되며 세션이 끝날 때 딸과 함께 검토된다.

A : *샤워 시 이동 중에 샤워기 문을 계속 잡고 있는 습관과 지속되는 어지러움에 대한 보고는 ADL과 IADL 작업의 안전 문제를 보여 준다. 어지러움의 감소(3/10)는 초기 평가 등급(6/10)대비 진행 상황을 보여 준다. HEP일관된 성과와 지속적인 균형 및 전정 재활로 환자는 어지러움을 줄이고 독립적인 생활 환경에서 안전을 높일 수 있다. 환자는 작업치료가 ADL 및 IADL기간 동안 보상 전략을 다루기 위해 도움이 될 것이다.*

P : *환자는 전정감각과 관련된 증상과 안전 문제를 해결하기 위하여 일주일에 한번 4주 동안 작업치료를 계속 받고, 세션동안 어지러움을 증가시키지 않은 머리의 움직임과 ADL 및 IADL기간 동안 안전성을 높이기 위한 보상 전략에 관한 교육을 하여야 한다.*

Patricia D., OTR/L

이행계획: 재활
(Transition Plan: Rehab)

S : *"나는 전보다 훨씬 나아짐을 느낀다. 나는 회복한 것 처럼 느낀다." 클라이언트가 말했다.*

O : *클라이언트는 SOC에서 진행되는 치료 세션을 15/20 참여하였다. 그 중 마지막 몇 개 세션은 입원클라이언트를 대상으로 숙련된 간호 이행계획에 초점이 맞춰져 있는 세션이다. 클라이언트의 질병, 의학검사 때문에 5세션은 참여하지 못했다. OT 세션은 ADL retraining, toileting, functional transfer trainging, AROM 향상 그리고 근력에 초점을 두었다. 클라이언트의 기능수준은 다음과 같다.*

목표	초기	변화
Dressing: UE mod Ⓘ *LE mod Ⓘ*	*Min Ⓐ for balance* *Mod Ⓐ for balance*	*준비* *속옷과 바지를 입기 위해 설때 신체적 도움이 필요함.*

목표	초기	변화
Bathing: UE mod Ⓘ *LE mod Ⓘ*	*Min Ⓐ* *Min Ⓐ*	*샤워의자에 앉은 채로 Mod Ⓘ* *긴 손잡이가 있는 스펀지를 이용하여 Mod Ⓘ*
Transfers: • *앉기 ↔ 눕기 Ⓘ* • *서기 ↔ 휠체어 & 화장실 mod Ⓘ*	 *SBA* *Min Ⓐ*	 *SBA* *SBA*
AROM – WFL Ⓡ	*Shoulder abd 65° (strength 2)* *Shoulder flex 55° (strength 2)* *Elbow 0° to 125° (strength 3)*	*Shoulder abd 90° (strength 3)* *Shoulder flex 60° (strength 3)* *Elbow WFL (strength 4)*

A : *균형과 근력에서 남아있는 문제는 클라이언트의 ADL과 기능적 transfer의 독립성에 제한을 준다. 증가된 Ⓡ UE AROM과 근력은 상태호전을 의미한다. 클라이언트는 목욕하기, 위생관리의 목표를 달성하였다. 옷 입기, transfer의 목표는 일부 달성하였다. 클라이언트는 계속 향상되고 있으며, ADLs Ⓘ 수행과 목표 달성을 위한 팔 근력과 활동지속성 증가가 앞으로의 작업치료 중재에도 효과를 미칠 것이다.*

P : *입원클라이언트의 작업치료 종결은 메디케어 파트 A 에서 메디케어 B로의 상태로 변화를 만들어낸다. SNF에서 메디케어 B로 재평가 하도록 의사가 요청하였다. 의사는 ADLs Ⓘ 수행을 위한 활동유지기능과 근력 향상을 위한 OT 중재를 일주일에 3번 요청하였다.*

Jessica T., OTR/L

퇴원기록: SOAP 형식
(Discharge Note: SOAP Format)

S : *클라이언트가 입원 전보다 많이 좋아졌고 덜 혼란스럽다고 보고하였다.*

O : *클라이언트는 처음 교통사고로 인한 MVA가 나타났다. 일주일 전 작업치료사 평가결과, 클라이언트는 단기기억, 안전불감증, 집중력, ADL에 문제가 있었다. 클라이언트는 (dressing, grooming, functional mobility) 향상을 위한 작업치료 5회 세션에 참여하였다. 클라이언트와 가족은 가정의 안전에 대한 주의사항에 대해 교육 받았다. 입원 시와 퇴원 시의 클라이언트의 기능적인 상태는 다음과 같다:*

목표	입원 상태	목표	퇴원 상태
1	Min Ⓐ grooming	준비/관찰(supervision)	준비/관찰(supervision)
2	CGA toilet transfers	SBA	SBA
3	Supine→ sit c̄ min Ⓐ	SBA	SBA
4	Min Ⓐ UE dressing	준비/관찰(supervision)	준비/관찰(supervision)

A : 인지상태, 안전주의에 대한 인식, ADL에서 향상을 보였기 때문에 모든 목표를 달성하였다. 남아있는 집중력과 단기기억 결함은 고차원적인 ADL과 IADL 활동에서 클라이언트의 안전한 독립성을 제한한다. 클라이언트는 남아있는 인지결함으로 인하여 집에서 관찰 하에 생활하는 것이 좋을 것이다.

P : 클라이언트는 집으로 퇴원하였다(가정환경에서의 안전과 필요할 수 있는 의료장비를 위하여 작업치료사는 home health 평가를 제안하였다). 가정운동프로그램은 없다. 다른 곳에 대한 의뢰도 없다. 작업치료사는 전화로 클라이언트의 기능을 한 달에 한번 체크할 것이다.

Kayleen B., OTR/L

퇴원기록: 시설형식
(Discharge Note: Facility Format)

이름: *Marjorie P* ***첫 진단명:*** *CVA* ***두번째 진단명:*** *Arthritis*

X 작업치료 *_물리치료* *_언어 장애*

치료 코스: *클라이언트(self-care skills, functional mobility, UE 근력, 에너지 보존 그리고 활동지속성)는 독립성을 위하여 9일 동안 매일 30분 세션에 참여한다.*

퇴원시 상태: *클라이언트는 좋아짐을 느끼고 퇴원할 준비가 되었다고 보고한다.*

입원 상태	*퇴원 상태*
self-care mod Ⓐ	*self-care Ⓘ, 안전함*
functional mobility mod Ⓐ	*functional mobility Ⓘ, 안전함*
활동지속성 7분 for ADLs	*활동지속성 10분 for ADLs*

목표 달성: *클라이언트는 에너지 보존기술을 사용하여(self-care, functional mobility) 목표를 달성하였다.*

목표 미 달성: *활동지속성 목표는 마지막 2세션에서 감소하였기 때문에 달성하지 못하였다.*

클라이언트/가족 교육: *클라이언트는 HEP에 대해 교육받고, 설명을 들었다. 자료가 제공되었다. 클라이언트는 체중이 증가하였다고 보고하였으며, HEP 교육을 통해 UE 근력운동이 지속적으로 이뤄질 수 있었다.*

제언: *목표가 달성되었기 때문에 언니집으로 퇴원하였다. HEP가 제공되었다. 이번에는 home health 제안은 없었다.*

Hailey S., OTR/L

상담기록: 보조공학(시설형식)
(Consulting Note: Assistive Technology (Facility Format))

작업치료사는 AAC(보안대체의사소통; augmentative and alternative communication) 또는 다른 보조공학기구를 적용하기 위해 클라이언트를 평가할 때 종종 보조공학팀의 일원이 된다. 다음의 글은 작업치료사와 언어병리사가 함께 쓴 것이다. 추천된 기구 모금을 위한 지역단체에 보냈기 때문에 이 글은 SOAP 형식에 포함되지 않는다.

이름: *Micaela N* ***나이:*** *13* ***진단명:*** *Muscular dystrophy* ***기금모금:*** *County Agency*

Micaela은 독립적인 컴퓨터 사용을 위한 효과적인 하드웨어와 소프트웨어 적용을 결정하기 위해 보조기술클리닉에서 하는 상담약속에 참여하였다.

Subjective: *Micaela는 "나는 학교에서 엄마의 도움 없이 컴퓨터, 이메일, 페이스북을 사용할 수 있기를 원한다." 라고 말했다. 엄마는 클라이언트가 어떤 것을 클릭할 것을 엄마에게 이야기 함으로써 인터넷을 사용했다고 말했다.*

Hearing: *WNL*

Vision: *Micaela의 시력이 감소하였으나, 높은 콘트라스트와 큰 컴퓨터 스크린, 큰 커서를 이용하여 보상한다고 표현했다.*

Speech & Language: *클라이언트의 수용기술은 그녀의 표현언어기술과 상응한다. 그녀는 그녀의 나이대에 맞는 복잡한 언어지시를 진행하고 따를 수 있다(공기량이 줄어들어 몇 분간의 대화 후에 피로해진다).*

Mobility: *Micaela는 작은 joystick이 있는 파워휠체어를 사용함으로써 익숙한 환경에서 modified independence를 가진다.*

Neuromuscular Skills: *Micaela는 진행성 사지마비이다. 그녀의 진단 특징 때문에, 빨리 피로해진다.*

Visual Skills: *클라이언트는 키보드의 키를 볼 때 좋은 visual scanning skill을 가지고 있으며, 커서를 따라가며 보는 좋은 visual tracking skill을 가지고 있다.*

Sensory Processing: *Micaela는 컴퓨터를 하는데 필요한 집중력과 원인/효과를 이해할 수 있는 능력이 있다. 그녀는 컴퓨터와 인터넷에 대한 높은 동기부여를 보여준다.*

Results of Assistive Technology Assessment: *Micaela는 신체적으로 일반 키보드 또는 마우스를 사용할 수 없었지만, 엄마한테 무엇을 클릭할지 이야기하여 인터넷 사용하는 것을 좋아했다. Micaela는 joystick마우스, trackball 마우스 또는 glide point를 사용할 수 없었다. 그녀는 작고 균형감있는 joystick을 이용하여 휠체어 운전을 보여주었다. 그녀의 휠체어에 블루투스 기능을 가진 전자기구는 가지고 있지 않았다. 그녀가 joystick을 사용하는 것을 관찰한 후에, Micaela는 ABC joystick, XYZ mini-joystick, ABC 그리고 XYZ onscreen keyboards, USB switch interface, ultralight switch를 받았다. Micaela는 매우 민감한 ABC joystick으로 움직였고, 각 onscreen keyboards로 글을 썼지만, 글자 대조와 오른쪽 엄지와 검지를 이용한 작은 움직임을 통해 작동하는 XYZ keyboard의 간단함을 선호했다. 그녀는 왼쪽 손과 초경량 스위치를 이용하여 클릭하였다. 그녀는 이 기구들을 이용하여 인터넷을 혼자 수행하고, 워드프로세서 문서를 통하여 철자를 적을 수 있었다. 그녀는 또한 위에서 언급 한 컴퓨터 장비로 전자 메일 및 소셜 네트워킹 계정을 확인할 수 있었다. XYZ mini-joystick을 이용해서는 정확하고 빠르게 움직일 수 없었다. 또한 Micaela는 질병에서 기인한 낮은 시력을 가지고 있었다. 필요할 시 글을 읽어주고 화면 확대기능을 가진 텍스트 확대 소프트웨어를 사용하는 것이 좋을 것이라고 평가 중에 생각되었다.*

제언: *보조공학평가 결과, Micaela에게 컴퓨터와 인터넷 접근을 향상 시키기 위한 소프트웨어/하드웨어 적용이 필요하다고 결정하였다. 컴퓨터와 인터넷 사용 독립성을 향상 시키기 위하여 ABC joystick USB, USB switch interface, XYZ keyboard, text enlargement software, and an ultralight switch을 사용하도록 추천했다. 또한 서면대화에 대한 욕구의 독립성을 향상시키기 위해 컴퓨터 시스템 업데이트가 필요하다고 추천하였다.*

Shawna D., MLS, OTR/L, ATP Michelle W., MS, CCC-SLP

상담기록: 외래 소아 클리닉
(Consulting Note: Outpatient Pediatric Clinic)

이 상담기록은 아이의 의무기록이라기 보다 학교에 보내려는 목적을 가지고 만들어졌기 때문에 SOAP 형식으로 만들어지지 않는다. 이 기록은 지도해주는 작업치료사와 학생의 공동서명으로 제공된 예시이다.

병원, 재활 센터 – 운동기능 클리닉

이름: *Kelsey Joy Sample*

나이: *5 세 2개월*

부모: *Russ and Jamie Sample*

Kelsey Joy Sample은 가족과 UMC 유치원 프로그램의 요청에 따라 오늘 만난 5년 2개월된 여아이다. Kelsey는 뇌수막염이 발생한 올해 4월 전까지는 활발하고 건강한 아이였다. Kelsey는 10일 입원하였고, 가족의 보고에 따르면 회복기간이 길었다. 비록 부모님이 느끼기에 Kelsey가 현재 완전히 회복되었다고 느낄지라도, 그들은 이 질병이 발달속도가 느려지고, 이번 가을에 유치원에 갈 수 없을 것 같아 걱정한다. 부모와 UMC 유치원 프로그램에서는 유치원에 갈 정도의 준비가 되었는지에 대한 평가를 요청하였다.

평가 결과: *Peabody Developmental Motor Scales, 2nd edition (PDMS-2, 2000)의 3가지 하위항목을 Kelsey에게 검사하였다. PDMS-2는 71개월까지의 어린이 출생의 미세하고 총체적인 운동 능력을 평가하기 위해 고안된 표준화된 평가이다. Kelsey에 대한 오늘의 검사 결과이다(5년 2개월) :*

하위 항목	*Standard Score	Percentile Rank	Age Equivalent
Object Manipulation	*11*	*63rd*	*5 years, 11 months*
Grasping	*10*	*50th*	*5 years, 3 months*
Visual-Motor Integration	*11*	*63rd*	*5 years, 8 months*

*표준점수는 평균 10, 표준편차 3을 기준으로 한다.

Kelsey의 grasping and visual motor integration subtests의 복합평가결과 fine motor 지수 103이며 (평균 100, 표준편차 15), 58 th percentile에 속하였다. 그녀는 오른손을 우세손으로 사용하였으며, 활동의 주 시작은 오른쪽 팔로, 도움을 주고 지탱하는 역할은 왼쪽 팔로 사용하였다. 자세, 근긴장도, 근력, 지구력은 자신의 나이대에서 정상범위로 나타났다. 청각 자극에 대한 반응은 적절하였다. 부모님은 청각 또는 시각에 대한 걱정을 보고하지 않았다. 평가 동안, 아이는 곁눈질, 눈비비기, 주시하기, 추적하기에 대한 어려움을 보이지 않았다.

총평: *PDMS-2의 3가지 하위항목 결과, Kelsey는 약간 평균이상의 fine motor skills을 가지고 있었다. 환경적 자극에 대한 운동조절과 반응은 정상범위였다. 비록 Kelsey가 최근 심각한 병으로 인해 입원하였지만, 최근 유치원 활동에서 적절한 fine motor 능력을 보이고 있다.*

활동 수행: *오늘 평가 결과는 평가에 참여하신 Kelsey의 부모님과 상의 하였다. 이 레포트의 복사본은 가족들과 UMC 유치원 프로그램에게 보낼 예정이다.*

계획: *요청 시 재 평가한다.*

Bailey M., OTS 7-25-17 Christy N., PhD, OTR/L 7-25-17

상담기록: 지역사회 생활
(Consulting Note: Community Living)

배경지식: Amber는 spastic quadriplegic cerebral palsy인 20세 여성이다. 의뢰인은 그녀의 가족과 함께 살며, 그녀의 어머니는 기본적인 self-care 활동에서 지속적이거나 완전 도움을 제공한다. 클라이언트의 어머니는 최근 다발성 경화증을 진단받았으며, 더 이상 Amber가 요구하는 신체적 도움을 제공할 수 없게 되었다. 클

라이언트는 이달 말 발달 장애 어른들이 있는 그룹홈에 들어갈 예정이다. 지역사회 정부기관은 그룹홈 선생님이 Amber에게 도움을 제공할 수 있도록 적용가능한 장비를 결정하기 위해 작업치료 상담을 의뢰하였다.

S : *클라이언트는 말을 할 수 없지만, 얼굴표정과 수동휠체어에 있는 yes/no 응답 시스템을 터치하는 방식을 통해 의사소통했다. 클라이언트의 부모님은 이전에 집에서 Amber가 ADL할 때 어떻게 도움을 주었는지에 대한 정보를 제공하였다.*

O : *Amber가 추후 들어갈 그룹홈에서 필요한 장비를 결정하기 위하여 물리치료사, 가족, 그룹홈직원이 상담에 참여하였다. 클라이언트는 자세 유지를 위하여 lateral trunk supports, seatbelt, headrest, and footplate straps가 있는 수동 휠체어를 보여주었다. 관찰과 가족보고를 보면, 의뢰인은 사지를 기능적을 움직이는데에 제한이 있었다. 그녀의 부모님은 침대와 휠체어 사이로 이동할때 그녀의 몸 전체를 들어 옮겼었다. 그룹홈은 이미 Amber의 침실에 천장 track lift system을 설치하였다. 그룹홈 직원은 웃으며 소리내는 Amber를 lift system을 이용하여 휠체어에서 침대로 이동하는 것을 보여주었다. 목욕하는 것과 관련하여 그룹홈 직원의 걱정이 많아졌다. Amber의 가족은 이전에 욕조로 그녀를 옮겼었지만 최근 그녀의 어머니가 그녀를 옮기기 어려워 져서 침대 높이에서 스펀지를 이용한 목욕을 시행했었다. 그룹홈에는 샤워 호스가 있는 샤워 실과 간단한 샤워 / 변기겸용의자가 있다. 작업치료사와 그룹홈 직원은 천장 lift system을 이용하여 Amber를 침대에서 샤워의자로 이동시키기를 시도하였다. 하지만, trunk control과 사지의 spasticity로 인하여 Amber는 의자위에서 upright positioning을 유지하지 못했다.*

A : *제한된 trunk control과 사지의 spasticity는 ADL 중에 upright positioning을 유지하고 기능적 transfer을 수행하는데 제한을 준다. 천장 트랙 lift system 이용에 대한 Amber의 긍적적인 반응은 새로운 집 환경에 잘 적응할 수 있는 증거이다. 클라이언트에게 머리 받침대가 있는 reclining, rolling 샤워 / 변기겸용의자, 측면 몸통 지지, 이동 및 목욕 중에 골반, 몸통, 하체 고정 스트랩을 구매하는 것이 좋다.*

P : *Amber, 그룹홈 직원, 가족에게 필요한 기구에 대한 제안을 다시 살펴보겠다. 추천한 샤워 의자에 대한 사양은 자금과 조달을 조정할 지역사회 정부기관에 보냈다. 현재로서는 더 이상의 권장 사항은 없다. 이 작업치료는 Amber가 새로운 집으로 옮겨 가면서 새로운 문제가 생길 때 차후 필요한 경우 진행될 수 있다.*

Ruchi S., OTR/L

면담기록: 급성치료 (Contact Note: Acute Care)

S : *클라이언트는 말을 할 수 없으며, 작업치료사와 가족이 말을 할 때 눈 맞춤이 일정하게 유지되지 않는다.*

O : *클라이언트에게 self-care에 참여할 수 있도록 bedside OT session 진행하였다. 클라이언트는 치료시간 동안 poor trunk control과 집중력시간의 제한이 나타났다. 클라이언트는 자세변화와 놀랄만한 반응을 보여주었다. 손가락으로 가리키기를 요청하였을 때, 클라이언트는 많은 언어적 지시와 시범을 보여줘야 했고, 반응 시간이 좋지 않았다. 클라이언트는 누운 자세에서 침대 끝으로 앉기 위해 지속적인 도움이*

필요했다. 클라이언트는 수건을 잡기 위하여 많은 언어적 지시와 75%의 신체적 도움이 필요하였다. 클라이언트는 한번의 언어적 지시로 수건에 물을 묻힐 수 있었지만, 수건을 얼굴로 가져가는 데는 신체적 도움이 필요했다. 클라이언트는 1분 동안 거울로 자신의 얼굴을 살폈다. 클라이언트는 머리를 빗질하는데 신체적 도움이 필요했으며 근긴장도가 떨어져서 오른쪽 어깨의 AROM 제한이 있었다.

A : *motor planning, task initiation, attention의 제한은 클라이언트의 ADL 참여에 제한을 주었다. 1분 동안의 참여 능력은 ADL 참여 향상을 보여주었다. 클라이언트에게 ADL 활동 시작과 참여에 대한 치료 뿐만 아니라 어깨올림 증가 활동이 도움이 될 것이다.*

P : *클라이언트는 selfcare활동과 근본적인 활동 기술, 작업을 수행하기 위한 필수적인 요소 향상을 위해 퇴원하기 2주전까지 매일 작업치료 20분 세션을 받아야한다.*

Christina H., OTR/L

면담기록: 인지
(Contact Note: Cognition)

S : *Veteran은 컨디션이 좋지만, 치료받았던 작업치료사의 이름이 생각나지 않는다고 말했다.*

O : *Veteran은 클리닉에서 인지활동, 오른쪽 팔 AROM, 근력, 미세동작 협응을 위해 작업치료를 받았다. Veteran은 자극 후에 사람, 월, 년, 장소에 대한 지남력이 있었다. 그는 기본적인 self-care를 수행하기 위하여 최대의 언어적 지시와 중등도의 신체적 도움 후에 two-step command를 수행하였다. Veteran은 오른손으로 물체를 잡고 놓는 것을 할 수 없었다. 그는 테이블 위에서 수행하는 활동들을 이용하여 팔 AROM을 할 수 있도록 중등도의 신체적 도움과 언어적 지시가 필요하였다.*

A : *환경에서 방향감각이 떨어지면 안전문제가 야기될 수 있다. 인지기능 저하는 활동, 특히 옷 입기, 밥먹기, 목욕하기에서의 집중력 저하로 나타날 수 있다. 근력, 협응, 오른쪽 팔의 AROM 저하는 ADL 활동을 수행하는데 제한을 준다. 자극에 대한 지남력은 환경적 단서와 시각적 스케줄에 대한 좋은 성공 가능성을 나타낸다. 그는 self-care 활동을 수행하기 위해 오른쪽 팔 근력, AROM, 협응을 위한 활동 뿐만 아니라 오른쪽 팔을 지지하며 사용하기 위해 설명을 듣는 것이 좋다. Veteran는 인지기능수업과 안전 지시가 도움이 될 것이다.*

P : *Veteran는 인지기능 향상과 집중력, 안전인식 향상, 오른쪽 팔 근력, AROM, self-care 수행을 위한 협응 향상을 위해 한시간씩 매일 3주 동안 치료를 받을 것이다.*

Meredith A., OTR/L

면담기록: 보완 / 대체의학 (두개천골요법)
(Contact Note: Complementary/Alternative Therapy (Craniosacral))

작업치료사(OT와 OTA)는 보완 대체 치료방법 사용에 있어 기술을 향상시킬 때, client factors에 중점을 두고 energy work 이나 chakra balancing 과 같은 전통적이지 않은 요소를 사용하는 치료 중재를 어떻게 기록 해야

하는지에 대한 질문이 제기된다. 대체 치료요법은 종종 공적 또는 사적 보험에 의해 보상 받을 수 없기 때문에 이러한 치료 중 많은 부분이 개인 급여로 지불된다. 무엇을 말하고, 무엇을 했는지, 제시한 문제가 클라이언트가 의미 있는 작업 참여능력에 어떤 영향을 미치는지, 그리고 제공할 수 있는 서비스와 지속적인 서비스 계획이 무엇인지 객관적으로 보고하는 것이 가장 좋다.

S : *클라이언트는 엉덩이뼈 교체 수술 이후 기능성 이동성 감소 및 통증 증가를 보고했다. 그는 적응 장비가 있고 3/3 엉덩이뼈 예방 조치를 이야기 할 수 있다. 그는 마지막 방문 이후의 이익을 다음과 같이 기록한다.*

- *7일중 4일은 밤에 약물없이 잠을 잘 수 있었고 깨지 않고 잘 수 있다.*
- *두통은 덜 자주 발생한다.*

O : *클라이언트는 통증 감소와 일상생활과 업무에 필요한 기능적 움직임 증가를 위하여 1시간짜리 두개천공치료에 참여한다. 그는 저번주에 워커를 사용했던 공간에서 forearm clutch를 이용하여 도착하였다. 평가 결과, 두개천공리듬은 비대칭적이고, 왼쪽 두족과 머리가 오른쪽으로 기울어져있다. 확인된 주요 제한 사항은 일련의 횡경막내 고정 장치로 처음 치료되는 골반과 누운 상태에서 엉치뼈를 놔주는 것이다. 골반의 대칭성이 높아지면서, 긴 점이 있는 Upledger의 두개골의 끝이 신체의 항상성 치유 활동을 촉진하도록 사용된다.*

A : *오늘 세션 후 수면 증가(통증약의 필요의 감소, 1~1시간 30분의 수면 시간 증가), 두통 감소, walker 사용에서 forearm crutch 사용, 시각적, 촉각적으로도 골반 대칭성 증가가 나타났다. 클라이언트는 최근 엉덩관절 수술로 인한 누적된 외상 및 남아있는 제한점들을 완화하기 위해 골반에 대한 지속적인 치료가 효과가 있었으며. 이전의 심각한 사고로 인한 미세한 제한에 대한 치료가 뒤 따랐다.*

P : *클라이언트가 1주일 후에 돌아 오면 재평가를 통해 치료의 빈도, 기간, 방향을 결정할 것이다. 골반 대칭이 작업 및 IADL 수행시 이동을 정상범위 내에서 할 수 있을 정도로 충분히 향상되면 두통을 유발시키는 머리와 목의 움직임을 증가시키기 위해 근육을 풀어야한다.*

Sharon B., OTR/L, CST

면담기록: 손치료 클리닉
(Contact Note: Hand Therapy Clinic)

S : *클라이언트는 forearm supination 할때 ulnar styloid의 통증을 보고한다. 클라이언트는 오른쪽 손으로 차의 시동을 걸 수는 없지만 손잡이를 돌릴 수 있다고 보고 한다.*

O : *클라이언트는 팔의 기능적인 ROM 향상을 위해 30분 동안 hand clinic에 참여하였다. 치료 시작 전에 10분 농안 오른쪽 손과 forearm에 습열을 제공한다.*
오른쪽 손과 forearm에 대한 AROM/PROM 평가 결과:
Key: [Flexion/extension; ( ) PROM; −extension lag; +hyperextension]

Ⓡ Hand	Metacarpophalangeal Joint	Proximal Interphalangeal Joint	Distal Interphalangeal Joint
검지	*0/90*	*0/105*	*0/75*
중지	*0/90*	*0/105*	*0/80*
약지	*0/90*	*0/105*	*0/80*
소지	*0/90*	*-14/105 (0/105)*	*0/79*

Ⓡwrist: +45/40 composite (+60/50) composite +45/50 noncomposite

Ⓡforearm: supination 62 (78); pronation 90

클라이언트는 오른쪽 팔: Isometric forearm supination 10번, AAROM supination 5번, AROM forearm supination 5번씩 운동을 수행하였다. 운동 후에, 클라이언트의 AROM supination이 77°까지 향상되었다. BlUE foam을 이용한 flexion 강화운동을 하루에 2번~3번 수행하도록 가정운동 프로그램을 수정하였다.

A : *클라이언트의 우세손인 오른쪽손의 기능적 ROM 및 근력의 감소는 ADL 및 IADL 제한에 영향을 미친다. 지난 주부터 클라이언트의 DIP 관절 flexion AROM은 flexor의 근력을 강화시켰다. 지난주와 비교하여 active wrist extension은 9°, extenstion은 5° 향상 되었다. Active pronation의 향상은 근력의 증가로 기인하였으며, 지난 주 이후 forearm supination은 muscle tightness때문에 14° 감소하였다. 클라이언트는 IADL 수행하고 전반적인 강화를 위해 기능적 ROM을 되찾기 위한 숙련된 작업치료를 계속 수행하여야 한다.*

P : *클라이언트는 3주 이상 2회 / 주 30분 세션을 하여야 한다. Supination 스트레칭과 강화를 위해 손목운동을 지속적으로 하고, 치료 계획을 수정해 나가야 한다.*

Rachelle H., OTR/L, CHT

면담기록: 가정 평가
(Contact Note: Home Assessment)

S : *클라이언트는 수차례 이 가정 평가 동안 집에 있었던 것이 얼마나 좋은지 말했다. 클라이언트는 시설에서보다 이 환경에서 더 장황하게 말했다.*

O : *입원하기 전에 클라이언트는 가족, 가정 보건 간호사와 가정부의 지원과 함께 집에서 살았고 모든 ADL을 독립적으로 수행했다. 오늘, 클라이언트는 다음주 집으로 퇴원을 위한 준비로 가정 평가에 참여했다. 가족들이 작업치료사와 집에서 만나는 동안 클라이언트는 개인차량으로 가족에 의해 이송되었다. 클라이언트는 바퀴 달린 워커로 중도의 도움하에 독립적인 이동을 하였고, 가정 방문 동안 수술 후 엉덩관절 예방법을 숙지했다. 다음은 가정 평가의 결과다:*

- ***입구:** 2½" 계단, 4" 문 기둥, 울퉁불퉁한 잔디에서 계단, 깨진 콘크리트와 난간 없음.*

- **부엌:** *26" 부엌 중심에 있는 테이블 둘러싼 지역, 27" 스낵 바와 냉장고 사이, 30" 부엌바깥쪽에 위치한 높은 스낵 바. 안전하게 이동해야하는 작은 방. 닿는 범위 안에 도구와 기구들 필요함.*
- **복도:** *22"워커 사용하기 접근성 떨어지는 식당에서 화장실있는 침실 사이 너비.*
- **화장실:** *17"바닥에서 욕조 높이, 18" 바닥에서 변기자리높이. 작은 화장실이지만 바퀴달린 워커가 충분히 들어갈 수 있음.*
- **기타:** *모든 방에 작은 카펫. 바퀴달린 워커의 침실에 접근성을 막는 의자. 바퀴달린 워커로 부엌에서 거실로 접근성을 막는 작은 탁자.*

A : *결과에 따른 수정과 추천으로 가정은 클라이언트가 퇴원 후 돌아가서 안전하게 지낼 수 있는 공간이 될 것이다:*

- *낙상 방지를 위해 작은 카펫을 없애라; 걷는 구역을 늘리고 안전성을 높이기 위해 접근범위를 초과한 가구들을 없애라.*
- *보조기구 필요함:*
  - *안전손잡이를 잡고 변기에 올라가기, 등지지대 있는 샤워의자, 가로대, 핸드홀드 샤워기.*
  - *안전성을 높이고 워커없이 복도를 다닐 수 있는 안전손잡이 추가*
  - *문밖에 안전손잡이 추가 및 콘크리트 수리*
- *부엌탁자를 제거하고 부엌에 이동성을 높이기 위해 스낵바나 식탁을 이용하기.*
- *접근성을 높이기 위해 문뒤에 낮게 전화기 설치.*

P : *지역주민과 가족은 추천들을 이행하고 변화시킴으로써 안전하게 시설에서 집으로 돌아올 수 있도록 퇴원 허가할 수 있도록 할 것이다.*

Carrie C.OTR/L

면담기록: 가정 보건 방문
(Contact Note: Home Health Visit)

S : *클라이언트는 오전 일찍 샤워하는 것에 불안함을 느낀다고 말했다. 클라이언트의 딸은 클라이언트가 지퍼를 사용하기 위해 균형과 협응을 위해 최소한의 도움하에 샤워하고 옷을 입었다고 보고했다. 클라이언트는 HEP(가정 운동 프로그램)을 따르고 있다고 보고했다.*

O : *클라이언트는 균형, 협응, 준수정도와 독립적인 HEP에 대한 현 상태를 평가하고 새로운 손기능 강화 운동법을 소개하기 위한 가정 방문에 참가했다. OT와 OTA 모두 공동작업을 위해 참석하고 중재계획을 갱신한다. 클라이언트는 최근 CVA로 인한 감소된 균형감각을 가지고 있고 현재 가로대와 바퀴달린 워커를 사용하는 CGA(포괄적 노인평가)와 함께 ADL동안 완벽한 이동성을 갖고 있다. 클라이언트는 기존의 HEP을 시작하고 마치기 위해 중도 수준의 구두 지시가 요구되었다. 새로운 손기능 강화 운동법은 다양한 사이즈의 고무밴드로 손가락 펴기가 추가되었다.; 내재근 협응 워크시트(예, 펜 굴리기,등)클라이언트와 딸은 클라이언트의 관심사를 더한 치료 활동들을 계획하기 위한 토론에 참여했다. 총 수리 프로젝트와 작은 나무 작업 활동들은 손의 협응과 근력에 작용되었다. 클라이언트는 회기동안 좋은 정적 앉은 자세 균형감각을 보였지만 의자에서 안전하게 일어서기 위해 균형감각을 위한 CGA가 필요했다.*

A : *HEP 시작하기 위한 언어적 지시의 필요는 규칙준수에 대한 지속적인 걱정을 일으킨다. 초기평가이래로 세라밴드 운동법에 의한 근력증진은 반복횟수 증가와 피로도 감소를 통해 보여졌다. 파자마 단추와 같이 1" 물품을 다루는 능력의 진전이 보이나 여전히 더 작은 물품 사용에 어려움이 있다. 재활 잠재성은 훌륭하다. 클라이언트는 지속적으로 진전이 보이기 때문에 지속적으로 숙련된 OT가 에너지 보존방법 교육, 안전교육과 HEP 수정을 제공함으로서 혜택을 볼 것이다.*

P : *클라이언트는 샤워하기와 옷 입기에 중점으로 독립적인 자기관리를 증진시키는 일을 지속하기 위해 2주 더 1시간 회기로 주 2회씩 진행될 것이다.*

Bridget C., OTR/L

면담기록: 가정 보건 정신 보건
(Contact Note: Home Health Mental Health)

이름: *John W* ***회기시간:*** *75분* ***다루는 목표:*** *2,4,5*

S : *John은 봉투에 지폐로 돈을 보관하는 것 대신 은행계좌를 보유하는 것이 매우 그에게 혼란을 주고 있다고 말한다. 그는 더 이상 얼마나 많은 돈을 보유하고 있는지 확실히 알 수 없다. 그는 또한 그의 약물치료에 관하여 지속적인 혼란이 있다고 보고했다.*

O : *John은 그의 식료품 욕구를 검토하고 올바르게 약물 분류기에 약물을 채울 언어적 지시를 위해 가정 방문에 참여했다. 전문적인 지도는 음식 계획과 있을만한 음식 요금 계산하기로 제공되었다. 그리고 나서 그는 약간의 돈을 빌리기 위해 은행과 음식을 구입하기 위해 지역 식료품 매장에 다녀왔다. 은행에서 은행원은 그에게 혼동을 주는 John의 계좌를 계산했다. 전문적인 지도는 은행잔고 계산하기에 대해 제공했다. 식료품 매장에서 John은 채소/과일 통조림, 간 쇠고기, 신선한 상추와 빵 한조각을 구입했다. 집에 돌아와서 그는 상추와 고기를 스스로 냉장고에 넣었고 점심을 위해 준비했던 것이 무엇인지 결정하기 위해 매주 메뉴 플래너라는 책을 찾아봤다. John은 모든 약을 올바르게 약물 분류기에 채워 복용하기 위한 2가지 언어적 지시가 필요했다.*

A : *은행 계좌 관리에 대한 제한된 이해력은 재정관리에 슈퍼바이저의 필요성을 나타낸다. 올바르게 약물을 약물 분류기에 채우기에 요구된 지시의 감소는 지난주 요구된 4번 지시로부터 진전을 나타낸다. 독립적인 과일 채소 통조림의 선택과 샌드위치에 상추 추가는 더욱 건강한 식습관으로 향하는 진전을 나타낸다. John은 전문적 보호자의 지지없이 지역사회에서 독립적으로 생활하기 위해 약물과 음식, 그리고 돈을 독립적으로 관리하는 것과 같이 ADL 기술에 지속적으로 전문적인 지도를 받으면 효과를 볼 것이다.*

P : *John은 매일 욕구에 맞게 독립적으로 일을 수행할 수 있도록 집과 지역사회 환경 안에서 매주 지속적으로 관찰될 것이다.*

Alan T., OTR/L

면담기록: 정신 보건(다중 집단)
(Contact Note: Mental Health (Multiple Groups))

S : *클라이언트는 그녀가 현재 자발적으로 무언가 하지 않고 있다고 보고했고 장애상태 때문에 지난 4년간 일하지 못했다고 했다. 자발적인 것에 관하여 그녀는 " 나는 체계가 필요하다"라고 말했고 더 나아가 그녀는 생산적이고 싶다고 말했다.*

O : *클라이언트는 어제 입원했고 오늘 4/4 집단회기에 참가했다. 표현치료 집단동안 클라이언트는 집단 사람들과 빵굽기에 참여했지만 아무것도 먹지 않았다. 각 그룹 멤버가 현재 감정을 확인했을 때 클라이언트는 비참함, 화남, 매우 걱정됨, 과대평가, 좌절, 겁먹음, 소외감 같은 그녀의 감정을 확인했다.*

A : *클라이언트는 그녀의 감정과 한계에 대한 매우 통찰력이 있다. 집단과 식사에 대한 거부는 지속적인 식욕 장애를 나타낸다. 클라이언트는 식이장애에 대한 정보를 알 수 있을 것이다. 그녀는 또한 지속적인 집단 참여로 자존감 향상과 시간 관리 기술의 향상에 혜택을 받을 것이다. 총 4개 집단 회기에 클라이언트의 참여는 현재 좋은 재활방향으로 이루어질 잠재력을 보인다.*

P : *클라이언트는 자존감 향상과 시간 관리 능력을 향상시키기 위해 급성 병실에 있는 동안 매일 집단 회기에 모두 참여 할 것이다.*

Gabby H., OTR/L

면담기록: 정신 보건(단일 집단)
(Contact Note: Mental Health (One Group))

이전 기록은 하루에 여러 집단에 클라이언트의 참여를 요약했다. 몇몇 정신 보건 환경 특히 짧은 기간 입원 환경은 클라이언트가 참석하는 각 집단에 쓰여진 기록을 요구한다. 다음 기록은 이러한 종류의 문서를 보여준다.

S : *클라이언트는 그녀 스스로에 대해 부정적인 생각을 가지고 있어 건강을 해칠만큼 자존감을 가지고 있다고 기록한다. 그녀는 특히 스트레스상황에 놓일 때"어리석다"와 "추하다" 감정을 묘사한다.*

O : *클라이언트는 주간휴게실에 자존감 집단에 1시간 동안 참여한다. 집단 회기는 건강한 자존감과 건강을 해치는 자존감에 관하여 참가자들을 교육하고 자존감을 증진시키기 위한 목표설정과 다른 방법들에 대해 교육하는 것으로 설계되었다. 클라이언트는 모든 집단 토론과 활동에 활발한 참여를 약속했다. 다른 집단 사람들과 조력자들의 격려와 함께 클라이언트는 이번주에 부정적인 생각을 줄이고 퇴원을 위한 계획하기와 같은 목표를 세웠다. 그녀는 스스로 그녀가 부정적인 생각이 들 때 사용하기 위한 보상적 전략을 알아봤다; 그녀의 계획은 부정적 생각을 그녀의 아이들과 있어서 얼마나 즐거웠었는지 대한 생각과 같은 더욱 긍정적인 것들로 바꾸는 것이다. 클라이언트는 다가오는 퇴원 후 사후지도 동안 약속을 세우는 것에 대한 토론을 시작했다.*

A : *스트레스기간 동안 부정적인 생각에 대한 초점은 그녀의 아이들을 돌보는 것을 포함하여 IADL 업무를 할 수 있는 클라이언트의 능력이 제한된다는 것이다. 목표설정과 이들 목표를 성취하는 단계를 확인하는 능력은 이 시기에 훌륭한 과정을 나타낸다. 클라이언트는 독립적인 삶으로 돌아갈 수 있는 거대한 잠재*

력이 있다. 클라이언트는 목표설정과 부정적 생각을 확인하고 대체하는 지원에 지속적인 연습을 통해 나아졌을 것이다.

P : *자존감을 다루는 3일동안 매일 자존감 집단에 참석한 클라이언트는 IADL 수행에 제약이 있다. 세션은 집단토론, 역할 놀이와 쓰여진 퇴원 계획 개발뿐만 아니라 사후지도 약속 설정을 포함하고 있다.*

David M., OTR/L

면담기록: 소아(학령전기)
(Contact Note: Pediatric (Preschool Age))

S : *Mckenna는 놀기를 원했지만, 주어진 일이 어려울 때 그녀는 "넌 할수 있어. 넌 고칠 수 있어."라고 이야기 했다.*

O : *Mckenna는 기능적 도움으로써 손의 자발적 사용을 증진시키기 위한 양측 팔의 사용, 지지없이 양반다리 앉기를 위한 앉은자세 균형감각 그리고 자기관리와 놀이기술의 선행조건인 기능적 움직임을 위해 작업치료 가정방문에 참여했다. Mckenna는 회기 ~90프로 동안 참여했다.*

양측 팔 사용: *Mckenna는 왼쪽 팔로 봉제동물인형을 잡는동안 오른쪽 팔로 봉재동물인형 팔에 셔츠를 끼워 옷입히는데 최대 도움이 필요했다. 그녀는 자발적으로 오른손을 사용하여 동물인형 소매에서 팔뚝과 어깨까지 옷을 입히는 동안 왼손으로 안정적으로 유지시켰다. Mckenna는 똑딱단추 채우기를 시도할 때 셔츠를 고정하기 위해 왼손을 사용하는 최대 도움이 요구되었다. 자발적으로 놀이동안 꾸준히 동물을 들기 위해 양손을 사용했다.*

앉은자세 균형잡기: *McKenna는 워커를 사용한 서기에서 앉기를 취할 때 터치신호를 요구했고 side-sit 자세에서 양반다리 자세로 전환할 동안 자세 안정성을 위해 중도 신체적 도움이 필요했다. 그녀는 측방경사 될 때 스스로 올바른 자세 취하기 위한 2번의 터치신호 제공과 함께 놀이를 하는 동안 5분정도 적절한 앉은 자세 균형잡기를 보였다.*

A : *양손 협응 증진하기와 시간중 60퍼센트 정도 기능적 도움으로써 왼손 사용 늘리기는 지난주부터 진행중이다. 활동에 몰두할 때 감소된 자세 조절은 곧은 자세를 유지하기 위해 CGA를 필요하게 한다. 그녀는 지속적인 활동 동안 숙련된 작업치료사가 그녀의 놀이활동에 독립성을 키우기 위해 보호반응과 몸통바로잡기반응 그리고 전정감각 통합을 얻기 위한 자세 지지를 제공하므로 나아질 것이다.*

P : *McKenna는 7주 동안 매주 자세 지지 강화하기를 통해 놀이 활동에 독립성 증진, 양손 사용 증진 그리고 ADL과 놀이 활동 동안 기능적 도움으로써 왼손 사용이 증가한 모습이 관찰될 것이다.*

Amy D., OTR/L

면담기록: 공립학교
(Contact Note: Public School)

S : *Kylee는 의사소통시 언어적 지시를 사용하지 않았지만 들은 단어를 그대로 반복해 말했다(반향어표현).*

O : *Kylee는 가위 사용과 글쓰기를 위한 잡기패턴을 증진시키기 위해 미세동작 기술 향상을 위한 작업치료 세션에 참석했다. Kylee는 초기에 오늘 활동에 대한 다양한 재료들을 만져보기를 요청했을 때 공격적 행동을 보였다(예를 들어, 밀기, 얼굴찡그리기). 촉감에 민감성을 감소시키기 위한 솔질을 5분 동안 한 뒤, 20분 동안 Kylee은 palmar pinch와 tripod grasp의 잡기패턴을 이용하여 Fruit Loop로 팔찌 만들기를 하였다. Kylee은 한번에 하나씩 컵에서 Fruit Loop 15개를 집게를 이용하여 꺼냈다(가위 사용하기 위한 연습). 그 뒤 palmar pinch를 이용하여, 줄에 Fruit Loop을 각각 끼웠다. 작업을 수행하는 동안 5번의 언어적 지시가 필요했다*

A : *소동작의 발달 지연은 클라이언트가 학교활동을 하는데 어려움을 주었다. 집게 조작과 위치시키는 능력의 향상은 후에 적절한 가위사용이 가능해질 수 있다고 볼 수 있다. 25분 동안 치료에 잘 참여하는 것은 친구들과의 관계에서도 향상을 보일 것으로 예상할 수 있다. Kylee는 교육과 소동작발달을 연관시켜 작업치료를 지속하는 것이 도움이 될 것이다.*

P : *적절한 가위 사용이 가능할때까지 일주일에 3번씩 20분에서 30분 간격으로 다양한 매체를 이용하여 잡기활동을 지속할 것이다.*

Durwood T., OTR/L

면담기록: 의족 적용
(Contact Note: Prosthetic Adaptation)

S : 클라이언트는 이 날짜에 제작된 의족 고정 장치 적용에 대해 "효과가 있을것이다."라고 표현하였다.

O : 클라이언트는 재활운동실에서 진행된 의족 착용을 위한 작업치료에 참여하였다. 클라이언트는 휠체어에 앉아있다가 한 손으로 워커를 잡은 상태에서 도움을 받고 일어서야 한다. 클라이언트는 의족을 위치시키고 스트랩으로 묶기를 시도하였다. 클라이언트는 스트랩을 맬 때 중등도 도움이 필요하며 스트랩이 없는 상태에서 의족 벗기는 독립적으로 수행하였다. 이 날 의족 하네스 적용이 가능하여졌다.

A : 현재 의족 벗기가 독립적으로 수행되지 못하여 옷 입기, 화장실가기, IADL을 위한 기능적움직임이 독립적으로 수행될 수 없었다. 의족을 정확하게 위치시키고 스트랩을 매는 것은 향상을 보였다. 클라이언트가 한 손으로 의족을 고정시킬 수 있도록 pulley-like fastener를 설치해서 사용하는 것이 도움이 될 것 같다.

P : 클라이언트는 내일 퇴원 전에 의족 착용을 위한 세션을 한번 이상 더 진행해야 할 것으로 보인다.

Alissah D., OTR/L

면담기록: 안전
(Contact Note: Safety)

S : *클라이언트는 활동력이 감소하고 활동을 수행할 때 호흡이 짧아진다고 보고하였다. 또한 옷을 입을 때 보조를 받기위해 요청할때는 기분이 괜찮지만, 요실금이 있어 화장실을 갈 때 O_2 tubing이 관리되도록*

기다릴 수가 없다고 보고하였다.

S : *클라이언트는 화장실을 이용할 동안 안전할 수 있도록 작업치료 세션에 참여하였다.*

Cognition: *정상범주; 손상없음*

functional mobility: *클라이언트는 워커를 사용하며, O_2 tubing을 관리하는 것이 어렵고, 안전을 위해 일어설 때 도움이 필요함.*

UE Strength:: *정상범주; 팔사용 후 피로감 있음.*

ADLs: *화장실 갈 때 옷 관리를 위해 직접적인 도움이 필요함. O_2 tubing 관리와 안전을 위해 toileting and dressing시 움직임에 필요한 도움은 최소한 이다.*

A : *화장실 이용을 위해 functional mobility 도중 O_2 코드를 관리할 수 없어 클라이언트가 낙상할 위험이 있다. 손상되지 않은 인지기능은 ADL활동을 수행하는데 있어 적응 전략을 통합 할 수 있는 가능성을 나타내는 좋은 지표이다. 클라이언트는 에너지 절약 기술에 대한 교육 뿐만 아니라 보조적 장비와 기술을 통해 화장실사용의 독립성을 높힐 수 있도록 하는 것이 좋다.*

P : *클라이언트는 화장실사용 중 독립성 향상과 안전을 위해 일주일에 두번씩 치료를 진행하기로 하였다.*

Paige B., OTR/L

면담기록: 숙련된 간호 시설
(Contact Note: Skilled Nursing Facility)

S : *입소자는 그녀가 한달안에 독립적으로 집으로 돌아가길 원한다고 보고하였다. 또한 그녀의 허리보조기를 매주는 것이 어려웠다고 보고하였다. "왜냐하면 나는 먼저 벨크로를 매고 그 뒤 줄을 잡아당겨야 하는지 아니면 반대 순서로 하여야 하는지 기억할 수 없다." 입소자는 3가지의 허리안전수칙 중에 2가지(구부리지 않기, 물건 들지 않기)는 말로 표현할 수 있었지만, 세번째 것(비틀지 않기)은 표현할 수 없었다.*

O : *입소자는 최근 lumbar laminectomy와 fusion으로 인해 어려웠던 ADL에 대한 독립성 향상을 위한 45분 세션을 그녀의 방에서 진행하였다. 그녀는 침대에 바로 누워있었다;누운자세에서 앉은자세로 자세변경하기 위한 log roll technique을 제대로 수행하기 위해 언어적 도움이 필요했다.*

Upper Body Dressing: *입소자는 브라와 셔츠가 준비가 되어있는 상태에서 입었고, 코르셋스타일의 허리보호대를 위치시키고 고정시키는 과정에서 최소한의 도움이 필요하였다. 그녀는 도움을 받아 선 상태로 보호대 위에 큰 사이즈의 셔츠를 착용하였다*

Lower Body Dressing: *입소자는 도움을 받아 선 상태로 reacher를 이용하여 속옷과 바지를 입었다. ; sock aid를 이용하여 양말을 신는데 장치를 잘못 위치시켜서 최소한의 도움이 필요하였다.*

Grooming: *입소자는 앉기와 일어서기를 통해 자세를 변화시킬 때 도움을 받아야했고, 보조도구없이 신체접촉을 통한 도움을 받아 걷기를 수행했다; 서서 몸단장을 수행할 때 필요한 물건들을 잡으면서 몸을 구부리거나 비틀지 않게 하기 위해 언어적 지시가 최소한으로 필요했다. 그녀에게 연상기호 "BLT"를 기억하게 했다.: 구부리지말것(No Bending), 물건들지말것(No Lifting), 몸 비틀지말것(No Twisting).*

A : *허리 주의사항과 코르셋 적용에 대한 기억 능력 감소는 옷 입기 및 단장하기를 수행하는데 독립성을 제*

한한다. 이전 세션에서 3 가지 중 2 가지 예방 조치를 상기 할 수 있는 능력은 목표를 달성해가고 있는 것을 나타낸다. 클라이언트는 허리 주의사항과 코르셋을 입는 순서를 시각적으로 기억할 수 있도록 하는 것이 좋을 것이다. .

P : *입소자는 가정 환경으로 퇴원하기 위한 준비과정으로 ADL의 독립성 향상을 목표로 하는 작업치료를 1주 동안 5번 받을 것이다. 작업치료사는 입소자 방안에 시각적 정보로 처리된 허리 주의사항 및 코르셋 지침을 게시할 것이다.*

Jasmine H., OTR/L

면담기록: 스플린트 (Contact Note: Splint)

S : *Mr.J 는 오른쪽 손목과 엄지의 통증이 2주 전만큼 아프지 않다고 보고하였다. splint때문에 손등이 아프기 때문에 직장에서 하루 종일 splint를 착용하는 것은 아니라고 보고했다. 그는 또한 치료를 받는 동안 오른쪽 엄지 손가락의 움직임 때문에 통증을 느꼈으며, ice와 iontophoresis기법으로 통증이 완화되었다고 보고했다.*

O : *Mr.J는 오른쪽 forearm-based thumb spica splint를 착용한 상태로 클리닉에 도착하였다. Splint를 제거하자, 손목이 살짝 부은 것처럼 보였다.*

오른쪽 팔 AROM : wrist flexion~25% wrist extension 〈 25%

Thumb flexion and extension~25%

Mr. J는 abductor pollicis longus와 extensor pollicis brevis tendons 위에 했던 friction massage를 3분 동안 하였다. Ice는 5분 동안 적용되었다; Mr. J는 건염으로 인한 통증을 줄이기 위해 집과 직장에서 ice하도록 교육받았다. 손등 마찰을 없애기 위해 Splint를 다시 만들었고, Mr. J는 직장에서도 착용하고 있도록 교육받았다. HEP가 수정되었으며, Mr. J는 새로운 과정을 정확히 교육받았다.

A : *부종은 마지막 치료 세션 이후로 많은 진전을 보였다. 손목과 엄지 AROM은 통증 때문에 기능적범위보다 50% 이하이다. 제한적 AROM과 통증은 업무환경에서 기능적 문제들을 야기한다. Ice and iontophoresis는 통증을 감소시키고, 오른쪽 손의 기능적 능력을 향상시킨다. Splint를 다시 제작하는 것 또한 통증을 줄이는 역할을 하였다. Mr. J는 숙련된 작업치료를 지속함으로서 통증감소, AROM 증가, 업무시 오른쪽 손 기능 향상의 효과를 얻을 수 있었다.*

P : *1주에 두번씩 다음과 같은 치료를 진행하기로 하였다.*

- *오른쪽 손과 손목의 통증을 줄이기 위한 Ice & iontophoresis*
- *오른쪽 손목과 엄지의 염증감소와 AROM 증가를 위한 Friction massage*
- *splint 다시 제작 후 잘 맞는지 재평가*
- *HEP의 효과와 적용에 대한 재평가*
- *직장과 가정에서 오른쪽 손목과 손을 기능적으로 사용하기 위한 통증 감소에 대한 목표 달성 여부*

Mark S., OTR/L

참고문헌 (References)

Shipp, M., & Havard, A. (2006). Documenting driver rehabilitation services and outcomes. In J. M. Pellerito, Jr. (Ed.), *Driver rehabilitation and community mobility*. St. Louis: Elsevier.

부록

워크시트를 완료하기 위한 제안
(Suggestions for Completing the Worksheets)

이 부록에는 워크시트 작성을 위한 제안이 적혀있다. 학생이나 신입 치료사들은 이 교재를 사용하여 문제들을 연습하고 확인할 수 있다. 핵심요소를 포함하는 한 여러분의 대답은 다를 수 있고 옳을 수 있다는 것을 기억해야 한다. 여러분의 정보와 프로토콜이 정확하다면, 다른 사람의 글 쓰는 스타일에 구애받지 않아야 한다.

COAST 목표와 SOAP 노트는 환자가 없거나 치료 세션이 없으면 작성하기가 매우 어렵다. 이 부록에는 많은 예제가 있지만, 실제 환자와 함께 관찰하거나 작업치료를 하는 것을 대체할 순 없다. 실제로 해봐야만 치료 세션을 의미 있는 방식으로 종이에 옮길 수 있다.

4장

워크시트 4-1: 흔히 일어나는 문서기록 오류 피하기

1. 환자가 오늘 아침 두통이 정말 심하다고 말했다.
   환자*가 말했다, "오늘 아침 내 머리가 아파요."*
2. 주민은 "그녀의 오른손은 오늘 상태가 더 좋다"고 보고했다.
   주민이 보고했다 그녀의 오른손이 오늘 더 잘 움직이고 있다.
3. 학생이 오른손을 사용해 가위로 잘랐다. 그런 다음 왼손으로 바꾸어 채색 작업을 했다. 학생이 선호하는 손이 일관적이지 않았다.
   학생은 오른손을 사용해 가위로 자를 수 있었다. 그런 다음 학생은 채색 작업을 위해 왼손으로 전환했다. 학생은 일관된 손 선호도를 보여주지 못했다.
4. 클라이언트들이 다가오는 쇼핑몰 방문에 흥분했다.
   클라이언트들은 다가오는 쇼핑몰의 방문에 대해 기뻐했다.
5. 아동의 교사로부터 작업치료를 소개 받았다.
   작업치료는 아이들의 선생님(child's teacher)으로부터 추천받았다.
6. 아이가 코트 단추를 잠그고 풀 수 없었다.
   아이는 그녀의 코트 단추를 끼우지 못했다.

7. 주민들이 모두 식당에서 식사를 기다리고 있었다.
주민들은 식당에서 음식을 기다리고 있다.
8. 클라이언트는 다른 그룹 회원들에게 환영인사를 함으로써 적절한 사회적 상호작용을 보여주었다.
클라이언트는 다른 그룹 회원들에게 "환영한다."라고 응답함으로써 적절한 사회적 상호작용을 보여주었다.
9. 환자는 개인위생 활동 시 오른손을 사용하기 위해 중등도의 도움이 필요했다.
환자는 개인위생 활동에서 우세한 오른손을 사용하기 위해 중등도의 도움이 필요하다.
10. 클라이언트는 그룹의 다른 구성원에 대한 자신의 기분의 영향을 잘 모른다.
클라이언트는 그룹의 다른 구성원에 대한 자신의 기분에 대한 인식을 보여주지 않는다.
11. 환자는 옷 입는 것에 관심을 보였다. 오른쪽 회전근개 손상으로 인해 적응기술을 활용하는 풀오버 셔츠를 입을 때 언어적 지시가 필요했다.
환자는 오른쪽 회전근개 손상으로 인한 적응 기술을 이용하기 위해 풀오버 셔츠를 입을 때, 언어적 지시가 필요했다.
12. 작업치료사가 아동의 앉은 자세에서 비대칭을 알아차렸다. 부모는 클라이언트가 독립적으로 앉을 수 없다고 보고한다.
작업치료사는 아동의 앉은 자세에서 비대칭을 알아차렸다. 부모는 클라이언트가 독립적으로 앉을 수 없다고 보고하였다.
13. 작업치료사가 클라이언트에게 인지검사를 실시했다.
작업치료사가 클라이언트에게 인지검사를 수행했다.
14. 의사는 환자의 상태를 확인하기 위해 전화했다.
의사는 환자의 상태를 확인하기 위해 전화했다.
15. 클라이언트는 워커 없이 일어서려고 하며 판단력이 흐려지는 상태를 보였다.
클라이언트는 워커 없이 일어나는 것을 시도함으로써 잘못된 판단력을 보여주었다.
16. 환자는 쇄골 골절로 인해 오른쪽 팔이 움직일 수 없게 되었다.
환자는 쇄골 골절로 인해 오른쪽 팔을 고정했다.
17. 클라이언트는 ADL을 하는 동안 여러차례 짧은 휴식이 필요했다.
클라이언트는 ADL을 하는 동안 틈틈히 짧은 휴식 시간이 필요하다.
18. 이 클리닉에는 세 명의 작업치료사(otrs)와 두 명의 작업치료 보조원(otas)이 근무하고 있다.
이 클리닉에는 세 명의 작업치료사(OTRs)와 두 명의 작업치료 보조원(OTAs)이 근무하고 있다.
19. 학생들의 원칙에 따르면 Jimmy는 학교에서 방해가 된다.
학생의 교장선생님은 "Jimmy는 학교에서 산만하다"고 말했다.
20. 이 나이대의 아동은 그들 스스로 옷을 입을 수 있어야 한다.
이 나이대의 아동은 스스로 옷을 입을 수 있어야 한다.
21. 아이들 엄마는 그들이 약속했던 모든 것을 지키는 데 어려움을 겪는다.
아이들의 엄마는 아이들과 한 모든 약속을 지키는 데 어려움을 겪는다.
22. 클라이언트는 스스로 카테터 삽입을 어떻게 하는지 배우는 데 도움이 되는 시각 보조 자료가 필요했다.
클라이언트는 스스로 카테터 삽입을 수행하는지 배우기 위해 시각적인 도움이 필요하다.

워크시트 4-2: 약어 사용

1. Client는 C/O pain in Ⓡ MCP joint p ~15 min PROM.
   오른쪽 손허리손가락관절을 15분 동안 수동적인 관절운동 후에 통증으로 호소함.
2. Pt. A&Ox4.
   환자는 사람, 장소, 시간, 상황에 대해 또렷한 의식을 가졌다.
3. Client transferred w/c → mat c sliding board & max Ⓐ x2.
   클라이언트는 슬라이딩 보드판과 2명의 최대한의 도움을 받아 휠체어에서 매트로 이동했다.
4. 1° dx Ⓛ BKA, 2° dx COPD, CHF, DM, & PVD.
   1차 진단은 왼쪽 무릎 아래 절단이다. 2차적 진단은 만성폐쇄성폐질환, 울혈성 심장 기능상실, 당뇨, 말초혈관 질환이다.
5. Pt. is S/P Ⓡ THR. Orders received for OT 2x/day for ADLs & IADLs, TTWB Ⓡ LE.
   환자는 오른쪽 엉덩관절전치술을 받았다. ADL과 IADL을 위해 1일 2회 작업치료를 권고하며, 오른쪽 다리의 발끝에 체중을 싣는 것을 제한한다.
6. 클라이언트는 왼쪽 먼쪽손가락뼈사이관절에 30°의 수동적 관절가동범위를 보이며, 이는 기능적 한계 이내이다.
   30° PROM in Ⓛ DIP is WFL.
7. 클라이언트는 옆에서 지켜보는 정도의 도움으로 양말을 신을 수 있지만, 왼쪽 신발을 신고 벗을 때는 중등도의 도움이 필요하다.
   Client dons socks SBA but requires mod Ⓐ to don & doff Ⓛ shoe.
8. 클라이언트는 침대 가장자리에 걸터앉아 아침에 옷 입는 동안 균형을 위해 contact guard assistance가 필요하다.
   CGA required for balance for AM dressing EOB.
9. 환자는 일상생활 활동 중 침대 생활에 대한 평가에 참여했다. 그녀는 중등도의 도움으로 침대 이동이 가능했지만, 속옷을 입는 것은 최대한의 도움이 필요했다. 그녀는 최대한의 도움하에 바로 누운 자세에서 앉는 자세로 변경할 수 있었으며 중등도의 도움으로 앉은 자세에서 일어선 자세로 변경할 수 있었다.
   Pt. participated in bedside ADL eval. Mod Ⓐ for bed mobility, max Ⓐ to don undergarment. Supine → sit min Ⓐ and sit → stand mod Ⓐ.
10. 거주자는 휠체어 에스코트를 받아 작업치료실로 왔다. 그는 왼쪽으로 기울어져 있는 것처럼 보였다. 거주자는 언어적 지시와 최소한의 도움 하에 휠체어에서 정중선을 맞추어 대칭 자세를 유지할 수 있었다. 거주자는 Pivot transfer 를 사용하여 균형을 유지할 수 있도록 한 사람의 중등도 도움을 받아 휠체어에서 화장실로 이동하였다. 그는 상체를 곧게 유지하기 위하여 언어적지시를 받고 거울을 보며 고쳐야 했다.
    Resident to OT via w/c escort. Resident leans Ⓛ and needs verbal cues, visual feedback from mirror, and min physical Ⓐ to maintain symmetrical posture in midline. Standing pivot transfer w/c → toilet mod Ⓐ for balance.
11. 재향군인은 그와 관련된 문제 원인을 평가하기 위해 자신의 방에서 평가에 참여했다. 그의 단기기억은 즉시회상에 대해서는 3개 중 3개, 1분 후에는 3개 중 1개, 그리고 5분 후에는 언어적지시를 받아도 3개 전부 기억하지 못했다. 왼쪽 팔 어깨 굽힘 근력 4등급, 어깨 폄 근력 4등급, 팔꿈치 굽힘 근력 4등급, 팔꿈치 폄 근력 4등급, 손목 굽힘 근력은 4-등급, 손목 폄 근력은 4-등급, 쥐기 근력은 8파운드였다. 왼쪽 상지의 가벼운 접촉 감각은

정상이다. 오른쪽 상지 근육의 근력과 감각은 기능적 한계 이내였다.

Veteran participated in eval. of client factors seated in w/c. Short-term memory 3/3 immediate recall, 1/3 after 1 minute, 0/3 c verbal cues p 5 min. Ⓛ shoulder and elbow strength grade 4, wrist strength 4-, grip strength 8#. Light touch intact. Ⓡ ue strength and sensation WFL.

5장

워크시트 5-1: 기여요인 파악하기

1. 작업 영역= 일

   근로자는 2주 이상 근무를 하는 것이 힘들다. 이유는 :

   - *일터에서 선동하는 언어의 사용*
   - *폭력적인 행동*
   - *빈번한 업무 재지시*
   - *일터에서 약물추구행위*
   - *일의 계획이나 순서화를 하지 못함*
   - *사회적 지시와 개인위생에 대해 부주의*
   - *전날 저녁 음주로 인해 주당 3~4번의 지각*
   - *믿을 수 있는 보육 시설의 부재*

2. 작업 영역= 일상생활 활동

   재향군인은 몸단장을 마치는 데 1시간 30분이 필요하다. 이유는 :

   - *운동 계획능력 결여*
   - *호흡곤란으로 인해 산소포화도를 얻기 위해 빈번하게 휴식이 필요*
   - *휴식 전에 5분 미만의 활동 지구력*
   - *일의 순서화 어려움*
   - *저 시력으로 인해 치장할 때 물건을 위치하는데 어려움*
   - *파킨슨병으로 인해 활동성 떨림과 강직 2단계*
   - *왼쪽 팔의 미세 운동 조절능력 감소*
   - *양쪽 팔의 근력 약화와 AROM 제한*

3. 작업 영역= 교육

   아이는 적절한 수준의 글 쓰는 능력이 어렵다. 이유는:

   - *소아마비로 인해 양쪽 손의 긴장이 2도 증가*
   - *감각-추구 행동으로 인해 교실에 앉아있을 때 주의집중 시간이 2분 미만*
   - *다방면의 단계를 순서화하기 위해 중등도 이상의 언어적 지시가 필요*
   - *전경 배경 시 지각 기술의 결손*
   - *소아 류머티즘 관절염과 관련된 여러 관절의 구축으로 인해 연필을 쥐기 어려움*
   - *시각 운동 결손*

워크시트 5-2: 쓰기의 기능적 문제 진술

1. 클라이언트는 뇌에 후천적 손상이 있다. 그 결과, 한 번에 매우 오랜 시간 동안 과제에 집중할 수 없으며, 아침의 규칙적인 일상활동을 끝내는 데 어려움을 겪고 있다. 보통 그는 자신이 하고 있는 일에 2분 정도 집중할 수 있으며, 그 후에 그 일을 다시 하려면 다시 지시를 받아야 한다.

   < 3 minute attention span 2° ABI interferes with ability to complete ADL tasks

   or

   Client requires verbal cues to stay on task after ~2 minutes of ADL tasks.

2. 아이는 글을 쓸 때 줄 맞추는데 어려움이 있기 때문에 학교생활에 어려움을 겪고 있다. 그녀는 습관적으로 gross grasp으로 연필을 쥐고 있지만, 도움을 받으면(누군가의 손이 그녀의 손 위에 놓여 있으면) 엄지와 두 손가락으로 연필을 쥘 수 있다.

   Child needs HOH Ⓐ to hold pencil in tripod pinch for writing tasks at school.

   or

   Inability to maintain tripod pinch unassisted limits child's ability to stay within the lines during writing tasks at school.

3. 거주자는 인지능력이 저하되어있다. 일과의 40% 정도는 스스로 해야 할 일을 마치기 위해 어떤 일을 먼저 해야 하는지 생각해 내는 데 어려움이 있으며, 방금 들은 말을 기억하지 못한다.

   Resident needs mod verbal cues in ADL tasks due to ability to sequence steps of task.

   or

   Memory and sequencing deficits result in safety concerns during ADL tasks.

4. Mr. J는 최근 Ⓡ CVA 진단을 받았다. 그의 Ⓛ arm은 이완된 상태이며 그는 그런 사실을 잊고 있다. 그는 ADL의 60% 정도가 신체적 및 언어적 도움이 필요하다.

   Client requires max Ⓐ to dress upper body due to flaccid Ⓛ ue and Ⓛ side neglect.

   or

   Flaccidity in Ⓛ ue & Ⓛ ue neglect result in max Ⓐ for grooming and hygiene.

5. 소비자는 구직활동에 어려움이 있다. 그의 외모는 단정하지 못하며 체취가 강하지만, 그는 전부 아무렇지 않게 여긴다.

   Inattention to personal hygiene interferes with consumer's ability to find employment.

   or

   Consumer has difficulty finding employment due to unkempt appearance and inattention to personal hygiene.

6. 클라이언트는 다른 누군가 엉덩관절전치술에 대한 예방조치를 따라야 한다는 점을 상기시켜 주지 않으면 w/c와 화장실 사이를 안전하게 이동할 수 없다.

   Client requires SBA w/c ↔toilet due to unfamiliarity with hip precautions.

   or

   Unfamiliarity with hip precautions results in need for SBA to follow hip precautions when toileting following recent THR.

6장

워크시트 6-1: 의학적 필요성을 위한 목표 선택하기

◆ **문제:** 환자는 오른쪽 손의 근력이 2+/5이기 때문에 바느질하는데 어려움이 있다.

- **LTG:** 환자는 8주안에 20분 동안 독립적으로 자수를 할 수 있을 것이다.
- **STG:** 자수 수행능력의 향상을 위해, 환자는 2주 안에 5분 동안 바느질을 지속적으로 할 수 있을 것이다.

다른 가능한 문제:

◆ **문제:** ***환자는 오른쪽 손의 근력이 2+이기 때문에 치장하는데 필요한 작은 물건들을 다루는 데 어려움이 있다.***

- LTG: ***환자는 1달 안에 독립적으로 치장하는 활동을 할 수 있을 것이다.***
- STG: ***환자는 2주안에 적응 기술을 통한 최소한의 언어적 지시로 치약의 뚜껑을 제거할 수 있을 것이다.***

◆ 문제: ***환자는 오른쪽 손의 근력이 2+이기 때문에 5분 미만으로 글을 쓰는 데 어려움이 있다.***

- LTG: ***환자는 1달 안에 적응적인 연필 잡기를 이용해 한 번의 휴식으로 15분 동안 글을 쓸 수 있을 것이다.***
- STG: ***환자는 1주 안에 적응적인 연필 잡기를 이용해 자신의 성을 쓸 수 있을 것이다.***

◆ 문제: ***환자는 오른쪽 손의 근력이 2+이기 때문에 옷의 단추를 1/2을 잠그는 데 어려움이 있다.***

- LTG: ***환자는 독립적으로 셔츠의 모든 단추를 독립적으로 잠글 수 있다.***
- STG: ***환자는 1주 안에 최소한의 도움으로 단추 훅을 이용해 셔츠의 3개 단추를 잠글 수 있을 것이다.***

워크시트 6-2: 목표 평가하기

1. 퇴원 2주까지, 환자는 휠체어에 앉아 있는 동안 리처와 양말 신기 보조도구를 이용하여 최소한의 도움 하에 옷을 입을 수 있을 것이다.
   이 목표에는 COAST 요소를 모두 갖추었다.
2. 환자는 매일 10분의 치료를 잘 받을 수 있을 것이다.
   이 목표는 작업, 도움 수준, 시간이 없고, 행동(치료를 견딤)은 퇴원 후 환자에게 아무 필요 없는 활동이다. 환자는 1주안에 휴식 없이 대기 수준의 도움으로 몸치장과 위생관리는 10분 안에 완료할 수 있을 것이다.
3. 환자는 2주안에 그녀의 딸과 함께 대화할 때 능숙한 대처기술을 보일 것이다.
   "대처기술"이란 너무 넓다. 질문에 대한 대처기술은 측정할 방법뿐 아니라 문제 해결 방법도 말한다. 예: 다음 그룹 회기까지, 환자는 가족 구성원과 대화 중 불만스러운 느낌이 들 때 2개의 분노 관리 방법 사용해 표현할 수 있을 것이다.
4. 환자는 매일 아침 식사 전에 양쪽 손을 이용한 일상생활 활동들을 휴식 없이 15분 동안 지속적으로 수행하는 것을 증명할 것이다.
   이 목표는 도움의 수준과 목표 도달 시간이 없고, 특정 조건보다 작업에 집중해야 한다. 9월 27일까지, 환자는 매일 아침 식사 전에 도움 없이 15분 미만 동안 감독하에 기본적인 일상생활 활동을 수행할 수 있을 것이다.
5. 작업치료사는 3번의 치료 세션 안에 reacher, dressing stick, sock aid를 사용해 하의를 입는 방법을 가르칠 수 있을 것이다.
   가장 중요하게도, 이 목표는 환자 중심이 아니다. 환자는 reacher, dressing stick, sock aid를 이용해 3번의 치료 회기 안에 대기 수준의 도움 하에 하의를 입을 수 있을 것이다(기억하라, 작업치료사는 중재이지 목표가 아니다.)

6. 환자는 그의 입출금기록장에서 돈 관리 기술을 잘할 수 있을 것이다.
이 목표는 도움의 수준, 구체적 조건, 목표 도달 시간이 없다. 4주 안에, 환자는 계산기를 이용하여 계산 오류 없이 한정적인 독립수준으로 돈 관리를 할 수 있을 것이다.

워크시트 6-3: 클라이언트 중심으로 쓰기, 작업 중심, 측정가능 목표 작성

1. Ayana는 몇 분 이상 일에 집중하지 못하는데, 그것은 IADL을 수행하는데 그녀를 어렵게 만든다. 그녀는 요리하는 것을 좋아해서 퇴원 후 요리하는 것을 다시 하려고 계획하였고, 부엌에서 일을 같이하였다. 그녀는 다음 주 퇴원할 때까지 10분 동안 요리에 집중할 수 있을지 궁금해한다. Ayana가 요리하는 동안 그녀의 집중 시간에 맞춰 목표를 작성하라.
환자는 감독하에 요리 활동을 완료할 수 있을 것이고, 1주안에 재지시 없이 최소 10분 동안 집중력을 유지할 수 있을 것이다.
또는
치료 3세션 안에, 환자는 감독하에 요리하기를 완료할 수 있으며, 두 번 혹은 그 이하의 언어적 재지시를 통해 최소 10분 동안 집중할 수 있을 것이다.
2. Ayana가 지시를 통해 요리할 때 포장된 상자의 뒷부분을 읽고 요리를 할 수 있도록 목표를 작성하라.
환자는 치료 3세션 안에 최소한의 도움 하에 써진 요리 순서의 3단계를 따라서 요리를 완료할 수 있을 것이다.
또는
환자는 1주 안에 독립적으로 간단한 조리법을 따라 요리를 할 수 있을 것이다.
3. Scott은 뇌졸중 후에 스스로 옷 입는 데 문제가 있다. 당신은 그가 셔츠를 입고, 단추를 잠글 수 있도록 가르치고 있다. Scott을 위해 옷 입기 목표를 작성하라.
환자는 치료 2세션 안에 오버헤드 방식과 단추 끼우기 보조도구를 이용해 한정적인 독립수준으로 셔츠를 입을 수 있을 것이다.
또는
숙련되게 지시를 익힌 후에, 환자는 1주 안에 옷 입기 보조도구와 한 손 기술을 이용하여 한정적인 독립수준으로 상의를 입을 수 있을 것이다.
4. Nikki는 몸이 매우 약하며, 그녀는 접수원으로 복귀하기를 원하고 있다. 그녀는 또한 4개월 된 아이를 돌보는 일도 하고 싶다. 작업 중심 활동을 통해 그녀가 활동을 잘 수행할 수 있도록 목표를 작성하라.
환자는 퇴원 2주까지 최소 10분 동안 서서 대기 수준의 도움 하에 모의 활동인 유아 목욕 활동을 완료할 수 있을 것이다.
또는
1주 안에, 환자는 휴식 없이 20분 동안 컴퓨터, 전화 및 사무용품을 사용하여 독립적으로 모의 활동인 사무 업무를 수행할 수 있을 것이다.
5. Demarco는 지역 사회에서 독립적으로 살기를 원하지만, 기본적인 자금관리 기술이 부족하다. 그의 돈 관리 기술을 향상하기 위해 목표를 작성하라.
환자는 2주안에 독립적으로 3번 시도해서 3번 모두 올바르게 1불을 바꿀 수 있을 것이다.
또는
최소한의 언어적 지시를 통해, 환자는 3주안에 신문에 나온 아파트 광고를 보고 자신의 수입 1/3 안으로 아

파트를 고를 수 있을 것이다.

6. Tiffany는 지난 몇 주 동안 점점 더 우울감이 심해져서 자살 시도 후 입원했다. 당신은 1주일 동안 그녀를 치료 그룹으로 데려갈 것으로 예상된다. 당신은 그녀의 기분이 변화하는 것을 보고 싶다. 작업 중심적인 목표로 향상된 기분 변화 목표를 작성하라.

   1주안에, 환자는 자발적으로 일과를 잘 따를 것이며, 매일 적어도 3개의 스케줄에 참석할 것이다.

   또는

   환자는 앞으로 2주 안에 자발적으로 한 개 이상의 흥미 있어 하는 미래의 활동에 관해 이야기 할 것이다.

7장

워크시트 7-1: 간결하고 일관성 있는 "S" 항목 작성

1. Mrs. P는 엉덩관절전치술 후 회복중이다. 치료 시작 중, 그녀는 다음과 같은 말을 한다.
   - "나는 매일 아침 몸을 구부리지 않고 당신이 보여준 데로 옷 입기 막대기와 양말 신기 보조도구를 이용해 옷 입었어요."
   - "내가 일어서거나 앉을 때, 특별히 나에게 준 새로운 변기를 사용할 때 더 이상 내 엉덩이가 아프지 않아요."
   - "제 딸이 어제 욕실용 장비가 전부 배달되었다고 하더군요."

S : 환자는 어려움 없이 전체 엉덩관절대치술로 인한 주의사항을 지키면서 양말과 바지를 보조도구를 사용해 입었다고 보고했다. 그녀는 높낮이 조절 좌변기를 사용해 변기로 이동 시에 통증이 발생하지 않았다. 목욕용품은 작업치료사에 의해 주문되었으며 지난주 딸의 집으로 배달되었다.

2. Tanner는 14세로 최근 어머니의 수면제를 과다 복용하여 자살 시도 후 소아청소년과에 입원했다. 그룹 세션을 진행하는 동안 그는 다음과 같이 의견을 나눈다:
   - "살 이유가 없어요."
   - "저는 친구가 없어요."
   - "우리 가족은 제가 없는게 더 나을 거에요."
   - "우리 학교 선생님들은 모두 나를 싫어해요."
   - "아마 다음번에는 그냥 총을 사용해서 제대로 할 거예요!"

S : ***클라이언트는 가족과 학교 상황 모두에서 자기 가치가 부족하다고 보고하고 친구가 없다고 진술한다. 그는 자살 기도를 계속하고 미래의 자살 시도에서 총을 사용할 수 있다고 말했다.***

워크시트 7-2: 주관적 진술 선택

1. 클라이언트는 매우 협조적이며, 치료 회기 동안 사교적인 대화에 참여했다. **클라이언트가 협조적일 수도 있고, 치료 과정에서 중요했을 수도 있지만, 치료 회기 동안, 그것은 상황에 대한 평가이며, 문서의 기록 "S"에 속하지는 않는다. 클라이언트의 사회적 대화는 몇몇 상황에서 중요할 수 있다. 그러나 특정한 기록에는 더 나은 선택이 있다.**
2. 클라이언트는 그녀의 손자가 이번 주말에 방문할 예정이며 그녀는 그를 만나게 되어 매우 기쁘다. **이 경우, 클라이언트의 손자가 보류 중인 방문은 치료 회기 또는 클라이언트의 향상과는 실제로 관련이 없다. 그것은 다른 상황에서 중요할 수 있다. 예를 들어 클라이언트가 퇴원 후에 그녀의 손자와 함께 살 계획을 세우는 것**

은 매우 관련성이 있고 적절한 주제가 될 수 있으며 작업치료사는 클라이언트와 함께 더 찾아보기를 원한다.

3. 클라이언트는 오늘 느낌이 "매우 좋다"고 보고한다. **"매우 좋음"을 느낄 때는 향상 또는 상태변화가 나타날 수 있으므로 중요할 수 있다. 그러나 이 경우에는 최선의 선택이 아니다.**
4. 클라이언트는 오른쪽 팔을 이동하는 데 어려움이 있다고 말한다. 하지만 이동하지 못하는 이유를 알지 못한다. 그녀는 말한다. "이것은 상처를 주지는 않아. 단지 꽉 조인다" **그녀의 팔에 대한 클라이언트의 의견은 이 치료 회기와 가장 관련이 있는 것처럼 보인다. 오른쪽 팔의 사용은 이 치료 회기의 모든 측면에서 관련이 있다.**
5. 간호 직원이 밤에는 요실금이 있는 환자라고 보고한다.
   이 정보는 간호 기록에 문서화 되어야 한다. 정보의 주관적 부분은 일반적으로 드문 경우를 제외하고는 직원의 견해가 아니라 클라이언트의 견해를 문서로 만드는 데 사용된다. 예를 들어 간호 직원이 클라이언트의 화장실 이동 능력에 대한 안전 문제를 보고한 경우, 클라이언트 보고서나 작업 치료사의 관찰을 통한 정보가 이 부분과 관련이 있을 것이다. 이 기록에는 더 나은 선택이 있다.

8장

워크시트 8-1: 카테고리 사용

O : 아동은 식사기술과 놀이를 하는 동안 reach/grasp/release 문제를 다루기 위해 어린이집에서 60분 동안의 작업치료에 참여하였다. 아동은 강한 오른쪽 손 선호, Ⓛ UE의 굽힘 자세, 자기관리 또는 놀이 동안 기능적인 도움으로서 Ⓛ UE의 사용 시작을 자발적으로 하지 못하는 것을 보여주었다. 아동은 팔꿈치에서 폄의 촉진을 위해 min Ⓐ으로 왼쪽 팔을 사용하여 물체 당 1–2개의 언어적 지시의 도움을 받고, 오른쪽 팔의 움직임의 제한이 있음에도 5개의 물체를 뻗기, 쥐기, 놓기를 가능할 수 있다는 능력을 보여주었다. 아동은 50%의 흘림과 함께 부분 독립적으로 스스로 먹기가 가능하였지만, 씹지 않고 90%의 음식을 삼킨 후 3회 회전 씹기 후 씹는 동작에서 상당한 제한이 있음을 보여주었다. 아동은 과제에 대한 주의를 유지하기 위하여 회기 내내 언어 지시를 받았다. 아이는 회기 내내 Soft Spica Thumb Splint를 사용했다.

다음 카테고리의 일부 또는 전부를 사용하여 노트를 더욱 쉽게 읽을 수 있다.

- Ⓛ UE 사용 또는 reach/grasp/release
- Feeding
- Attention/ 과제에 대한 집중력/주의 집중 기간
- Splint

선택한 카테고리에 따라 정보는 다음과 같이 이해할 수 있다.

O : *아동은 놀이 및 자기 관리 중 왼쪽 팔의 기능적 사용을 다루기 위해 어린이집에서 60분의 OT 회기에 참여했다. 아동은 강한 오른쪽 손 선호, 왼쪽 팔의 굽힘 자세, 자기 관리 또는 놀이 동안 기능적인 도움으로서 왼쪽 팔의 사용 시작을 자발적으로 하지 못하는 것을 보여준다.*

아동은 기능적인 쥐기 패턴을 쉽게 하기 위해 치료 회기 내내 왼쪽 손에 soft Spica Thumb Splint를 착용했다.

Reach/Grasp/Release: 팔꿈치의 촉진을 위한 최소한의 지원으로 아동은 물체 당 1-2개의 언어 지시와 오른쪽 팔 이동의 제한으로 5개의 물체에 뻗기, 쥐기 및 놓기를 하기 위해 왼쪽 팔을 사용하는 능력을 보여주었다.
Feeding: 아동은 50%의 흘림과 함께 부분 독립적으로 스스로 먹기가 가능하였지만 씹지 않고 90%의 음식을 삼킨 후 3회 회전 씹기 후 씹는 동작에서 상당한 제한이 있음을 보여주었다..
Attention: 아동은 과제에 대한 집중력을 유지하기 위해 회기 내내 언어 지시를 받아야 했다.

워크시트 8-2: 보다 간결하게 만들기

O : 환자는 아침 기본적 일상생활 활동(ADL)을 완료하기 위해 60분의 OT 회기에 참여했다. 환자는 서기 균형과 안전 의식의 감소가 나타났다. 환자는 안전을 위해 보조자의 대기 지원과 함께 샤워할 36인치의 거리를 유지했다. 환자는 앉아서 샤워를 완료하도록 지시받았다. 환자가 정맥 주사를 관리하기 위해 보조자는 대기 지원하고 있으며 샤워를 수행했다. 환자는 보조자가 옆에서 대기 지원하고 있고 상체 및 하체를 씻을 수 있으며 몸 전체를 닦으며 샤워를 완료할 수 있다. 환자는 샤워를 완료하는 데 20분이 필요했다. 환자는 의자에 앉을 때까지 36인치 정도 걸어 다녔다. 환자는 속옷과 바지를 입을 때 앉아 있어야 한다는 언어 지시가 필요했다.
환자는 앉기 위한 언어 지시를 받은 후 부분 독립적인 상/하의 옷 입기가 가능하다. 환자는 착석 균형이 좋았지만 서기 균형을 유지하는 데 보조자의 대기가 필요했다. 샤워한 후, 클라이언트는 낮잠을 자고 싶다고 말했고 침대로 돌아가는 것을 도움을 받았다.

더욱 간결한 노트는 다음과 같다.

O : *환자는 60분간의 OT 회기에 참여하여 자기관리 활동에 대한 숙련된 교육을 받았다. 환자는 서기 균형과 안전 의식이 감소하였음을 보여주었다. 20분 동안 보행 및 샤워를 하는 동안 정맥주사라인을 관리하기 위해 보조자가 대기하고 있는 상태에서 샤워기가 3피트 이상 떨어진 곳에서 사용할 수 있다. 클라이언트는 보조자가 대기하고 있는 상태에서 샤워를 했고, 안전을 위해 앉아 있어야 한다는 언어 지시와 함께 부분 독립적인 상/하의 옷 입기를 수행하였다. 클라이언트는 좋은 앉아 있기 균형을 나타냈지만, 서기 균형을 위해 보조자의 대기가 필요했다. 클라이언트는 회기가 끝날 때 보조자가 대기해 있고 스스로 침대로 돌아갔다.*

또는

O : *클라이언트는 방에서 60분간의 OT 회기에 참여하여 샤워 및 옷 입기에 대한 숙련된 교육을 받았다. 환자는 서기 균형과 안전 의식 감소를 함께 보여주었다. 클라이언트는 균형을 위해 보조자가 3피트 정도 떨어져 대기하고 있다. 앉으라는 언어 지시 후에 클라이언트는 정맥 주사를 관리하기 위해 보조자가 대기하고 있는 상태에서 20분 동안 샤워를 하였다. 클라이언트가 입은 셔츠는 부분 독립적으로 수정되었다.; 클라이언트는 발을 속옷과 바지에 넣을 때 앉아 있는 상태를 유지하도록 언어 지시를 받았다.*

워크시트 8-3: 수준에 대해 구체화

1. 클라이언트는 바로 누운 자세를 수행하고, 최소 보조로 앉아 있기, 침대는 중등도 보조로 w/c 이동으로 진행하였다.
   - *클라이언트는 바로 누운 자세를 수행하고, 활동을 시작하기 위해 최소 보조로 앉아 있기, 침대는 중등도 보조로 w/c 이동으로 진행하였다.*
   - *클라이언트는 바로 누운 자세를 수행하고, 등세모근을 사용하여 풀업 운동을 하기 위해 최소 보조로 앉아 있기, 침대는 체중을 옮기기 위해 중등도 보조로 w/c 이동으로 진행하였다.*
   - *클라이언트는 바로 누운 자세를 수행하고, 연속 움직임을 수행하기 위해 최소 보조로 앉아 있기, 침대는 자세 조절을 위해 중등도 보조로 w/c 이동으로 진행하였다.*
2. 클라이언트는 변기와 w/c에서 옮길 때 보조자 대기가 필요하다.
   - *클라이언트는 변기와 w/c에서 옮길 때 적절한 손 배치를 위해 보조자 대기가 필요하다.*
   - *클라이언트는 변기와 w/c에서 옮길 때 연속 움직임을 위해 보조자 대기가 필요하다.*
3. 클라이언트는 최소 보조로 낮은 서랍에서의 옷을 꺼낼 수 있다.
   - *클라이언트는 서랍 손잡이를 쥐기 위해 최소 보조로 낮은 서랍에서 옷을 꺼낼 수 있다.*
   - *클라이언트는 리처 손잡이를 놓기 위해 최소 보조로 낮은 서랍에서 옷을 꺼낼 수 있다.*
   - *클라이언트는 공간이 부족한 서랍장에서 옷을 꺼내서 공간 내에서 HALO를 배치하는 것을 판단하는데, 최소 보조가 필요하다.*
4. 클라이언트는 머리를 빗기 위해 최대 보조가 필요하다.
   - *클라이언트는 머리를 빗을 때, 머리 뒤쪽을 빗기 위해 최대 보조가 필요하다.*
   - *클라이언트는 머리를 빗을 때 오른쪽 어깨를 35도 이상 구부리기 위해 최대 보조가 필요하다.*
5. 클라이언트는 최소 보조로 개인위생, 용변 처리, 옷 입기를 수행하였다.
   - *클라이언트는 거리에 닿기 위해 최소 보조로 개인위생, 용변처리, 옷 입기를 수행하였다.*
   - *클라이언트는 소근육 운동이 필요한 활동을 위해 최소 보조로 개인위생, 용변처리, 옷 입기를 수행하였다.*
   - *클라이언트는 엉덩관절 예방조치를 준수하기 위해 최소 보조로 개인위생, 용변처리, 옷 입기를 수행하였다.*

워크시트 8-4: 치료 매체 강조하지 않기

1. 클라이언트는 쥐기와 놓기를 촉진하기 위해 양측 팔을 사용하여 잡는 놀이를 하였다.
   클라이언트는 집안 물건을 조작하기 위해 필요로 되는 기능적인 쥐기/놓기 패턴을 만들었다.
2. 클라이언트는 화분에 흙을 반쯤 넣고, 모종을 추가하고, 컵으로 흙을 남은 화분에 가득 채워준다. 클라이언트는 5분 동안 휴식을 취하기 전에 8분간 서서 화분 3개를 더 완성했다. 클라이언트는 완성된 화분에 물을 주기 위해 서 있는 자세에서 다시 시작했다.
   클라이언트는 ADL 작업에 필요한 서기를 증가시키기 위해 8분 후 5분간 휴식 시간으로 여가 활동 중 13분의 서기에 대한 내성을 보여주었다.
3. 클라이언트는 그녀가 무언가를 성공적으로 할 수 있음을 알기 위해, 공예 그룹에서 몇몇 태양을 잡는 사람을 그렸다.
   클라이언트는 자아 존중감을 높이기 위해 일련의 신속한 성공 프로젝트를 수행했다.

4. 환자는 그녀의 감정을 나타내는 잡지 사진을 잘라내 구성 용지 위에 붙였다.
   클라이언트는 감정을 표현한 그림을 통해 자신의 감정을 나타냈다.
5. 아동은 글쓰기를 위한 준비에서 삼 점 쥐기로 작업하기 위해 핀셋으로 콩을 집어 들어, 약병에 넣었다.
   글쓰기에 대한 준비과정에서, 아동은 작은 물체를 쥐고/놓기 위해 핀셋을 사용하여 5분 동안 삼 점 쥐기 동작을 유지하는 자세를 보여주었다.

9장

워크시트 9-1: 평가 문제에 대한 글쓰기

1. 클라이언트는 기억력과 순서화의 결핍으로 인하여 빨래와 요리 과제에 어려움을 보여주었다.
   기억력과 순서화의 결핍은 가정 관리 업무를 어렵게 만든다.
2. 아침 옷 입기 활동 중에 확인된 감소한 각성 수준은 작업에서의 방향 수정이 필요하다.
   각성 수준의 감소는 클라이언트의 기본 일상생활 활동 과제를 수행할 수 있는 능력을 제한한다.
3. 기억력의 결핍으로 인해 아침 옷 입기 중 클라이언트는 엉덩관절 예방 조치를 따르지 못했다.
   기억력의 결핍은 엉덩관절 예방 조치를 기본적인 자기 관리 과제에 통합하는 클라이언트의 능력에 지장을 주거나 기억력의 결핍은 옷 입기 중에 환자의 엉덩관절 예방 조치를 따를 수 있는 능력을 제한한다.
4. 똑딱이 단추 바지와 발목까지 올라오는 양말을 완벽하게 신는 데 필요한 여러 번의 시도로 입증된 바와 같이, 하의 옷 입기를 수행하는 동안 클라이언트의 문제는 완전히 해결되지 않았다.
   문제해결 능력이 줄어드는 것은 클라이언트가 도움 없이 스스로 옷 입기를 할 수 있는 능력이 제한되고, 모든 일상생활 활동 영역에서 안전 문제를 일으킨다.

워크시트 9-2: 지속적인 치료의 정당성

네 클라이언트 평가
아니요 매일 일상에서 자기 관리 기술과 협응의 실행
네 측정 가능한 행동, 목표 및 개별화된 목표 수립
네 기존 목표를 달성하기 위해 고안된 중재 계획을 발달시키기
네 적응 장비 또는 기술의 제공을 통한 수정된 기능적 활동과 활동 분석
네 수정된 작업이 안전하고 효과적인지 판단하는 것
아니요 일상적인 운동과 근력 강화 프로그램
네 ADL을 수행하는 동안 배운 호흡 기술을 사용하도록 클라이언트를 교육하는 것
네 클라이언트, 가족 또는 간병인에게 개별화된 교육을 제공하는 것
네 재평가에 기반하여 중재 계획을 수정하는 것
아니요 하루 종일 규칙적인 시간을 정해서 클라이언트의 Resting hand splint를 착용하고 벗기
네 기능적 활동에서 한계를 제거하기 위해 전문화된 교육을 제공하는 것
네 간병인 교육과 가정 프로그램 개발
네 환경을 변화시키는 것
네 보상적인 기술을 가르치는 것

아니요 보행 훈련
네 현재 ADL 프로그램에 하의 옷 입기 기술의 교육을 추가하는 것
아니요 클라이언트가 활동을 수행하지 않고 정보 유인물을 제시하는 것
네 한 손으로 신발 끈 매는 것과 같은 적응적 기술을 가르치는 것

워크시트 9-3: 평가 작성-Ellie's 발달

A : *올바른 방향으로 나아가거나, 구르거나 또는 엎드린 자세(복와위 자세)를 독립적으로 할 수 있는 능력이 없는 유아는 연령에 맞는 놀이 기술과 발달적인 탐색에 참여할 수 있는 능력이 제한된다. 또한 유아의 활동 내성 감소는 발달상의 놀이 활동에 참여할 수 있는 능력을 제한한다. 촉진된 자세를 유지하고 산소 요구의 감소는 향상을 의미한다. 머리 움직임에 의한 시각적 추적 및 훑어보기는 시각적 인식 및 방향을 나타내며, 환경과의 상호작용이 증가할 수 있는 좋은 잠재력을 보여준다. 유아는 정상적인 발달을 자극하는 활동을 통해 힘과 지구력을 증가시킬 뿐만 아니라 놀이 동안 기능적인 이동성을 지속적으로 촉진함으로써 이익을 얻을 수 있다.*

또는

A : *체중 이동 촉진의 필요성과 자세 조절 감소는 유아가 놀이에 필요한 초기 이동성 기술을 수행할 수 있는 능력을 제한시킨다. 제한된 이동성과 20분 미만의 활동을 위한 인내력, 잦은 휴식 시간에 대한 필요성은 그녀의 환경을 탐색하고, 전형적인 나이에서 발달 단계에 도달할 수 있는 능력을 제한한다. 흑백 디자인에 대한 지남력, 수평면에서 추적할 수 있는 능력, 촉진과 함께 과도기적인 움직임을 수행할 수 있는 능력은 향후 발달적인 획득을 위한 잠재적이며 좋은 향상을 보여준다. 유아는 지속적인 작업 치료 서비스를 통해 발달 기술을 촉진하고 가정 프로그램의 부모 교육을 통해 이익을 얻었다.*

워크시트 9-4: 평가 작성-Ms.D의 사회 기술

1. 위의 "S"와"O"에서 어떤 문제점이 있나요?
   - **단정하지 못한 외모**
   - **다른 사람들과 이야기할 때 방해한다.**
   - **대화의 주제에서 벗어난다.**
2. 이러한 문제들이 작업의 어떤 분야에 영향을 미치는가?
   - **사회 참여**
3. 향상 및 / 또는 잠재력에 대한 증거는 무엇인가?
   - **대화에 참여한다.**
   - **그녀가 그룹의 목적을 이해하고 말한다.**
   - **그룹에 참가하고 참여할 의지**
   - **자연스럽게 생각하고 아이디어를 공유**
4. 이 클라이언트는 어떤 이점이 있나요?
   - **대화 기술에 중점을 둔 그룹**
   - **사회적 신호에 대해 주의를 기울이는 숙련된 교육**
   - **개인위생과 외모를 강조하는 일상생활 활동**

5. 정보에 대한 완전한 평가서를 작성하라.

A : *클라이언트의 단정하지 못한 외모, 행동 방해, 대화의 주제에 대한 방향 전환의 필요성은 동료와 사회적 참여를 할 수 있는 그녀의 능력을 방해한다. 그녀는 그룹에 대한 관심과 대화에 참여하고 자신 생각을 공유하려는 의지를 표현했고, 행동 대신에 관계를 발전시키고 말을 통해 자신을 표현할 수 있는 좋은 잠재력을 보여주었다. 클라이언트는 대화 기술이 강조되는 그룹에 참여하거나, 사회적 단서로의 주의를 더욱 촉진하며, 다음 지침을 통해 개인위생 및 외모를 강조하는 일상생활 활동의 지침으로부터 이익을 얻을 것이다. 위생과 외모를 강조하는 일상생활 활동(ADL) 교육으로부터 이익을 얻을 것이다.*

10장

워크시트 10-1: Ellie's를 위한 계획 완료

P : *유아는 정상적인 발달과정의 자극과 놀이 및 탐색 활동 중 적절한 움직임 패턴의 촉진을 위해 3개월 동안 매주 30분씩 일주일에 두 번씩 방문했다. 부모를 위한 가정 프로그램의 설계 및 수정 또한 계획되었다.*

또는

P : *아동은 놀이 및 환경 탐색에 필요한 자세 조절을 장려하는 활동을 위해 3개월 동안 매주 2회 집에서 볼 것이다. 부모 교육을 포함하는 회기는 유아 발달을 촉진하기 위한 목표이다. 3개월 이내에 표준화된 검사를 사용하여 유아의 발달 수준을 공식적으로 재평가할 계획을 세운다.*

워크시트 10-2: Ms. D를 위한 계획 완료

P : *클라이언트는 다양한 환경에서 사회 참여에 필요한 기술을 증가시키기 위해 다음 주 동안 매일 마주쳐야 한다. 다른 사람들을 방해하지 않고 주제에 잘 참여하는 것을 포함하여 대화 기술의 발달에 중점을 둔다.*

또는

P : *클라이언트는 대화 기술을 향상하기 위해 1주일에 3번씩 사회 기술 그룹을 계속 진행한다. 클라이언트는 외모와 사회적 지시에 대해 주의를 기울이는 것에 대해 매일 개별적인 피드백을 받게 된다.*

11장

워크시트 11-1: 문제점 작성하기

1. 환자는 몸통의 불안정 때문에 다리의 독립적인 옷 입기를 할 수 없다.
   - **독립적으로 옷 입기를 할 수 없다고 말하는 것보다 필요한 도움 수준을 말하라.**
   - **클라이언트는 다리보다 더 옷을 입을 수 있기 때문에, 다리보다는 하체라고 말해주십시오.**
   - **만약 도움이 필요한 작업의 특정 부분이 있는 경우 이를 지정하라. 예를 들어: 고객은 다리의 옷 입기를 하는 동안 몸통 불안정으로 인해 균형을 유지하기 위해 중등도 보조의 도움이 필요하다.**
2. 아동은 활동 내성이 낮기 때문에, 많은 교실 활동을 견딜 수 없다.
   - **"매우 많이" 정도를 지정하십시오.**
   - **교실 활동의 종류를 말하라. 예를 들어: 활동 허용오차를 줄이면 아동은 30분 미만의 책상 작업을 견딜 수 있다.**

3. 클라이언트는 행동한다.
   - **"행동하다"가 무엇을 의미하는가를 지정하라.**
   - **행동으로 인해 어떤 작업 영역이 문제가 되는지를 지정하라.**
   - **행동에 대한 책임이 있는 요인을 지정하라. 예를 들어:**
     - **부적절한 행동 및 신체적 행동으로 인해 친구 관계를 유지하는 데 어려움이 있다.**
     - **화가 났을 때 절단과 화상을 입은 클라이언트의 자해 행위는 배우자와의 관계와 계속되는 안전 문제에 영향을 미친다.**

워크시트 11-2: COAST 목표 작성하기

1. 클라이언트는 1주 이내에 예상되는 퇴원으로 적절한 재료를 사용하여 시계를 독립적으로 만들 것이다.
   클라이언트는 1주 이내에 예상되는 퇴원으로 시계를 독립적으로 조립하여 수단적 일상생활 활동에 필요한 다양한 크기의 물체를 쥐기/두기/ 놓기할 수 있는 능력을 보여줄 것이다.

또는

클라이언트는 1주 이내에 서면 지침을 보고 독립적으로 시계를 조립하여 수단적 일상생활 활동 작업에 대한 서면 지침을 따르는 능력을 보여줄 것이다.

2. 클라이언트는 2주 이내에 45분 동안 공예 그룹 회기에서 미리 알림 없이 의자에 앉아 가죽을 끈으로 묶는 데 최소 30분 이상을 소비해야 한다.
   2주 이내에 클라이언트는 알림 없이 의자에 앉아 30분 이상 공예 프로젝트를 참석하여 보호 시스템을 갖춘 워크숍 프로그램에 대한 자격을 얻는 데 필요한 작업에 주의를 기울이는 것을 보여줄 것이다.

워크시트 11-3: 정보를 SOAP으로 분류하기

O 클라이언트 침대에 독립적으로 앉기 위해 똑바로 누운 자세를 한다.

O 클라이언트는 왼손을 사용하여 독립적으로 카운터에서 캐비닛으로 부엌 물품을 옮겼다.

A 왼손의 협응력, 근력, 감각 및 고유 수용성 감소는 가사 관리 작업에서 안전 위험을 초래한다.

S 클라이언트는 오늘 아침에 손가락이 뻣뻣하고, 단추처럼 작은 물건을 다루는 데 어려움을 겪고 있다고 말한다.

A 팔 활동에 대한 내성이 15분 증가하면 클라이언트는 가벼운 식사를 독립적으로 준비할 수 있다.

O 아동은 OT 클리닉에서 60분간의 손 기능 평가에 참여하였다.

A 감소한 고유수용성과 운동계획은 독립적으로 상체 옷 입기에서 제한을 보였다.

P 부종 조절을 위해 오른손으로 역행하는 마사지를 계속하라.

A 시간의 100% 부적절한 위치에 대한 정확한 식별은 기능 한계 속에서의 기억력을 나타낸다.

S 클라이언트는 엉덩관절 예방 조치를 기억할 수 없다고 말하였다.

A 클라이언트는 하의 옷 입기, 목욕하기, 용변 처리에서 엉덩관절 예방 조치를 포함하는 추가 지침을 받을 것이다.

A 반복을 통한 클라이언트의 향상은 시선을 이용하여 증강 통신 장치에 성공적으로 접근할 수 있는 좋은 잠재력을 나타낸다.

O 클라이언트는 그룹 회기 동안 눈을 마주치지 않는다.

O 클라이언트는 2개의 언어적 지시로 전기 요금을 지불하기 위한 정확한 금액을 확인했다.

A 클라이언트의 휴식 요청은 인내심의 한계에 대한 인식을 보여준다.

O 클라이언트는 수단적 일상생활 활동들을 수행하기 위해 서 있을 수 있도록 앞쪽, 뒤쪽, 왼쪽 및 오른쪽 측면 방향의 각 10명의 체간 보조 체중 이동을 수행하였다.

A 이번 주 오른쪽 손목 폄의 근력 3+(Fair Plus)는 목표를 향한 좋은 향상을 보여준다.

P IADL의 안전한 수행에 영향을 미치는 인지 장애를 해결하기 위해 2주간 작업치료를 주 3회로 지속한다.

A 모의 면접 상황에서 단정하지 못한 외모는 잘못된 판단과 자기 개념을 나타낸다.

워크시트 11-4: "S"-주관적인 정보

S : *클라이언트는 오른쪽 어깨와 왼쪽 무릎에 관절염이 있고, 체중 지지에 대한 통증이 있다고 말한다. 오른쪽 무릎 아래 절단 부위 10분의 8지점에서 통증이 있다. 옮겨 앉기 동안 클라이언트는 슬라이딩 보드 배치, 침대접근, 오른쪽에서 접근 등 구체적인 수정을 요청했다. 옮겨 앉기 후 피로를 말하였다.*

또는

S : *환자는 오른쪽 어깨와 왼쪽 무릎에서 심각한 관절염이 있다고 말하고, 오른쪽에서 옮겨 앉기를 선호한다. 환자는"내 왼쪽 다리로 서는 것이 아파요"라고 말했다. 또한 환자가 말하기를 침대에서 w/c로 슬라이딩 보드 옮겨 앉기를 하는 것은 가장 어렵고, 옮겨 앉기 후 피로가 있다고 말하였다.*

또는

S : *클라이언트는 오른쪽 어깨와 왼쪽 무릎에 관절염이 있고, 왼쪽 다리에 체중 지지 시 통증이 있다고 말했다. 환자는 옮겨 앉기(슬라이딩 보드의 배치 및 환측으로부터의 접근)에 대한 필요를 말로 표현할 수 있다. 클라이언트는 옮겨 앉기 후 피로를 말하였다.*

워크시트 11-5: "O"-첫 문장 잘 쓰기

1. 클라이언트는 45분 동안 자기 관리 활동을 하는 것을 볼 수 있다.
   - *클라이언트는 객실 내 45분의 OT 회기에 참여하여 ADL 활동에 대한 독립성을 높였다. 클라이언트는 전체 엉덩관절 예방 조치를 가지고 있으며 일상생활 활동동안 보행자의 기억력 결핍과 안전 감소를 보여준다.*
   - *클라이언트는 병원 내 45분간의 OT 회기에 참여하여 아침 자기 관리 활동 중 적응형 장비와 변기로 이동에 대한 교육을 하였다. 엉덩관절 예방조치를 기울일 수는 있지만, 일상생활 활동들을 하는 동안 예방 조치를 일관되게 따르지는 않았다.*
2. 클라이언트는 1시간 동안 워크숍에서 직업 기술 관련 업무를 수행하였다.
   - *클라이언트는 1시간 동안 참여하였다. 작업 과제 완료에 필요한 기술을 다루는 워크숍 회기이다. 환자는 인지적, 감각적, 양측 통합적 결손을 가지고 있었다.*
   - *클라이언트는 1시간 동안 참여하였다. 작업 과제를 포괄적으로 다루는 효율성 향상을 위한 회기이다. 회기는 순서화, 양측 협응력, 주의력, 감각 인식에 초점을 맞추었다.*
3. 클라이언트는 아침 옷 입기를 위해 30분 동안 침대 옆에서 보았다.
   - *클라이언트는 집으로 돌아가기 위해 일상생활 활동과 함께 안전과 독립성을 향상하기 위해 30분 동안 아침 옷 입기를 위한 침대 옆에서 회기에 참여하였다. 클라이언트는 일상생활 활동 동안 감소한 균형, 양측 운동 조절, 기능적 이동을 보여준다.*

- *클라이언트는 일상생활 활동들 동안 균형과 양쪽 팔 운동 조절을 다루기 위해 30분 동안 침대 옆에서 회기에 참여했다. 클라이언트는 자세 및 이동성을 위해 수동 휠체어를 사용하고 일상생활 활동들을 하는 동안 불균형 및 양측 팔 협응력의 감소로 인한 안전 저하를 보여준다.*

4. 클라이언트는 요리에 있어서 독립적으로 작업을 하기 위해 1시간 동안 부엌에서 있는 것을 보였다.
   - *클라이언트는 1시간 동안 참여했다. 낮 동안 제한된 간병인 감독하에 집에 돌아갈 준비를 위해 요리 과제 중 안전과 독립성을 다루기 위한 부엌에서의 회기이다. 클라이언트는 환측인 왼쪽 팔에 감소한 부주의와 동적 서기 균형이 지속적으로 나타난다.*
   - *클라이언트는 1시간 동안 참여했다. 요리 중 안전하게 일하기 위한 부엌에서 회기이다. 회기는 환측인 왼쪽 팔 위치 및 동적 서기 균형에 대한 주의에 초점을 맞췄다.*

워크시트 11-6: "O"-도움수준에 대한 구체적인 정보

아니요 클라이언트는 침대 옆 변기 겸용 의자에서 침대로 가는 것은 2명의 최대 보조, w/c에서 침대로 가는 것은 주변 보조자에 의해 의존 도움이 필요하였다.

네 아동은 크레용으로 선을 따라갈 때 선에 머물기 위해 청각 보조 또는 직접 손으로 도움이 필요했다.

네 클라이언트는 생활 기술 그룹에서 토론에 참여하기 위해 중등도의 언어적 지시가 필요했다.

아니요 클라이언트는 통증 때문에 양말을 신기 위해 최소 도움이 필요했다.

워크시트 11-7: "O" 수정하기

- 클라이언트를 어떤 목적으로 보았는지, 얼마나 오래, 그리고 클라이언트의 주요한 결함이 무엇인지를 기술하는 진술서가 필요하다. 한가지 가능성은: 클라이언트는 보상적인 옷 입기 기술과 관련된 숙련된 교육과 부목의 필요성을 평가받기 위해 30분간의 회기에 참여하였다. 클라이언트는 우세손인 오른쪽 손의 제한된 기능과 통증을 나타낸다.
- 범주는 3개로 줄일 수 있다: 화장실 사용, 옷 입기, 부목 평가
- 작업의 어느 부분이 도움이 필요한지 아는 것이 도움이 된다.
- 클라이언트가 상체와 하체를 옷을 입을 수 있기 때문에 팔과 다리 단어는 표현이 충분히 포괄적이지 않다.
- "손 상태"에는 기능 구성 요소가 없으며, 검지의 최대 결과는 정보를 주지는 않는다.

워크시트 11-8: 관찰과 평가의 차이점

O 클라이언트는 보행을 위해 독립적으로 신발과 발목까지 올라오는 AFO를 착용할 수 없다.

A 발목까지 올라오는 AFO와 신발을 독립적으로 착용할 능력이 없다면 클라이언트가 홀로 살아가기 위해 수단적 일상생활 활동을 수행하는 동안 집 안을 안전하게 돌아다니는 것을 막을 수 있다.

A 감소한 감각 내성은 교실에서 과제에 대한 클라이언트의 주의력을 제한한다.

O 클라이언트는 감소한 감각 내성 때문에 업무를 계속하기 위해 언어 지시를 요구했다.

O 클라이언트는 호흡 및 에너지 보존 법칙을 통합할 수 없어, 과제를 완료하기 위해 몇몇 조언이 필요로 했다.

A 지시 없이 호흡 기법과 에너지 보존 기법을 기본적인 일상생활 활동 작업에 통합할 수 없기 때문에, 퇴원 후 독립적으로 혼자 사는 그녀의 능력은 제한된다.

1. 클라이언트는 기억력 및 순서화 결손 때문에 세탁 및 요리 과제에 어려움을 보여주었다.
   - *감소한 기억력과 순서화 능력은 세탁과 요리 과제와 같은 수단적 일상생활 활동을 수행할 수 있는 클라이언트의 능력을 제한한다.*
   - *기억력과 순서화 결함은 세탁과 요리 과제와 같은 수단적 일상생활 활동을 수행할 수 있는 클라이언트의 능력을 방해하고, 독립적인 생활 환경으로 복귀할 수 있는 능력을 제한한다.*
   - *기억력과 순서화 결함은 가정 관리에 필요한 세탁과 요리 과제와 같은 수단적 일상생활 활동 과제에서 어려움을 겪는다.*
2. 클라이언트는 엉덩관절 예방 조치를 따르지 않고 지구력이 감소하면서 독립적으로 가사 활동 또는 기본적인 자기관리 활동을 완료할 수 없다.
   - *감소한 인내력과 엉덩이 예방조치에 대한 미숙련은 클라이언트가 가사 활동과 자기관리 활동을 독립적이고 안전하게 완료할 수 있는 클라이언트의 능력이 제한된다.*
   - *엉덩관절 예방 조치 및 허용오차 감소를 따르지 않으면 가정관리를 완료할 수 있는 클라이언트의 능력에 방해를 주며, 기본 자기관리 활동을 독립적이고 안전하게 완료할 수 있는 능력을 감소시킨다.*
   - *감소된 인내력과 엉덩관절 예방 조치를 따르지 않으면 클라이언트가 가정관리 및 기본적 일상생활 활동을 독립적이고 안전하게 수행할 수 없다.*
3. 행동 수정 기법을 사용한 후, 클라이언트는 남은 치료 회기 동안 예의 바른 행동을 보여주었다.

   이것에 긍정적이거나 부정적인 접근을 취할 수 있다:
   - *긍정적:*
     - *행동 수정 기법의 도움으로 예의 바르게 행동하는 클라이언트의 능력은 학교에서 문제 행동을 개선할 수 있는 좋은 잠재가 있음을 나타낸다.*
     - *행동 수정 기법에 대한 긍정적인 반응은 사회적 참여 목표를 달성할 수 있는 좋은 잠재력을 보여준다.*
   - *부정적:*
     - *예의 바른 행동을 끌어내는 행동 수정 기술의 필요성은 사회 환경에서 학교 친구들과 적절하게 상호작용하는 클라이언트의 능력을 제한한다.*
     - *행동 수정에 대한 지침이 필요하기 때문에 사회적 상황에서 다른 사람과 효과적으로 의사소통하는 능력이 제한된다.*

워크시트 11-9 : 문제, 프로그레스 및 재활 가능성

문제 : 이 기록을 읽은 후, 이 작업치료사에게 몇 가지 문제가 나타났다.

- ◆ **앉은 자세에서의 동적인 균형**
- ◆ **체중 이동**
- ◆ **자세**
- ◆ **옮겨 앉기**

(위 네 가지는 안전과 기능적 이동과 관련이 있다.)

- ◆ **팔의 능동적 관절 가동범위 감소(도달할 수 있는 최대 범위)**
- ◆ **인지**

작업치료사는 환자가 활동의 목표를 이해하는 것처럼 보였기 때문에 "인지" 문제가 다음 중 하나일 수 있다고 판단했다.

- **단기 기억**
- **운동 계획**
- **문제 해결**
- **시작**

마지막으로, 작업치료사는 시작 문제가 아마도 문제 해결과 운동 계획 실패 때문이라고 판단했다.

프로그레스/재활 가능성 :

치료사는 환자의 직무 수행 능력에 따라 문제를 분석한다. 처음에, 기능적인 움직임에서 어려움을 겪고 안전 문제를 일으키는 세 가지의 문제점을 결정한다. 운동 계획 및 시작 문제는 팔의 능동적 관절 가동범위가 감소함에 따른 문제와 마찬가지로 자기관리 영역에서 어려움이 우려된다. 단기 기억력에 문제가 있거나 문제 해결 능력에 문제가 있더라도 지속적인 교육은 집에 있는 간병인으로부터 많은 관심을 필요로 할 것이다. 그러나 클라이언트는 왜 그가 그에게 주어진 임무를 수행하고 있는지 이해한다. 목표가 너무 높게 설정되지 않는 한, 클라이언트는 재활에서 좋은 진전을 보일 수 있어야 한다. 평가 및 계획은 다음과 같다 :

A : *자세 조절, 동적 좌우 균형 및 체중 이동의 어려움은 이동 시 안전 문제를 일으킨다. 능동적 관절 가동범위 및 운동 계획 기능은 자가 관리 작업 수행 능력에 부정적인 영향을 미친다. 안전을 위한 지속적인 교육의 필요성은 일상생활 활동 과제 동안 높은 수준의 간병인 지원을 필요로 할 것이다. 치료 목표를 이해하는 클라이언트의 능력은 확립된 목표에 대한 가능성이 뛰어남을 나타낸다. 클라이언트는 균형 잡기, 안전한 기능 이동성 및 일상생활 활동 작업에 대한 지속적인 숙련된 교육의 이점을 누릴 수 있다.*

P : *자가 관리 업무에 대한 숙련된 지시와 일상생활 활동 중 안전한 이전을 위해 매일 2주간 치료를 계속한다. 간병인 지원을 통해 집으로 돌아가는 데 최소한의 수준으로 독립성을 향상하는 데 중점을 둔다. 가정을 위한 적응 장비 요구도 평가된다.*

다른 작업치료사는 상황을 조금 다르게 평가할 수도 있다. 예 :

A : *운동 계획, 운동 시작, 인식 및 근육 약화는 ADL 작업에서 안전과 독립성의 저하를 가져오고 ADL 시 기능적 이동성의 어려움을 초래한다. 한 번에 3분간의 활동을 견딜 수 있는 능력은 1분간의 활동 내성(activity tolerance)의 기준선 이상으로 진행되는 것을 나타낸다. 클라이언트는 균형 잡힌 기능성 이동성을 향상하고 자기관리 활동과 관련된 팔과의 활동을 파악하기 위해 숙련된 기관의 도움을 받을 수 있다.*

P : *팔 운동 및 인지 재교육을 위해 2시간 동안 ½ 시간 세션에 대한 치료를 계속한다. 회기는 배우자와 함께 집으로 돌아갈 목표를 정하고 몸단장, 옷 갈아입기, 화장실 및 목욕의 독립성을 향상하는 것에 초점을 맞출 것이다. OT 회기 중에 통합될 수 있는 단기 기억 전략에 관해서는 언어 병리학자와 상담 할 것이다.*

또는

A : *팔의 기능적 사용 감소, 앉은 균형의 감소, 순서 결정 및 문제 해결의 어려움으로 일상생활 활동을 수행하는 능력이 제한된다. 초기 평가 이후 증가된 어깨 굴곡 및 운동 계획은 치료 활동에 대한 이해가 높으면 좋은 재활 가능성을 나타낸다. 클라이언트는 계속해서 숙련된 OT가 기능적 능동적 관절 가동범위를 높이고, 움직임 운동, 동적 앉은 자세 균형을 향상하기 위한 체중 이동 운동, 일상생활 활동 과제를 증가시키기 위한 활동을 시작하는 능력과 인지 상태에 대한 평가가 포함된다.*

P : *일상생활 활동으로 독립성을 높이기 위해 2주간 30분간의 회기에 대한 치료를 계속한다. 일상생활 활동 훈련을 준비하기 위해 동적 착석 균형 및 기능적 팔 운동을 다루기 위한 초기 회기를 진행한다.*

워크시트 11-10 : 'A'와 'P' 쓰기 – 학교 기록

문제 :

◆ 시각 추적 및 안구 운동 수렴 감소
◆ 낮은 근육 긴장도 / 팔 근력 약화
◆ 협응 능력 감소
◆ 미세 운동 능력 장애
◆ 필기의 어려움
◆ 팔 약화
◆ 몸쪽의 불안정성

프로그레스/재활 가능성 :

◆ 줄에 맞추어 글자를 쓸 수 있는 능력 향상
◆ 일부 문자 기억에서 90%의 정확도를 가짐
◆ 필기 개선

A : *상체 강도와 몸쪽 안정성이 감소하면 팔을 정확하고 협응된 방식으로 사용할 수 없게 된다. 정밀 운동 및 양측 협응의 결여는 학업(예: 필기, 미술 및 놀이 활동)에서 아동의 정확성을 제한한다. 시각 추적 및 안구 수렴의 부정확함은 글자와 숫자를 형성하거나 학년 수준의 책이나 칠판에서의 서면 작업을 마칠 수 있는 능력을 방해한다. 시각 추적 및 안구 수렴 기술 부족으로 연령에 맞는 게임을 안전하게 수행할 수 있는 능력이 제한된다. 지난 기록 이후 편지 작성의 정확성과 6글자 모양을 기억하는 능력이 향상되어 개별화된 교육 계획 목표를 달성할 수 있는 좋은 가능성을 보여주었다. 아동은 교실 활동에 필요한 시각 및 운동 기술에 대한 지속적인 작업뿐만 아니라 기능적 팔 사용을 지지하기 위해 자세 안정성에 대한 지속적인 작업의 이점을 누릴 수 있다.*

P : *교육 활동의 기능 수행을 향상하기 위해 학기마다 두 번 30분간 OT를 계속했다. 자세 조절, 양측 협응 및 안구 운동 조절 개선에 초점을 맞춘 치료를 진행했다. 눈높이에 맞지 않는 학생을 위해 수업 설계 변경에 관해서는 담임선생님과 상담한다.*

워크시트 11-11 : 'A'와 'P'-Mr. S의 의사소통 기술

문제 :

- **의사소통(질문에 답하기보다는 주체가 바뀜)**
- **단언(정의하지 않거나 원치 않는 말을 하게 됨)**
- **역할 활동에 참여하지 못함**
- **고개를 숙이며 앉아 있고 그룹 활동 중에 눈을 감고 있음**
- **자기표현(구술 및 비언어)**

이러한 행동은 적절한 사회 참여와 그 기관을 떠날 가능성을 제한한다.

프로그레스/재활 가능성 :

- **깔끔한 외관**
- **적절한 시간에의 그룹 참여**
- **그룹 기간 동안 떠나지 않기**

A : 독단적인 행동을 조절하는 능력이 낮고 관계 기술로서의 조작과 공격성을 선호하는 S를 해결하여 다른 사람들과 효과적으로 상호작용 할 수 있는 능력을 제한하므로 커뮤니티 환경에서의 참여가 어렵다. 그룹 활동에 참여하지 않으면 다른 사람들과 의사소통하는 다른 방법을 모색할 수 있는 능력이 제한된다. 시간을 관리할 수 있는 능력, 끝날 때까지 그룹에 남아있는 의지, 옷 입기/세안 기술의 향상은 일상생활에서 다음 단계로 성장하겠다는 목표를 달성할 수 있는 좋은 가능성을 나타낸다. 클라이언트는 사회 상호작용 기술을 다루기 위해 그룹 및 개별 OT 치료의 이점을 누리게 된다.

P : 클라이언트는 1개월 동안 정기적으로 모든 심리 사회 기술 그룹에 참여하고 매주 1:1 세션을 통해 효과적으로 관련 기회를 제공한다. 그룹 활동에 대한 참여가 증가하여 다른 사람들과 효과적인 의사소통 기술을 향상하는 데 중점을 둔다.

워크시트 11-12 : "거의 충분한" 노트의 수정

- **"S"는 치료사가 클라이언트의 통증 수준과 같은 적절한 질문을 한다면 더 좋을 것이다.**
- **작업치료사가 "O" 데이터와 "A" 데이터를 혼합한다.**
- **"O"에는 좋은 작업치료가 제공되고 있음을 보여주는 것은 아무것도 없다. 관찰할 수 있는 어느 정도의 지지가 필요한지 파악하는 것을 실패한다면 치료에 사용될 만한 풍부한 기술을 제공하지 못하게 된다. 치료사는 자신의 데이터를 평가하기보다는 오히려 그 정보 중 일부를 "A"에 잘못 넣게 된다. "A"에서 클라이언트는 우리에게 다음과 같이 말한다.**

  클라이언트는 E 침대의 가장자리에서 옷 입기를 할 때는 독립적이지만, 워커를 가지고 서서 옷 입기를 할 때는 최소한의 도움 수준이 된다. 팔 능동적 관절 가동범위는 정상 범위 내이지만 팔은 어깨 굽힘에 주의해야 한다. 클라이언트는 영향을 받지 않는 측면으로 구를 때 침대 이동성에서 보조자 대기가 필요하며 서기 2°로 진행하기 위해 앉는 데 최소한의 도움이 필요하다. 클라이언트는 축 중심 움직임에서 영향을 받지 않는 쪽에 움직임을 위해 보조자 대기가 필요하다.

- **이 정보가 "O"로 옮겨졌더라도 도움이 필요한 업무의 어떤 부분을 말해 줄 수는 없다.**

◆ 치료사는 비표준 약어 "단기 목표"를 사용했다. 그녀는 언어적 신호를 의미하지만, VC는 필수적인 용량을 의미하는 표준 건강 용어이기 때문에 여기서는 사용법에 부적절하다.

◆ "A"에서 언급된 단점은 우울함에 있다. 동적 활동(ADL 중 옷 입기 및 기능적 움직임 작업)에 대한 협응에 대한 언급은 없으며 "O"의 다른 곳에서도 언급되지 않았다. 따라서 협응 감소는 언급된 문제 중 하나이며 클라이언트가 협응 운동에서 효과를 볼 것이라는 사실은 입증되지 않는다. 노트의 "A" 부분에 새로운 정보를 소개하지 않도록 한다.

◆ "S"와 "O"에 있는 데이터에는 의미에 대한 실제 평가는 없다. 문제 영역에 대한 언급은 있지만, 의미 있는 작업에 참여하는 능력에 대한 평가는 없다. 환자의 의지에 의해 나타난 재활 가능성 평가 또한 적는다. "병원에서 나가기 위해 무엇이든지 다 한다."

◆ 치료사가 할 수 있는 가장 좋은 방법은 "O" 부분을 다시 작성하여 치료에 대한 보다 포괄적인 그림을 제공하는 것이다. 그런 다음 치료사는 자신의 관찰을 기반으로 데이터를 평가해야 한다. 관찰된 데이터가 클라이언트가 얻는 이익에 관한 진술 이전에 클라이언트의 직무 수행에 어떻게 영향을 미치는지에 대한 표시가 필요하다.

◆ 치료사가 하는 평가가 계획의 균형을 이루며 적절할 수도 있지만, 해결돼야 할 과제일 수도 있다.

12 장

워크시트 12-1 : 중재 전략 선택

단기 목표	중재	중재 유형
클라이언트는 3주 이내에 재무 관리를 독립적으로 수행할 것이다.	*1. 기본적인 수학 기술을 가진 워크시트를 완성한다(덧셈, 뺄셈, 곱셈, 나눗셈).* *2. 역할 놀이를 해본다.* *3. 가공 지폐를 지불하기 위한 수표 발행을 위한 준비 작업을 한다.* *4. 전자 태블릿을 사용하여 온라인으로 비교 쇼핑을 연습한다.* *5. 예산을 작성하는 작업을 설정한다.*	*1. 준비 작업* *2. 활동* *3. 활동* *4. 활동* *5. 활동*
클라이언트는 3주 이내에 재무 관리를 독립적으로 수행할 것이다.	*6. 가계부 관리를 위한 작업을 설정한다.* *7. 가공된 지폐 세트가 지불되면 주어진 금액이 생활비로 충분할 것인가를 결정한다.* *8. 클라이언트가 병원 구내식당이나 선물 가게에서 물건을 사게 한다.* *9. 가족이 신용 카드 청구서 및 클라이언트 수표를 지참하여 클라이언트가 청구서를 지불 할 수 있게 한다.*	*6. 활동* *7. 활동* *8. 직업* *9. 직업*

워크시트 12-2 : 평가 및 중재 계획 작성 – Georgia S의 사례

A : *활동의 유연성 및 서기 균형, 어깨 구부리기/펴기의 약화, 문제 해결 기술, 안전과 옷 입기 및 정리가 있다. 서기 균형은 ADL 동안 안전하고 기능적인 이동성을 손상한다. 손의 잡기 기능 감소와 협착은 양말*

착용과 치아 닦기를 포함한 미세한 운동 일상생활 활동 작업을 방해한다. 재활 가능성은 도우미의 도움으로 귀가할 때 긍정적일 수 있다. 클라이언트는 활동의 유연성, 동적인 균형 유지 및 일상생활 활동 작업의 안전성을 높이기 위해 계속되는 작업치료의 이점을 누릴 수 있다.

P : *환자는 자기 관리 활동에 이르기까지 3주 동안 45분간의 회기에 대해 치료를 할 수 있다. 클라이언트는 보조도구/수정 기술에 대한 지시를 받게 된다. 중재는 또한 활동 유연성, 서기 균형, 일상생활 활동의 기능 이동성, 옷 입기 및 화장실 사용을 위한 손 기능 향상에 중점을 둔다.*

강점: *뇌출혈 이전의 자가 관리; C 워커를 이용하여 보행할 수 있다. 손 입체인지지각을 제외한 손상되지 않은 감각; 모든 팔 능동적 관절 가동범위 정상범위 내 또는 정상 기능 내*

기능적 문제 진술 # 1: *문제 해결, 협응, 입체인지지각 및 서기 균형의 어려움은 자가 관리 작업을 수행하는 능력을 손상시킨다.*

LTG # 1: *클라이언트는 17.7.3에 예정된 퇴원을 위해 워커 사용에 적응하여 모든 옷 입기 및 씻기 작업을 독립적으로 수행한다.*

STG	중재
STG # 1 : 클라이언트는 17.6.17까지 최소 도움 및 언어적 지시 하 가운을 착용할 것이다.	*1. 상체 옷 입기 기법을 사용하여 클라이언트에게 지시하고, 클라이언트가 모자를 쓰고 단추를 잠가보도록 한다. 먼저 앉아서 한 다음 서서 진행한다.* *2. 대체 기술을 사용할 촉각 신호를 제공한다.* *3. 클라이언트의 문제는 시각 보조 장치를 사용하여 순서대로 옷 입기, 정리하는 단계를 수행하도록 하고 필요에 따라 언어적 지시를 제공한다. 클라이언트에게 다음에 무엇을 해야 하는지 또는 왜 지금 수행하지 않는지 묻는다.* *4. 균형을 이루기 위한 단계적 도전을 제공하는 활동에 클라이언트를 참여시킨다.* *5. 협응을 일으킬 수 있는 단추 잠그기 및 지퍼 열기와 같은 미세한 운동 작업 및 능동적 관절 가동범위와 같은 활동에 클라이언트를 참여시킨다.*
STG # 2 : 17.6.24까지, 클라이언트는 보조자의 접촉 상태에서 균형 잡기를 수행한다. 30초 휴식 시간을 가지며 최소 10분 동안 싱크대에 서서 정리 작업을 완료한다.	*1. 클라이언트에게 피로의 징후를 확인하도록 교육한다. 필요에 따라 휴식을 계획한다.* *2. 시간이 지남에 따라 자가 관리 업무를 포함한 책상 활동을 수행한다.* *3. 심호흡 연습을 하고 에너지 절약 기술을 가르친다.* *4. 잡기와 집기 능력을 증가시키기 위해 OT 회기 사이에 방에서 수행되는 퓨티 치료를 클라이언트에게 지시한다.* *5. 아침 일상생활 활동 동안 서서 수행하게 되는 구성 요소를 점차적으로 소개하여 하나의 정리 작업을 완료하기 위해 옷장에서 옷을 꺼내도록 한다.*

기능적 문제 진술 # 2: *일상생활의 활동 중의 피로와 화장실 이용 중의 동적 균형은 하루 중 혼자 집에 있을 때 안전 문제를 일으킨다.*

LTG # 2: *17.7.3에 퇴원함으로써 클라이언트는 보행 보조기와 침대 옆 변기를 사용하여 변경된 독립성을 갖춘 화장실로 변경하도록 한다.*

STG	중재
STG # 1 : 1주일 안에, 클라이언트는 최소한의 도움으로 3-in-1 화장실에서 화장실로 안전하게 이동한다. 옷을 관리하는 데 도움을 주며 2개 이상의 언어 지시를 사용하지 않는다.	*1. 클라이언트에게 안전한 이동 기술을 가르친다. 침대, 안락의자, 옷장, 매트 치료 활동, 근력 강화, 화장실 관리 또는 옷 입기 활동을 위한 이동 시 필요한 능력을 향상한다.* *2. 양팔을 번갈아 사용하는 활동을 하기 어려운 정리하기 혹은 옷 입기 활동에 대하여 싱크대에 도달하거나 안락의자 및 침대 옆 옷장, 테이블에 도달하고 체중 부하하는 활동을 통해 팔 강화 및 능동적 관절 가동범위를 제공하고 적극적으로 다른 사람과 상호작용할 수 있도록 한다.*
STG # 2 : 2주 후, 클라이언트는 옷을 관리하기 위해 보조자 대기 상태와 1개 이하의 언어 지시로 3-in-1 화장실에서 화장실로 이동을 할 것이다.	*1. 이전 교육과 연습을 계속한다.* *2. 가정환경에 관하여 클라이언트와 딸 인터뷰; 집에서의 장비 사용 및 배치를 조사하고 토론한다. 집으로의 퇴원이 보장될 경우 필요한 지원 서비스에 대해 의논한다.* *3. 가정환경에서 관리하는 클라이언트의 능력 평가를 위한 방문 가정을 계획한다.*

퇴원 계획: *환경 적응과 간병인 및 대리인 서비스에 대한 지원이 가능한지 알아보도록 한다. 클라이언트가 17.7.3에 의해 자기 관리 활동이 되지 않는 경우, 자기 관리에 대한 목표를 달성할 때까지 2~3주에 대한 전문 간호 시설로 퇴원하는 것을 추천한다.*

워크시트 12-3 : 그룹을 이용한 계획 중재 – Heather의 자살 시도

문제 # 1: *자살 시도로 우울한 증상이 악화됨.*

장기목표# 1: *퇴원 예정으로 4일 동안 Heather는 자신의 외모를 돌보고 다른 사람들과 상호 작용할 때 눈을 마주칠 수 있도록 하며 자살 충동에 대처할 수 있는 계획을 개발함으로써 자신의 주도성을 인식하여 자부심을 향상하도록 한다.*

중재	
목표 그룹	*1. 클라이언트와 목표를 공유할 때 Heather의 말을 주의 깊게 듣는다.* *2. 눈을 마주치게 하고 Heather에게 말을 걸기 전 눈을 마주치게 할 기회를 제공한다.* *3. Heather가 그녀의 가치와 일상 목표 (즉, 깔끔한 외형을 중요하게 생각한다면 머리를 씻는 목표) 사이의 관계를 확인하도록 도와준다.* *4. Heather가 더 큰 목표(예: "행복할 것")를 위한 작은 달성을 가능하게 하고 측정 가능한 수치로 설정하도록 도와준다.* *5. Heather의 선택을 존중한다.* *6. Heather의 일상적인 목표를 달성하는 데 있어서 Heather의 성공에 대한 피드백을 제공한다.* *7. 자존감을 높일 수 있는 목표 선택을 촉진한다.* *8. 외모 및 자기 관리에 더 많은 관심을 보이면 그녀의 외모에 대해 Heather를 칭찬한다.* *9. 자신을 돌보는 일을 포함하는 목표 선택을 촉진한다.*

중재	
스트레스 관리 그룹	*1. 그녀에게 따뜻하게 인사하고, 앉아 있거나, 미소 지으며 인사하기를 환영한다.* *2. 시각화 및 이미지를 통해 강점을 식별할 수 있는 기회를 제공한다.* *3. Heather가 최근의 자살 시도로 그녀를 인도했던 스트레스를 확인하도록 도와준다.* *4. Heather가 자주 발생하는 스트레스를 식별하도록 도와준다.* *5. Heather가 스트레스를 경험할 때 발생하는 신체적 및 행동적 변화를 확인하고 듣도록 한다.* *6. Heather가 과거에 사용한 성공 및 실패 스트레스 해소 전략을 모두 식별할 수 있게 도와준다.* *7. 그러한 상황이 생명을 위협하기 전에 압도적인 것처럼 보이는 스트레스 상황을 다루는 방법을 생각하도록 한다.* *8. 긍정적인 결론을 사용한다.* *9. 다양한 스트레스 관리 전략에 대한 실습을 제공한다.* *10. 스트레스를 관리하기 위한 계획을 세운다.*
IADL 그룹	*1. 토론 그룹, 예술 활동(최고의 품질, 성격 콜라주 그리기 등) 및 게임을 통해 각 사람에 대한 강점을 확인한다.* *2. 그룹 구성원에게 서로의 장점을 식별하고 인식할 수 있는 기회를 제공하는 동료 피드백 활동을 사용한다.* *3. 보석 조립, 북마크 제작, 작은 키트 완성과 같은 성공적인 프로젝트를 제공한다.* *4. 그룹 시간을 가장 잘 활용하는 방법에 대한 그녀의 생각을 묻는다.* *5. 능력으로 수행되는 Heather의 업적에 주목한다.* *6. 모든 여성 그룹에서 메이크업이나 헤어스타일을 적용하는 법을 배운다.*

문 제 # 2: *최근의 역할 변화와 관련된 스트레스는 Heather가 일상생활에 집중하고 결정을 내릴 수 없도록 초래한다.*

LTG # 2: *Heather는 4일 동안 퇴원하여 그녀의 인생에서 가장 중요한 두 가지 결정에 의사 결정 전략을 적용한다.*

중재	
목표 그룹	*1. 일을 위한 작은 성취 목표를 정한다.* *2. Heather가 1일 안에 달성할 현실적인 것을 확인하도록 도와준다.* *3. Heather가 목표를 측정할 수 있게 도와준다.* *4. Heather가 하루 종일 그녀와 함께 수행하기 위해 카드에 목표를 작성한다.* *5. 그녀의 목표를 달성하기 위해 Heather와 구두 계약을 맺는다.* *6. 매일 목표를 설정하고 더 큰 삶의 의사 결정 사이의 관계를 가르친다.* *7. 그날의 Heather 목표에 대한 후속 조치를 취한다.* *8. Heather가 주요한 스트레스 요인과 관련된 목표를 세우도록 격려한다.*

중재	
스트레스 관리 그룹	1. Heather가 자신의 환경에서 스트레스 반응을 유발하는 유발 요인을 확인하도록 돕는다. 2. Heather가 자신의 스트레스 수준을 높이는 부정적인 생각을 식별하도록 돕는다. Heather에게 그들을 보다 긍정적이고 현실적인 생각으로 대체하는 방법을 알려준다. 3. Heather가 현재의 순간에 그녀의 생각을 가져오고, 그녀가 과거와 미래로 빠져드는 현재의 순간으로 돌아가도록 도와준다. 4. 스트레칭이나 점진적 이완과 같은 움직임을 사용하여 Heather가 과제에 집중할 수 있게 한다.
IADL 그룹	1. Heather에게 그녀의 마음을 집중시키는 데 사용하는 전략을 물어본다. 2. Heather의 현재 이슈에 관한 그룹 주제를 계획한다. 예를 들면, 잠을 자고, 외로움을 극복하고, 보람을 느끼는 방법. 3. 집중적으로 돕기 위해 인지적으로 자극하는 활동을 사용한다. 4. 문제 해결 전략에 대해 Heather에게 지시하고 예시 문제에 적용한다. 5. 좋은 결정을 내리고 유효성을 평가하기 위한 전략을 생각한다. 6. Heather에게 해야 할 중요한 결정 사항 하나를 찾고 각각의 행동 과정에 대한 장/단점을 나열하도록 요청한다. 7. 역할은 의사 결정 상황을 포함한다. 8. 의사 결정이 필요한 게임을 사용한다. 9. Heather가 작업을 완료하는 데 충분히 오래 집중할 수 있도록 작업을 계획한다.

문제 # 3: *무능력은 건설적으로 자기, 관계 및 속성을 손상 행동의 결과로 분노를 관리할 수 있다.*

LTG # 3: *4일이내에 예상되는 Heather의 잠재적인 분노 유발 요인을 찾아내고 화를 내는 것에 대한 육체적 반응을 확인하고, 확대 및 파괴적인 행동을 막을 계획을 세운다.*

중재	
목표 그룹	1. 적극적인 청취는 Heather가 그녀의 목표와 관련된 감정을 식별하는 데 도움이 된다. 2. 분노를 포함하여 매일 사건에 대한 Heather의 생각을 물어 사건이 발생하는 경우에 도움이 되는 해결책에 대한 목표 설정을 권장한다.
스트레스 관리 그룹	1. 신체 감각에 초점을 둔 스트레스 관리 기술을 사용한다. 2. Heather에게 현재의 순간으로 데려가서 긴장을 풀고 수면을 향상하기 위해 호흡에 집중하도록 교육한다. 3. Heather 식별하고 연습하는 동안 발생하는 감정을 표현하는 기회를 제공할 수 있다. 4. 부교감 신경계를 활성화하는 소리와 녹음을 사용한다. 5. 편안한 수면을 위한 전략을 확인하고 밤에 연습하는 것을 권장한다.

	중재
IADL 그룹	*1. 분노 관리 전략을 가르친다.* *2. Heather가 분노를 유발할 수 있는 상황을 파악할 수 있도록 도와준다.* *3. Heather가 분노가 심해지는 초기 신체적 징후를 확인하도록 도와준다.* *4. Heather가 분노하기 시작했을 때 해야 할 일에 대한 계획을 세우도록 도와준다.* *5. Heather가 분노를 방지하기 위해 안전한 장소를 찾을 수 있도록 도와준다.* *6. Heather에게 건설적인 방법으로 그녀의 분노를 다른 사람들에게 알리라고 지시한다.* *7. Heather가 그룹에서 일어나는 감정을 식별하도록 도움을 준다.* *8. 소리와 언어를 사용하여 감정을 끌어낸다.* *9. 예술 활동을 사용하여 감정을 탐구하고 표현한다.* *10. 그룹 토론, 적응된 게임 또는 예술을 통해 분노를 유발하는 스트레스 요인을 확인한다.* *11. 분노와 좌절에 대한 역할극을 한다.* *12. 화를 낼 때 사용할 사회적 지원 (친구, 가족, 지원 그룹, 위기 선)을 확인한다.* *13. 역할 놀이 문제 해결방법을 가르친다.* *14. Heather는 전화 통화 및 방문객과 함께 분노를 관리한다.* *15. 분노의 다양한 정도와 경험을 인식하기 위해 "분노 연속체"의 사용법을 가르친다.*

찾아보기
(Index)

쓰기 문제 서술
(Writing Problem Statements)

작성이 용이하도록 기능적 문제 기술 시에는 다음 양식을 사용할 수 있다 :

클라이언트는 ________________로 인해 ________________에 ________________가 필요하다.

(기여요인 / 어떤 작업활동 / 도움의 정도)

- *아동은 Ⓡ UE의 높은 긴장도로 인하여 학교에서 미술활동 시 가위를 잡으려면 mod Ⓐ가 필요하다.*
- *재향군인은 Ⓡ CVA로 인한 신체 불안정성 때문에 화장실 이동 시 min Ⓐ가 필요하다.*
- *클라이언트는 순서배열 및 문제해결 능력이 감소되어 3단계의 점심 준비를 위해 최대의 언어적 지시가 필요하다.*

클라이언트가 독립적으로 활동을 수행할 수 없는 경우, 보조 수준을 명시할 것이다. 그러나 때로는 그 활동이 명시된 수준의 보조가 없이도 클라이언트가 **수행할 수 있거**나 **수행할 수 없는** 활동이다. 그러한 경우에는, 다음 양식을 사용할 수 있다 :

클라이언트가 ______________________로 인해 ______________________________ 할 수 없다.

(어떤 기여요인 / 작업 과제를 수행하는 것을)

- *클라이언트가 스트레스 관리 기술 부재로 인해 2주 이상 고용상태를 유지할 수 없다.*
- *클라이언트는 오른손 손가락을 구부릴 때 5/10 이상의 통증 수준으로 인해 3분 이상 필기도구를 쥐고 있을 수 없다.*
- *아동은 운동계획장애로 인해 체육시간에 점핑 잭을 할 수 없다.*

반드시 이러한 양식을 사용해야하는 것은 아니다. 이는 기능적 문제를 표현하는데 유용한 방법이지만 다른 양식도 있다. 때로는 약간 다른 양식이 더 유용할 수 있다 :

____________________________로 인해 ____________________________의 결과를 초래한다.

(기여요인 / 작업적 결함)

- *정문으로 가는 데 3개의 계단이 클라이언트가 독립적으로 집에 들어가는 데 한계가 있다.*
- *단순한 수학 계산 수행을 할 수 없어서 입출금기록과 같은 IADL 활동 시 노움이 필요하다.*
- *관절가동 끝범위 shoulder flexion시 6 이상의 통증 수준이 있어 셔츠를 머리 위로 입는데 한계가 있다.*
- *공격적 행동으로 사회적 참여가 제한되고 청소년 사법제도에 대해 반복적으로 관여 받는다.*

목표 작성 : 해결 방법
(Goal Writing: The COAST Method)

- C–Client 클라이언트는 수행할 것이다.
- O–Occupation 어떤 작업을?
- A–Assist Level 도움/독립의 어떤 단계로?
- S–Specific Condition 어떤 상태로?
- T–Timeline 언제까지?

예시
- C: *클라이언트는 수행할 것이다.*
- O: *3단계의 요리 과정을*
- A: *순서나 안전에 대한 2개 혹은 더 적은 언어적 지시와 함께*
- S: *재활 부엌에서 휠체어를 탄 단계로*
- T: *2주 이내*

"A"와 "S"가 함께 목표를 **측정할 수 있게** 하고 클라이언트의 프로그레스를 보여줄 수 있게 한다.
드문 경우지만, "A"또는 "S"중 하나를 생략해도 되나 **둘 다 생략하면 안 된다.**
COAST 목표의 대부분 요소를 재배치하는 것도 좋지만, 작업에 초점을 맞추기 위해 "C"와 "O"는 항상 함께 배치되어야한다.

필요한 모든 요소가 있는 한, 문장을 시작하는 요소는 중요하지 않다.
- *3회의 세션 내에서 클라이언트는 Ⓐ음식을 담기 위해 최소한의 신체적 힘으로 무게가 있는 스푼을 사용하여 음식의 50%를 스스로 먹을 것이다.*
- *클라이언트는 Ⓐ음식을 퍼기 위한 3회의 세션 내에서 무게가 있는 스푼을 사용하여 스스로 음식의 50%를 먹을 것이다.*
- *클라이언트는 수술 후, 퇴원으로부터 3일 이내에 최소한의 언어적 지시로 수술 후의 주의사항을 준수하면서 침대정돈 활동을 수행할 것이다.*
- *클라이언트는 3일 이내에 수정된 독립성을 갖춘 보상적 도구를 사용하여 하지 옷입기를 완료할 것이다.*
- *Brittney는 1개월 이내에 mod ①으로 머리 위로 입는 방식으로 걸리지 않게 코트를 착용할 것이다.*
- *6월 23일까지 클라이언트는 수술 후 주의사항을 준수하여 세탁기에서 10개 세탁물을 3개 이하의 언어적 지시와 함께 건조기로 옮길 것이다.*
- *Taylor는 9월 21일까지 기억 보조 장치로써 시각적 체크리스트를 사용하여 5일 연속으로 취침 전에 문을 잠그는 것을 기억할 것이다.*
- Malik은 직원의 도움 없이 1주일 이내에 식당에서 적어도 하나의 지원서를 요구할 것이다.
- 6월 30일까지 아동은 정중선에서 양방향으로 45도 지나간 장난감을 시각적으로 추적하여 부모 또는 형제와 놀 수 있을 것이다.
- 클라이언트는 1개월 이내에 주당 적어도 하나의 사회 활동을 독립적으로, 3주 중의 3번 이내에 선택하고 참여할 것이다.
- 9월 8일까지 클라이언트는 독립적으로 음주와 관련이 없는, 적어도 세 가지 여가 활동을 할 것이다.

당신의 기록을 평가하기 위한 빠른 체크리스트
(A Quick Checklist for Evaluating Your Note)

다음 요약 차트를 빠른 참조 가이드로 사용하여 노트에 필수 요소가 모두 포함되어 있는지 확인한다.

	S :
□	클라이언트가 자신의 치료나 상태에 관해 말하는 중요한 것을 사용하라.
	O :
□	단어를 사용하여 치료 세션의 길이, 설정 및 목적에 관해 하나 또는 두 문장으로 시작하라. 이는 클라이언트의 능동적인 참여를 나타내며, 세션에서 목표로 하는 클라이언트의 주요 결함을 명확하게 설명할 것이다.
□	당신이 관찰한 내용을 발생 시간 순서나 카테고리를 사용하여 요약하고 열린 문장으로 작성하라.
□	전문적이고 간결하며 구체적으로 작성하라.
□	작업에 초점을 두어라.
□	치료사가 한 것 보다는 제공된 치료에 대한 클라이언트 반응에 중점을 두어라.
□	주관적인 것이 아닌 클라이언트의 관점에서 작성하라.
□	도움 수준에 대해 구체적으로 설명하라.
□	행동 및 수준 목록을 만드는 것을 피하라.
□	치료 매체를 강조하지 마라.
□	당신이 세션에서 수동 관찰자가 아니라는 것이 분명하다는 것을 명확히 하라.
□	클라이언트를 판단하는 것을 피하라.
□	표준 약어만 사용하라.
	A :
□	"S"와 "O"에 있는 정보를 통해 문장에서 문장으로 실행하고, 그것이 의미 있는 작업에 있어 클라이언트의 능력을 위한 수단인지 스스로에게 질문하라. 당신이 보는 재활에서 어떤 문제, 프로그레스, 그리고 잠재력에 대해 메모하라.
□	당신의 문장 주체로써 기여 요인을 넣는 공식을 기억하라 : 기여요인 | 손상 | 작업을 할 수 있는 능력
□	계속해서 숙련된 작업치료를 정당화하고 계획을 세워, "클라이언트는 ~혜택을 누릴 것"으로 "A"를 종료하라. 당신이 클라이언트의 요구를 다 비슷하다고 결코 간단하게 말하지 않는다는 것을 명확히 하라. 이 세션에서 관찰한 결함을 바탕으로 클라이언트에게 무엇이 더 필요한지 생각하라.
□	당신의 계획에 넣는 일정 및 활동이 당신의 클라이언트에게 필요하고 숙련된 작업치료와 일치하는지 확인하라.
	P :
□	향후 작업치료 세션의 빈도 및 기간을 지정하라 (예 : 4주 동안 주 2회).
□	클라이언트의 현재 환경에서 향후 작업치료 세션의 목적을 설명하라.
□	클라이언트의 목표를 다루는 중재 전략에 대한 간략한 설명을 포함하라.
□	적합하다면, 다른 의료 서비스 제공자 또는 대행사에게 의뢰하라.

이 텍스트를 주의 깊게 읽으면 각 항목의 의미를 알 수 있다. 더 자세한 설명은 자세한 정보를 제공하는 장으로 가라.

S :

◆ *클라이언트가 자신의 치료나 상태에 대해 말하는 중요한 것을 사용하고, 발생했던 비언어적 의사소통을 설명하라. 그리고/또는 모든 관련 간병인 보고를 제공하라. 중요한 것이 없다면, 인터뷰 기술을 효과적으로 사용하여 클라이언트의 정보를 이끌어 낼 수 있는지 자문하라.*

O :

◆ *클라이언트에 의한 활발한 참여를 가리키고 그들의 주요 결함을 설명하는 말을 사용하여 치료 세션의 길이, 설정 및 목적에 대한 설명을 시작하라 : 클라이언트는 식사 준비 활동을 위해 재활원에서 45분간의 OT 세션에 참가했다. 클라이언트는 Ⓛ visual neglect and, Ⓛ UE hemiparesis 등이 있으며, IADL 중 기능적 이동을 위해 수동 휠체어를 사용한다.*

◆ *당신이 한 것 보다는 클라이언트의 반응에 집중하라 : 클라이언트는 연습 후 양말을 사용하여 sock-aid를 사용하여 양말을 신을 수 있다.*

◆ *클라이언트의 관점에서 다음과 같이 남겨둬라 : Ⓐ치료사가 클라이언트를 변화시킨게 아니라 클라이언트가 최대로 변화하였다.*

◆ *도움 수준에 대해 구체적으로 설명하라 : 클라이언트는 화장실로 축을 옮길 시에 Ⓐ손을 놓기 위한 최소 정도의 공간을 요구했다.*

◆ *치료 매체를 덜 강조하라 : 클라이언트는 ADL에 필요한 물건을 잡기 위해 페그를 삼점쥐기로 잡았다.*

◆ *세션에서 수동 관찰자가 아님을 분명히 하라. 모든 도움 수준에 대한 체크리스트를 작성하지 말고, 그것에 대해 충분히 생각하라.*

◆ *클라이언트를 판단하지 마라. 예를 들어, 그는 "... 활동을 완료하지 못했다."라고 얘기한 후, "그의 고집 때문에..."라고 덧붙이지 마라.*

A :

◆ *의미 있는 작업을 하는 클라이언트의 능력을 위해 의미 있는지 스스로에게 질문하며, "S"와 "O"에 표시된 정보를 통해 문장에서 문장으로 이동하라. 당신이 아는 재활에 있어서 어떤* ***문제, 프로그레스*** *및* ***잠재력****에 대해 메모하라.*

◆ *당신의 문장 주체로써 기여 요인을 넣는 공식을 기억하라 :*

기여요인	손상	작업을 할 수 있는 능력

예시: *UE의 AROM 및 strength의 결함으로 클라이언트가 기본적인 자가관리 작업을 수행할 수 있는 능력이 제한된다.*

◆ *계속해서 숙련된 기술의 작업치료를 정당화하고 설명하는 계획을 세워 "클라이언트는 혜택을 누릴 것"으로 "A"를 종료하라 : 클라이언트는 에너지 절약 기술에 대한 숙련된 지시, UE의 지속적인 강화, 그리고 한 손으로 IADL을 수행하기 위한 보상 기술을 얻을 것이다.*

P :

◆ *향후 세션의 빈도, 기간 및 목적을 지정하고 계획된 중재에 대한 간단한 설명을 제공하라. 아동은 먹기 기술에 대처하기 위해 2개월 동안 주 2회씩 보일 것이다. 구강 탈감각 치료 및 보상적 용기의 사용에 대한 간병인 교육이 포함된다.*